FOR PROFESSIONAL ANESTHESIOLOGISTS

局所麻酔薬中毒・アレルギー

LOCAL ANESTHETIC TOXICITY AND ALLERGY TO THE DRUG

編集　大阪市立大学教授
浅田 章
大阪市立大学准教授
西川 精宣

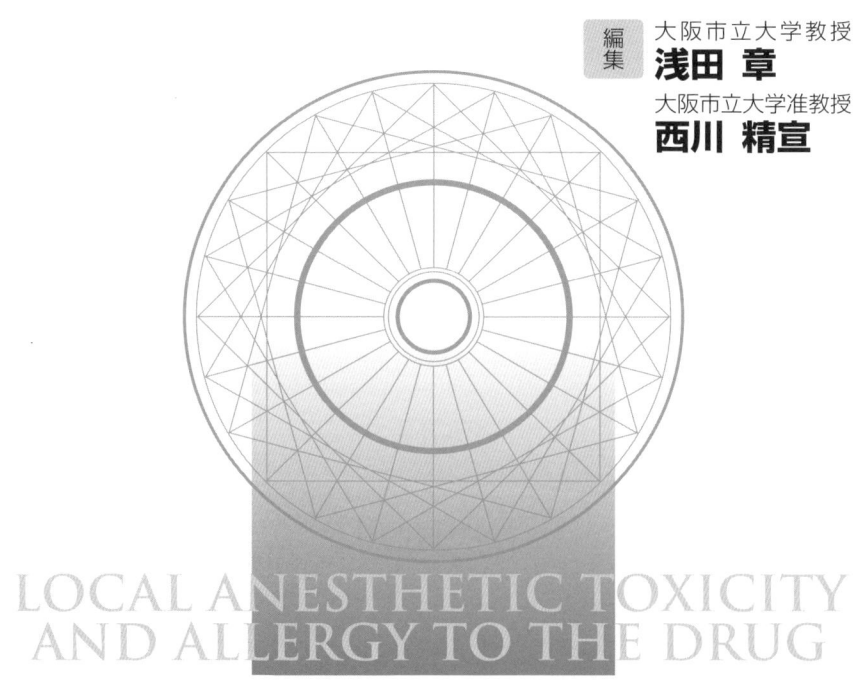

克誠堂出版

執筆者一覧 (執筆順)

土屋　正彦
大阪市立大学大学院医学研究科
麻酔科学講座

内田　一郎
コロンビア大学麻酔科学講座

木下　浩之
和歌山県立医科大学麻酔科学講座

仲西　未佳
大阪市立大学大学院医学研究科
麻酔科学講座

森　隆
大阪市立大学大学院医学研究科
麻酔科学講座

佐倉　伸一
島根大学医学部附属病院手術部

長谷　一郎
大阪市立大学大学院医学研究科
麻酔科学講座

小田　裕
大阪市立大学大学院医学研究科
麻酔科学講座

栗田　昭英
金沢大学大学院医学系研究科
麻酔・蘇生学講座

山本　健
金沢大学大学院医学系研究科
麻酔・蘇生学講座

立川　茂樹
住友病院麻酔科

安部　順子
大阪市立大学医学部附属病院
薬剤部

田中　克明
大阪市立大学大学院医学研究科
麻酔科学講座

舟尾　友晴
大阪市立大学大学院医学研究科
麻酔科学講座

深井　和吉
大阪市立大学大学院医学研究科
皮膚病態学

曽和　順子
大阪市立大学大学院医学研究科
皮膚病態学

田中　和夫
医療法人行岡医学研究会
行岡病院麻酔科

水谷　光
生長会府中病院麻酔科
中央手術部

中本　達夫
大阪市立住吉市民病院麻酔科

寺井　岳三
大阪労災病院麻酔科

西川　精宣
大阪市立大学大学院医学研究科
麻酔科学講座

中西　美保
大阪市立大学大学院医学研究科
麻酔科学講座

豊山　広勝
大阪回生病院麻酔科

鳥山　澄子
八尾徳洲会総合病院麻酔科

池下　和敏
八尾徳洲会総合病院麻酔科

はじめに

　私はこれまでに数回，局所麻酔薬中毒に遭遇した。幸いにして，全症例が後遺症を生じることもなく，回復した。局所麻酔薬に対するアレルギー反応に遭遇したことはない。私は局所麻酔薬中毒に出会った時には，もちろん全力を挙げて治療を行ったが，できるだけ採血することを心掛けた。そして，局所麻酔薬の血中濃度をガスクロマトグラフ（GC），あるいは高速液体クロマトグラフ（HPLC）により測定した。採血した時点で，すでに血中濃度がピークを過ぎていたことが多いが，薬物動態解析により，最高血中濃度を推定した。また，時間・濃度曲線を解析することにより，誤って血中に投与されたかどうかについても，ある程度の推測ができた。このことが局所麻酔薬中毒の研究を続けるきっかけになった。

　局所麻酔薬は広く使用されている。例えば，術後鎮痛に使用されているが，術前から肝機能が低下している，あるいは肝切除後の患者では局所麻酔薬の代謝が低下することを考慮に入れなければならない。また，神経ブロックを専門医が行うことが多くなったとはいえ，星状神経節ブロックなどのように，常に危険性を伴う神経ブロックも存在する。星状神経節ブロックでは，局所麻酔薬は血中へ吸収されやすく，最高血中濃度も意外と高くなる。また，誤って外頸動脈に注入されると，末梢静脈へ投与された場合と異なり，肺組織で吸収・希釈されることなく，内頸動脈を通って，高濃度の局所麻酔薬が中枢神経系へ到達して，全身痙攣を生じさせることがある。このことは星状神経節ブロックのみならず，顔面・頸部で神経ブロックを行う際にも留意されるべきことである。局所麻酔薬は超音波ガイド下での神経ブロックにも使用されている。ブロックを効果的に行うことにより，局所麻酔薬の使用量を減らすことが可能で，安全管理にも非常に役立っている。しかし，超音波ガイドによる神経ブロックでも局所麻酔薬中毒の危険性がなくなるわけではない。

　局所麻酔薬は薬理学的にも興味深い。局所麻酔薬は末梢神経に対する遮断効果を期待して，局所に投与される。投与部位から吸収速度の差はあれ，血中に吸収される。多くの場合，中毒には至らない。局所麻酔薬は中枢神経系に対してその濃度に従い，中枢神経系を抑制したり，興奮させたりして，多彩な薬理学的作用を発揮する。局所麻酔を施行された患者は局所麻酔薬の薬理学的作用を反映して，多彩な床状を示す。例えば多幸感を示す患者がいるが，これは患者の気分が良くなったわけではなく，中毒を起こす前兆ととらえるべきである。また，局所麻酔薬が中毒作用を発現するには，血液から中枢神経系への移行が重要であるが，局所麻酔薬と蛋白結合率のみならず，いろいろな薬物，あるいは薬物動態学的な因子がその移行に影響を与えることが分かってきた。

　中毒よりもその頻度が低いとはいえ，局所麻酔薬に対するアレルギー反応にも注意しなければならない。さらに手術室で生じるアレルギー反応として，ラテックスアレルギーも重要である。以前に考えられていたよりもはるかにその頻度が高いと考えられるので，ラテックスアレ

ルギーは手術室に働く麻酔科医は常に念頭に置かなければならない．
　局所麻酔薬中毒や局所麻酔薬に対するアレルギー反応の予防・治療に役立てることが本書の目的である．また，局所麻酔薬が持つ多彩，かつ多様な薬理作用を理解するためにも役立ってほしいと願っている．

2008年5月吉日

浅田　　章

目　次

基礎編

1. 局所麻酔薬中毒の薬理

A. 局所麻酔薬の作用点

i) ナトリウムチャネル，カリウムチャネル，カルシウムチャネルの分子構造と局所麻酔薬の作用機序　　　土屋　正彦／3

　はじめに 3
　静止膜電位の発生機序 4
　　①電位依存性Na⁺チャネルとK⁺チャネルの働きと活動電位の発生／4　　②電位依存性Ca²⁺チャネルの働き／5
　電位依存性K⁺チャネル 5
　　①立体構造／6　　②ゲートの構造／6　　③ゲートの開口機序／6　　④イオン選択性／8　　⑤チャネルの不活性化機序／9
　電位依存性Na⁺チャネル 10
　　①立体構造／10　　②イオン透過孔（ポア）の構造とイオン選択性／11　　③ゲートの開口機序／11　　④チャネルの不活性化機序／11　　⑤チャネルの三次元構造／11
　電位依存性Ca²⁺チャネル 12
　　①立体構造と機能／14
　局所麻酔薬の各イオンチャネルへの作用 14
　さいごに 15

ii) GABA_A受容体，βアドレナリン受容体　　　内田　一郎／17

　局所麻酔薬中毒における局所麻酔薬の作用点 17
　　①中枢神経系／17　　②心血管系／20

B. 心筋と血管平滑筋　　　木下　浩之／24

　はじめに 24
　*in vitro*研究での局所麻酔薬濃度について 24
　正常心筋の生理学 25
　　①心筋膜電位／25　　②心筋興奮収縮連関／26　　③変力作用／27　　④心筋の代謝／27
　局所麻酔薬の心筋への直接作用 28
　　①刺激伝導遮断作用／28　　②陰性変力作用／31

vii

正常血管平滑筋の生理学 32
　1 血管平滑筋膜電位／32　　**2** 血管平滑筋収縮機構／33

局所麻酔薬の血管への直接作用 35
　1 局所麻酔薬自体が引き起こす血管反応／35　　**2** 局所麻酔薬により修飾を受ける血管反応／36

まとめ 37

C．中枢神経作用と自律神経作用　　　　　　　　　　　　　　仲西　未佳，森　　隆／40

はじめに 40
リドカイン濃度と中毒症状 40
局所麻酔薬による脳波の変化 41
局所麻酔薬による神経症状のメカニズム 42
局所麻酔薬による痙攣のメカニズム 43
局所麻酔薬による痙攣のメカニズムにおけるチャネル・受容体の関与 44
コカインによる痙攣 46
そのほかの局所麻酔薬の中枢神経系への作用 46
局所麻酔薬の自律神経系への作用 47
自律神経系 47
自律神経と循環の調節 48
自律神経系の伝達物質 50
局所麻酔薬による自律神経への作用 51
脊髄くも膜下麻酔での高度徐脈，心停止 52

D．神経毒性　　　　　　　　　　　　　　　　　　　　　　　　　　　　佐倉　伸一／57

はじめに 57
臨床上認められる神経毒性 57
　1 馬尾症候群などの神経障害／57　　**2** 一過性神経症状／58

神経毒性に関する基礎研究 59
　1 in vitro研究／59　　**2** in vivo研究／60

神経毒性の発生機序 60
神経毒性に影響を与える因子 63
　1 局所麻酔薬の種類／63　　**2** 局所麻酔薬の濃度／64　　**3** 糖添加／64
　4 血管収縮剤添加／64　　**5** クロロプロカインと亜硫酸ナトリウム／64

硬膜外麻酔，末梢神経ブロックでの神経障害発生の可能性 65

2．局所麻酔薬中毒発現にかかわる因子

A．局所麻酔薬の構造と代謝　　　　　　　　　　　　　　　　　　　長谷　一郎／70

構造について 70
　1 コカインの構造—合成局所麻酔薬の出発点—／70　　**2** 局所麻酔薬の基本的な構造について／70　　**3** 局所麻酔薬の構造の化学的特徴／73　　**4** 局所麻酔薬の物理化学的性質について／74

代謝について 76

1 局所麻酔薬の代謝について／77　　**2** 代謝に変化を与える因子とその影響について／79

B．局所麻酔薬の薬物動態　　　　　　　　　　　　　　　　　　　　小田　　裕／82
　薬物動態に関する基本事項 82
　　1 吸収／82　　**2** 分布／82　　**3** 代謝／83　　**4** 排泄／83
　局所麻酔薬の薬物動態 83
　　1 薬物動態のパラメーターおよび算出法／84　　**2** 静脈内投与／85　　**3** 硬膜外投与／87　　**4** その他の投与法／88
　リドカインの脳内の濃度について 88
　薬物動態に影響を与える因子 88
　光学異性体について 90

C．ロピバカインとレボブピバカイン　　　　　　　　　栗田　昭英，山本　　健／92
　はじめに 92
　心筋イオンチャネルと局所麻酔薬 93
　　1 ブピバカインのS(－)体は心筋の電位依存性Naチャネル親和性が低い／94
　　2 ブピバカインのS(－)体は心筋のKチャネル親和性も低い／94
　全身への影響（動物実験データ） 96
　　1 レボブピバカインおよびロピバカインの中枢神経毒性は，ブピバカイン（ラセミ体）に比べて低い／96　　**2** レボブピバカインおよびロピバカインの心毒性は，ブピバカイン（ラセミ体）に比べて低い／97
　静注用脂肪乳剤投与による重症局所麻酔薬中毒の治療 98

D．酸塩基平衡　　　　　　　　　　　　　　　　　　　　　　　　立川　茂樹／100
　はじめに 100
　局所麻酔薬の物理化学的性質 100
　歴史的な研究報告 101
　酸塩基平衡が関係する他の影響 102
　局所麻酔薬の重炭酸化と炭酸化 103

E．α1-acid glycoprotein　　　　　　　　　　　　　　　　　　　安部　順子／104
　構造と性質 104
　AAGの役割 106
　　1 薬物のAAGへの蛋白結合について／106　　**2** AAGの糖鎖構造と臨床的意議／108

F．全身麻酔薬，鎮痛薬　　　　　　　　　　　　　　　　　　　　田中　克明／113
　総論 113
　各論 114
　　1 吸入麻酔薬（セボフルラン，イソフルラン，エンフルラン，ハロタン）／114
　　2 ベンゾジアゼピン（ミダゾラム，ジアゼパム）／115　　**3** プロポフォール／115

④バルビツレート（チアミラール，チオペンタール）／105　⑤デクスメデトミジン／115　⑥ドロペリドール／116　⑦オピオイド（モルヒネ，フェンタニル，レミフェンタニル）／116　⑧ケタミン／117　⑨非ステロイド性抗炎症薬／117

G．術後痛とオピオイド　　　　　　　　　　　　　　　舟尾　友晴／120
- P-gpに輸送される物質 121
- P-gpの働きを阻害する物質 122
- P-gpとオピオイドの関係 122
- P-gpと局所麻酔薬の関係 123
- 今後の展望 124

3．アレルギー

A．アレルギーの発生機序　　　　　　　　　深井　和吉，曽和　順子／127
- はじめに 127
- 免疫グロブリンE 127
- 1型過敏反応 128
- 2型過敏反応と3型過敏反応 129
- 4型過敏反応 130

B．アナフィラキシー，アナフィラキシー様反応の発生機序
　　　　　　　　　　　　　　　　　　　　　　　深井　和吉，曽和　順子／132
- はじめに 132
- 発症頻度 133
- 病態生理 142

C．局所麻酔薬アレルギー　　　　　　　　　　　　　　田中　和夫／144
- 歴史 144
- 頻度 144
- 病態 145
  - ①交差反応／146　②局所麻酔薬製剤の剤形／146
- 症状 146
  - ①脊髄くも膜下麻酔でのアレルギー／148
- 診断 148
- アレルギー以外の病態の鑑別 148
  - ①局所麻酔薬の薬理効果による／148　②局所麻酔薬の薬理効果以外による／149
- アレルギーの鑑別 149
  - ①パラベン／150　②亜硫酸ナトリウム／150　③ラテックス／150　④発症時に行うべき検査／150
- 治療 151
  - ①即時型で症状が限局している場合／151　②即時型でアナフィラキシーの場合／151

D. ラテックスアレルギー　　　　　　　　　　　　　　　　　　　　　水谷　　光／154

　　背景 154
　　感作経路と高リスク群 155
　　ラテックス製品による反応 155
　　診断 156
　　治療 157
　　発症を予防 157
　　感作を予防 158

臨床編

1．局所麻酔時のショック，局所麻酔薬中毒，局所麻酔薬アレルギー
　　　　　　　　　　　　　　　　　　　　　　　　　　　　　　　　　小田　　裕／163

　　局所麻酔薬による神経原性ショック 163
　　局所麻酔薬中毒 164
　　アナフィラキシー 165

2．局所麻酔薬中毒の臨床

A．手技とのかかわり　　　　　　　　　　　　　　　　　　　　　中本　達夫／166

　　硬膜外麻酔 167
　　　❶病態と穿刺体位／167　　❷カテーテルの選択／167　　❸カテーテル挿入前
　　　薬液注入／168　　❹テストドーズ／168
　　超音波ガイド下末梢神経ブロック 169
　　　❶超音波解剖学／170　　❷代表的な超音波ガイド下末梢神経ブロック／170
　　　❸局所麻酔薬中毒の予防のための注意点／172
　　おわりに 173

B．局所麻酔薬の血管内注入の診断　　　　　　　　　　　　　　寺井　岳三／175

　　はじめに 175
　　テストドーズの意義 176
　　テストドーズの種類と診断の指標 176
　　　❶局所麻酔薬単独／176　　❷アドレナリン／177　　❸イソプロテレノール／180
　　　❹空気／180　　❺フェンタニル／181
　　まとめ 181

C．臨床症状と治療　　　　　　　　　　　　　　　　　　　　　　立川　茂樹／185

　　準備と予防 186
　　治療 186

D. 症例提示　　　　　　　　　　　　　　　　　　　　　西川　精宣，中西　美保／189

　局所麻酔薬中毒の発生率について 189
　硬膜外麻酔と局所麻酔薬中毒 189
　　　1 症例1／190　　　**2** 症例2／190
　局所麻酔薬の血管内誤投与 191
　　　1 症例3／191　　　**2** 症例4／192
　脳動脈への直接注入による中枢神経への到達 192
　経皮あるいは経口的吸収による局所麻酔薬中毒 193
　重症局所麻酔薬中毒の新しい治療法の成功例 193

3．局所麻酔時のアレルギーの臨床

A. 原因物質の究明（*in vitro* と *in vivo*）とアレルギーが疑われる患者への対応　　　　　　　　　　　　　　　　田中　和夫／196

　原因物質の究明（*in vitro* と *in vivo*） 196
　　　1 *in vivo* の試験法／197　　　**2** *in vitro* の試験法／199
　アレルギーが疑われる患者への対応 200
　　　1 アレルギーは本当にあるか／200　　　**2** アレルゲンは局所麻酔薬か／202　　　**3** 麻酔をどうするか／202

B. 局所麻酔薬アレルギーの実際，症例提示　　　　　　　　豊山　広勝／204

　はじめに 204
　われわれの経験した症例 205
　　　1 症例1／205　　　**2** 症例2／205　　　**3** 症例3／205　　　**4** 症例4／206　　　**5** 症例5／207
　局所麻酔薬アレルギー反応の頻度とその正体は？ 207
　アナフィラキシー反応との鑑別を要する症状 208
　　　1 不安や痛みに対する神経由来の反応／208　　　**2** 局所麻酔薬の添加物による反応／208　　　**3** 局所麻酔薬過量や血管内誤投与などによる中毒症状／209
　局所麻酔薬による遅延型アレルギー反応の興味深い症例報告 209
　局所麻酔薬アレルギーの既往があるとされる症例にアレルギー検査を実施しその真否を追試した報告 210
　局所麻酔薬自身による即時型アレルギー反応の症例報告 210

C. アナフィラキシーの治療と心肺蘇生法　　　　　　鳥山　澄子，池下　和敏／212

　診断 212
　アナフィラキシーの初期治療 212
　　　1 原因薬剤の除去／212　　　**2** 酸素／213　　　**3** アドレナリン／213　　　**4** 輸液／213　　　**5** 抗ヒスタミン薬／213　　　**6** H_2ブロッカー／213　　　**7** 吸入気管支拡張薬／213　　　**8** 副腎皮質ステロイド／214　　　**9** その他／214
　気道閉塞 214
　　　1 輪状甲状靱帯穿刺／214　　　**2** 輪状甲状靱帯切開／215
　心停止 215

❶無脈性電気活動（pulseless electrical activity：PEA）/心静止（asystole）のアルゴリズム／216　❷大量輸液／216　❸高用量のアドレナリン／216　❹抗ヒスタミン薬／216　❺副腎皮質ステロイド／217

索引 219

基礎編

1．局所麻酔薬中毒の薬理
　A．局所麻酔薬の作用点
　　ⅰ）ナトリウムチャネル，カリウムチャネル，カルシウムチャネルの分子構造と
　　　局所麻酔薬の作用機序
　　ⅱ）$GABA_A$受容体，βアドレナリン受容体
　B．心筋と血管平滑筋
　C．中枢神経作用と自律神経作用
　D．神経毒性

2．局所麻酔薬中毒発現にかかわる因子
　A．局所麻酔薬の構造と代謝
　B．局所麻酔薬の薬物動態
　C．ロピバカインとレボブピバカイン
　D．酸塩基平衡
　E．α1-acid glycoprotein
　F．全身麻酔薬，鎮痛薬
　G．術後痛とオピオイド

3．アレルギー
　A．アレルギーの発生機序
　B．アナフィラキシー，アナフィラキシー様反応の発生機序
　C．局所麻酔薬アレルギー
　D．ラテックスアレルギー

基礎編

1 局所麻酔薬の薬理

A 局所麻酔薬の作用点

i) ナトリウムチャネル, カリウムチャネル, カルシウムチャネルの分子構造と局所麻酔薬の作用機序

はじめに

　細胞の内と外は水相であり，脂質膜つまり油の膜で区切られている。膜は大きなエネルギー障壁の役割を果たしており，そのままで水相にあるイオンが油の膜を通過することはできない。しかし，細胞はその生命維持のために，必要に応じてイオンを透過させる必要がある。そのために，膜に小さな穴（ポア）をあけてその透過性を調節する機能を有している。それがイオンチャネルである。チャネルは，イオンの通り道になるポア，イオン選択フィルター，ゲート，電位センサーという機能単位から構成される（図1）。ポアとイオン選択フィルターはイオン選択性を決定し，ゲートと電圧センサーはチャネル開閉の制御を司る役割を負う。

　イオンチャネルは膜蛋白質であるため安定化には細胞膜が必要で，しかも微量にしか

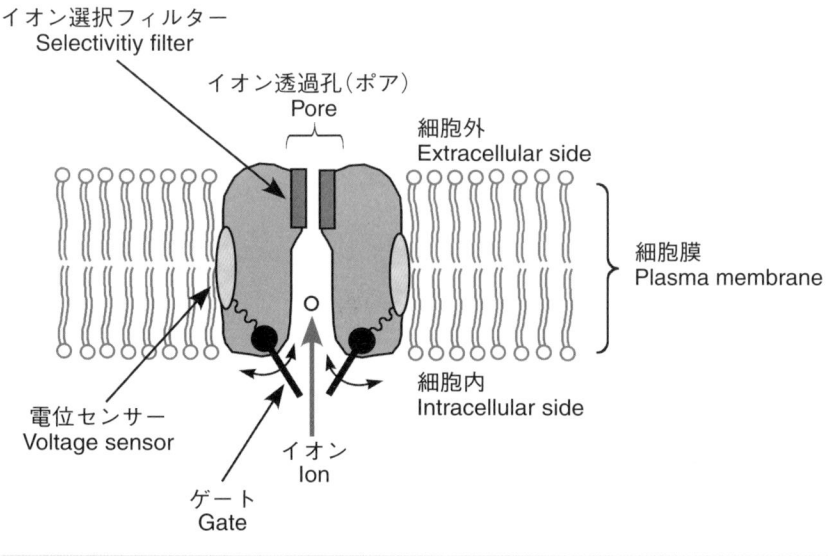

図1　イオンチャネルの古典的模式図
イオンチャネルはいくつかの機能単位から構成されていると考えられている。

存在しないため単離精製が困難であった。そのため，長らくその分子構造は分からなかった。しかし，近年の分子生物学的手法の進歩によりその全容が明らかにされつつある。Na^+チャネル，K^+チャネル，Ca^{2+}チャネルはともにその構造的類似性が高い。進化的にはまずK^+チャネルが出現し，その後Ca^{2+}チャネルが出現し，Ca^{2+}チャネルの変異によりNa^+チャネルが現れたと推測される。

　本稿では，種々のイオンチャネルの中でも局所麻酔薬の薬理作用と関係の深い電位依存性イオンチャネルについて説明する。まずそれらイオンチャネルの働きを活動電位形成での反応を中心に概説し，その後最も解析が進んでいる電位依存性K^+チャネルについてその分子構造を述べる。さらに，電位依存性Na^+チャネル，電位依存性Ca^{2+}チャネルの分子構造について述べ，最後に局所麻酔薬の各チャネルへの作用機序について簡単に述べる。

静止膜電位の発生機序

　細胞膜上にあるNa^+-K^+-ATPaseの働きにより，細胞内はK^+イオン濃度が高く，細胞外はNa^+イオン濃度が高く維持されている。さらに細胞膜にはK^+リーク・チャネルと呼ばれるイオンチャネルがあり，わずかであるが常に細胞内K^+イオンは細胞外にリークしている。このわずかなリーク電流により細胞膜内側は外側に比べ電気的に負となる。これが静止膜電位発生のメカニズムであり，通常はおおよそ－70mV程度である。K^+リーク・チャネルは電位依存性K^+チャネル（膜6回貫通型）とは同一のチャネルではない。近年の研究から，膜4回貫通型K^+チャネルがK^+リーク・チャネルではないかと推定されているが，まだ詳細は明らかとなっていない。

1 電位依存性Na^+チャネルとK^+チャネルの働きと活動電位の発生

　静止状態（resting state）から膜電位が徐々に上昇し閾値を超えると電位依存性Na^+チャネルが開口し，Na^+イオンが急速に細胞内に流入する（図2）。このNa^+イオンの流入による内向き電流により，膜電位はNa^+イオンの平衡電位近くの約＋50mV程度まで脱分極（depolarization）する。その後，Na^+チャネルは急速に不活性化しNa^+イオンを透過しないようになる。それとほぼ同時期に電位依存性K^+チャネル（膜6回貫通型）が開口し，外向きのK^+イオンの流出が始まる。その結果，膜電位は急速に元の電位に再分極（repolarization）していく。もしK^+チャネルの働きがなければ，Na^+チャネルの開口により脱分極した電位は，Na^+チャネルが不活性化した後，ゆっくりと時間をかけて元の静止膜電位に向けて戻る。活動電位が鋭いスパイク状の電位を示す理由は，K^+チャネルの開口により急速に膜電位が静止膜電位に近づくからである。その後，K^+チャネルも不活性化しK^+イオンを透過しなくなる。さらに，膜電位は一時的に過分極状態（under shoot）となった後，Na^+-K^+-ATPaseの働きで，細胞内外のNa^+，K^+イオン濃度は元の状態に調整されていく。この一連のスパイク状の膜電位の変化を活動電位（action potential）と呼ぶ。

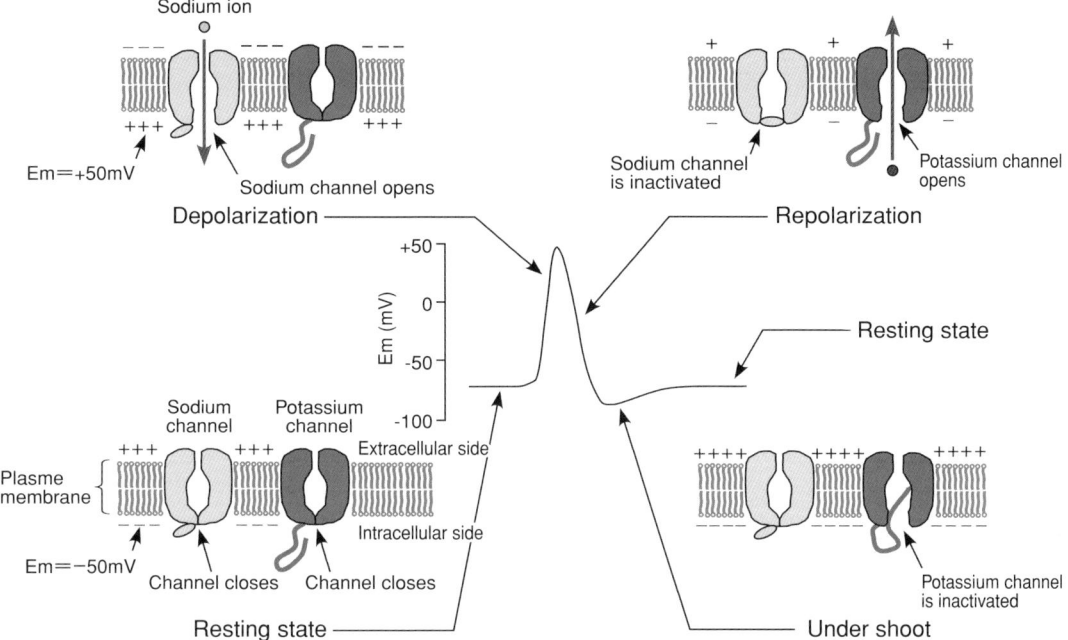

図2　電位依存性Na⁺チャネル，電位依存性K⁺チャネルと活動電位（action potential）形成の関係

　静止状態（resting state）では膜電位は約−70mV程度である。膜電位が上昇し閾値を超えると電位依存性Na⁺チャネルが開口し，Na⁺イオンが急速に細胞内に流入する。その結果，膜電位は約＋50mV程度まで脱分極（depolarization）する。その後，Na⁺チャネルは急速に不活性化し，Na⁺イオンを透過しないようになる。ほぼ同時期に電位依存性K⁺チャネルが開口し，外向きのK⁺イオンの流出が始まる。その結果，膜電位は急速に元の電位に再分極（repolarization）する。その後，K⁺チャネルも不活性化しK⁺イオンを透過しなくなる。膜電位は一時的に過分極状態（under shoot）になった後，Na⁺-K⁺-ATPaseの働きで，細胞内外のNa⁺，K⁺イオン濃度は元の状態に調整されていく。

2　電位依存性Ca²⁺チャネルの働き

　電位依存性Ca²⁺チャネルは，心筋細胞，平滑筋細胞，神経細胞などで，細胞膜の電気的興奮に対応してCa²⁺イオンの細胞内流入を制御している。つまり細胞膜の電気的興奮を細胞内Ca²⁺シグナルに変換する機能を有しており，筋肉の興奮収縮や神経伝達に関与している。

電位依存性K⁺チャネル

　電位依存性K⁺チャネルは4つのαサブユニットと4つのβサブユニットから構成される。チャネルの中心機能は，αサブユニットが担っている。βサブユニットはαサブユニットと相互作用をすることによりαサブユニットの機能を修飾していると考えられている。

1 立体構造

　αサブユニットは6カ所の膜貫通部位（セグメント）をもつ膜6回貫通型である（図3）。それぞれはN末端側からS1〜S6と名付けられている。S5とS6とその間をつなぐループ部分はポア領域（pore domain）と呼ばれ，細胞膜を貫通するイオン透過孔（ポア）を形成する。このポア内にはK$^+$イオンのみを選択するフィルターと，ポアの開閉を司るゲートが存在し（図3-C），ゲートが開いたときのみK$^+$イオンが選択的に透過する。S1からS4は電位センサー領域（voltage-sensing domain：VSD）を形成している。VSDはポア領域を取り囲むようにその外周に位置し，ポアの開閉を制御している（図3-D）。図4にαサブユニットが4つ重合したときの立体模式図を示す。αサブユニットのN末端側はT1領域（T1 domain）と呼ばれ細胞質内に存在する。T1領域は，4つのαサブユニットを結びつけ重合させるとともに，4つのβサブユニットをαサブユニットに結合する働きもしている。その結果，K$^+$チャネル全体としては，T1領域部分がややくびれ，その上側にはαサブユニットの4量体が結合し，T1領域部分の下側にはβサブユニットの4量体が結合したダンベルのような形をしていると考えられている（図5）。

2 ゲートの構造

　細胞膜が静止電位にあるときはイオン透過孔（ポア）は閉じており，イオンは透過しない。いったん膜電位が脱分極により変化するとポアが開口しイオンが透過するようになる。そのポアの開閉を司るゲートは細胞内側のポア開口部にある。細胞内側のポアの内壁はS5とS6により構成されるが，ゲート機能は主にS6部分が担っている（図3-A, C）。バクテリアの場合はグリシンを，真核生物の場合はPVP配列（P：プロリン，V：バリン）部分をヒンジとして，S6の先端部分が関節のように動き，物理的にポアの開閉を調節していると推定されている。

3 ゲートの開口機序

　S1からS4は膜電位を感知するセンサー部位でありVSDと呼ばれる。マイナス電荷アミノ酸がS2に2個，S3に1個配列され，さらに数個のプラス電荷アミノ酸がS4に存在する。そのため，この部分は膜電位の変化に反応し構造が変化する。特にS4部分の膜内の移動がゲートの開口をもたらすという仮説が広く認められている。現在では，その動き方には主に2つのモデルが考えられている（図6）。1つはpaddle modelと呼ばれる。paddle modelでは，S4はS1〜3とともにVSDとしてポア領域から離れた細胞膜のマイナス帯電側（細胞質側）近くに存在していると仮定している。脱分極によって細胞膜内外の電荷が反転すると，反転したマイナス電荷にS4とともにVSD全体が引き寄せられ（細胞膜外側方向に）櫂のように膜内を大きく動く。もう1つはconventional modelと呼ばれるものである。このモデルでは，S4はVSDに内包され細胞膜のマイナス帯電側（細胞質側）に

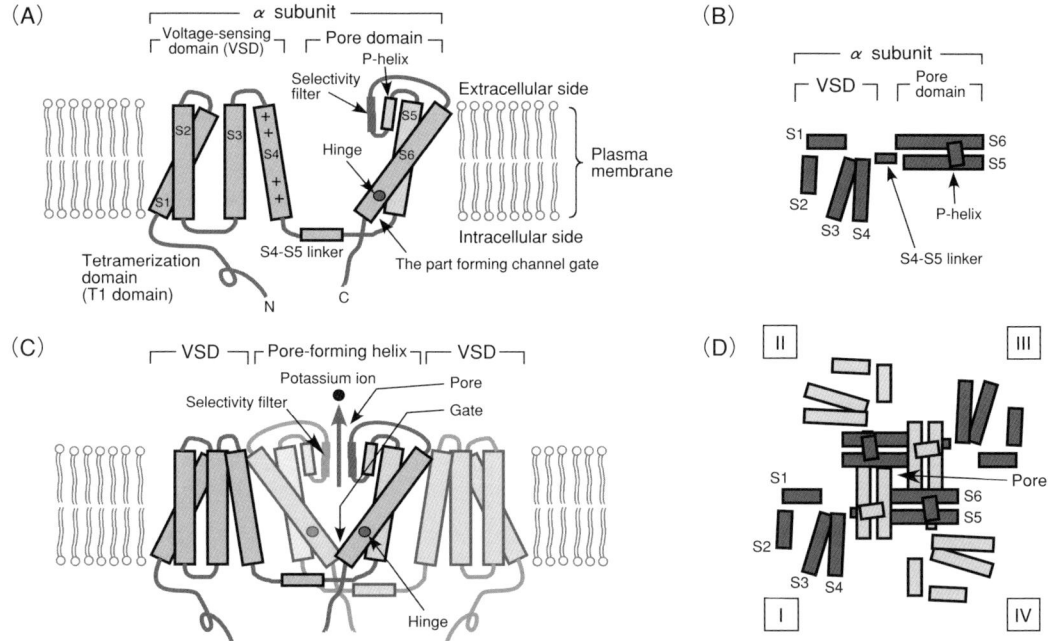

図3 電位依存性K⁺チャネルのαサブユニットの膜貫通構造

(A) 側面像

αサブユニットはS1からS6までのセグメントで形成され，S1からS4までのVSD（voltage-sensing domain）とV5からV6までのポア領域に大別される。

(B) 上から（細胞外から細胞内方向に）眺めた像

(C) 重合した時の側面像

断面図としてαサブユニットは2つのみ図示している。αサブユニットが重なった中心部分にK⁺イオンが通過するポアが形成される。

(D) I，II，III，IVの4つのαサブユニットが重合した時，上から（細胞膜外から細胞内方向に）眺めた像

中心にポアが形成されており，その周囲を取り囲むようにVSDが配置していることが分かる。

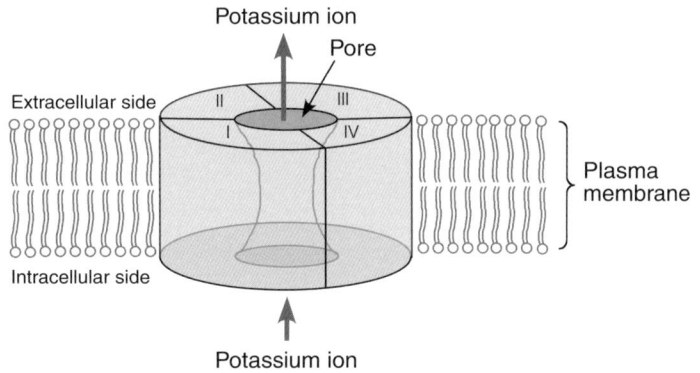

図4 電位依存性K⁺チャネルの4つのαサブユニット（I, II, III, IV）が重合した時の立体模式図

この図では分かりやすいようにポア領域とVSD（voltage-sensing domain）を一体化して1つのαサブユニットとして図示している。

1. 局所麻酔薬の薬理

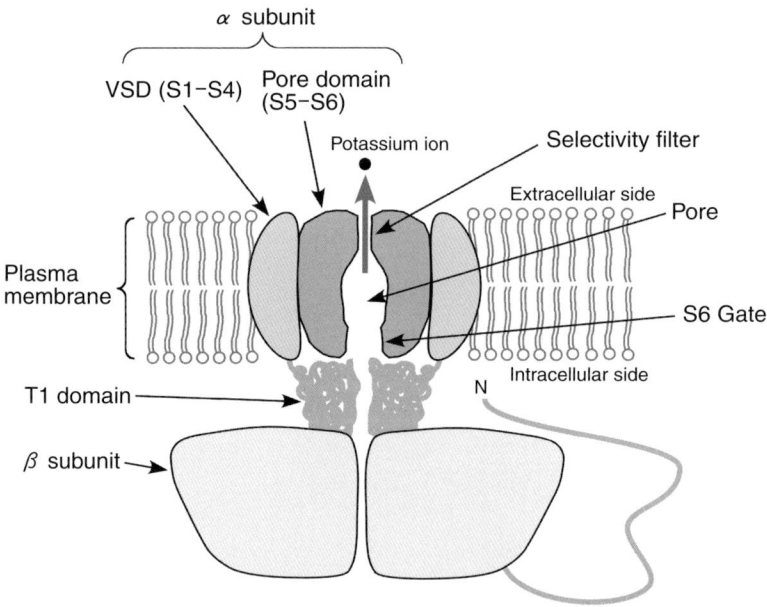

図5　αサブユニットにβサブユニットを加えた電位依存性K⁺チャネルの全立体構造

　図は断面図として，2つのαサブユニットと2つのβサブユニットのみを図示している。また，ひとつひとつのαサブユニットは，それぞれをポア領域部分（S5-6部分）と電位センサー領域（VSD）部分（S1-4部分）とに分けて図示した。4つのαサブユニットにより形成される4量体構造下部の細胞質内にβサブユニットが同じく4つ存在する。全体としては，真ん中のT1ドメイン部分がくびれたダンベルのような形をしている。αサブユニットS1のN末端側に連なるT1領域により4つのαサブユニットは重合している。さらにT1領域はαサブユニット全体とβサブユニット全体とを結合させる働きもしている。細胞膜の脱分極時にはVSDがその電位変化を感知し，ポア領域のうち特にS6 gate部分が開きチャネルを開口させる。その後の急速に生ずるK⁺チャネルの不活性化は，βサブユニットのN末端部分がポア内に入り込むことで生じる。

位置していると仮定している。膜電位の反転に従い，反転したマイナス電荷側（細胞膜外側方向）にS4のみが（回転しながら）移動する。どちらのモデルの場合も，こうしたVSDの構造や位置の変化が，S4-S5 linkerを通じてポア領域に伝わり，S6の構造変化が起こりゲートが開口するという機序は共通している。

4　イオン選択性

　K⁺イオン（r＝1.33 Å）はNa⁺イオン（r＝0.95 Å）よりも大きいが，K⁺チャネルはK⁺イオンのみを選択的に透過させる。このことは単にチャネルのもつポアの大きさだけがイオンの透過性を決定する因子でないことを示している。つまりイオン透過の選択性は，イオンの大きさに加え，チャネル内にある種々のアミノ酸解離基とイオンとの電気的相互作用により決定される。S5とS6の間のループの一部はポア内壁に露出しており，

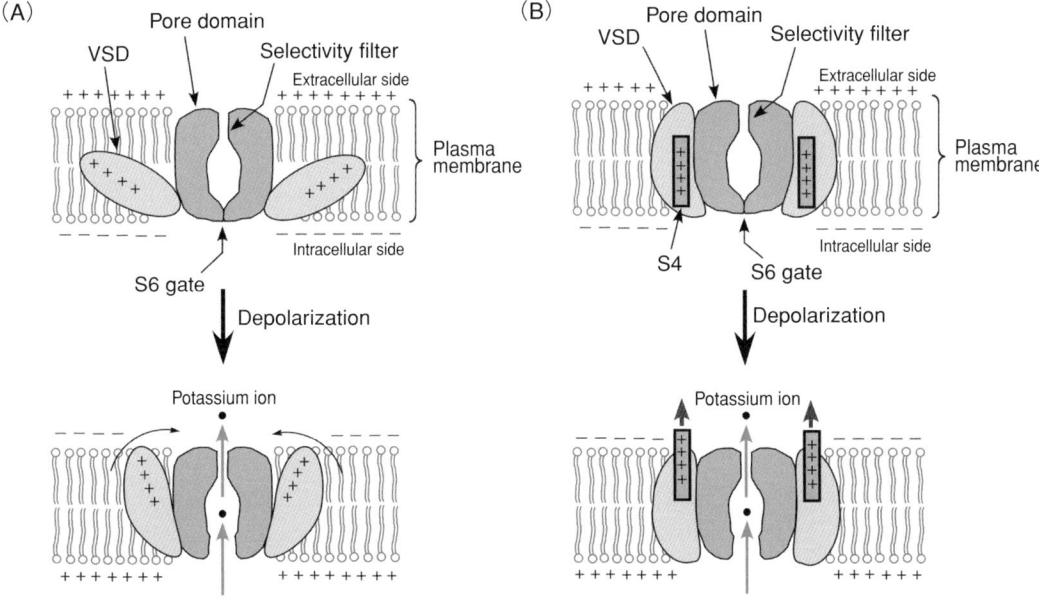

図6 K⁺チャネルの開閉のメカニズム

単純化のために2つの α サブユニットのみの断面図として図示している。S4にはプラスに帯電した側鎖をもつアミノ酸が周期的に存在し，それが膜電位変化のセンサーとして機能している。

（A）Paddle model
S4はS1-3とともにVSD（voltage-sensing domain）としてポア領域から離れたところの細胞膜のマイナス帯電側（細胞質側）に存在する。脱分極によって膜内外の電荷が反転すると，VSD全体がマイナスに帯電した細胞膜外側方向に向かって櫂のように動く。その結果，ポア領域のゲートが開き，K⁺イオンが透過する。

（B）Conventional model
S4はVSDに内包され，膜電位のマイナス帯電側（細胞質側）に位置している。膜電位の反転に従い，S4部分がマイナスに帯電した細胞膜外側方向に（回転しながら）移動する。その結果，ポア領域のゲートが開き，K⁺イオンが透過する。

この部分のGYG配列（G：グリシン，Y：チロシン）構造がK⁺イオン選択性を司るイオン選択フィルター（selectivity filter）として機能している（図3-A，C）。Na⁺イオンはK⁺イオンに比べ小さいにもかかわらずK⁺チャネルを透過できない理由は，このフィルター部分のアミノ酸分子との電気的相互作用の結果不安定となり，そのエネルギー障壁を越えられないためと推定されている。

5 チャネルの不活性化機序

上述のようなメカニズムにより，K⁺チャネルは脱分極による膜電位パルスにより開口しK⁺イオンを透過する。しかし，その後速やかに不活性化しK⁺イオンを透過しなくなる（図2）。この急速に生ずる不活性化は，線状構造をもつβサブユニットのN末端側が，ポア内に入り込みポアをふさいでしまうことによって生ずると推定されている（図2，図5）。

1．局所麻酔薬の薬理

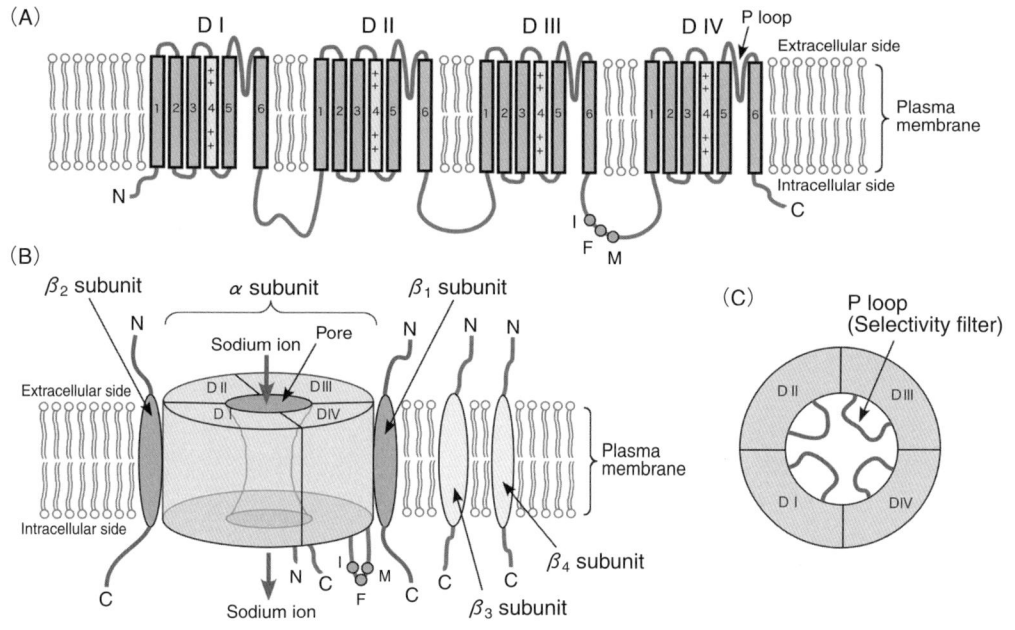

図7　電位依存性Na⁺チャネルの構造

（A）電位依存性Na⁺チャネルのαサブユニットの膜貫通構造

ちょうどK⁺チャネルのαサブユニットが4つ連なったような形をしている。4つの相同なドメインはDⅠ，DⅡ，DⅢ，DⅣ）と呼ばれる。それぞれのドメインは，さらに6つの膜貫通部位（セグメント）から形成され，N末端側からS1〜S6と名付けられている（図には単に1〜6と図示している）。S4はいくつかのプラス電荷アミノ酸をもち，膜電位変化のセンサーとして機能している。ゲート機能はS6が担当している。開口したチャネルの不活性化は，DⅢとDⅣの間の細胞内ループ，特にIFM配列部分（I：イソロイシン，F：フェニルアラニン，M：メチオニン）が鍋蓋のようにイオン透過孔（ポア）に蓋をすることによって生ずる。

（B）電位依存性Na⁺チャネル全体の立体模式図

αサブユニットの4つのドメインが円周上に配列し，その中心部分にイオン透過孔（ポア）を形成している。βサブユニットはαサブユニットの周囲に存在し，αサブユニットと相互作用をもつ。

（C）電位依存性Na⁺チャネルを上側（細胞外から細胞内方向）から眺めた模式図

単純化のためにαサブユニットのみ図示している。S5とS6をつないでいるPループの一部はポア内に露出して，Na⁺イオンを選択的に透過させるselectivity filterとして働いている。

電位依存性Na⁺チャネル

　電位依存性Na⁺チャネルは，チャネル機能のほとんどを担っている1つのαサブユニットと，複数のβサブユニットからなる（図7）。αサブユニットは4つの相同なドメインからなり，各ドメインは6つの膜貫通部位（セグメント）をもつ。βサブユニットは，αサブユニットと相互作用してそのチャネル機能を調整している。

1 立体構造

　Na⁺チャネルのαサブユニットは，ちょうどK⁺チャネルのαサブユニットが4つ連な

ったような形をしている（図7-A）。Na$^+$チャネルの各ドメインが，K$^+$チャネルのひとつひとつのαサブユニットに相当する。4つのドメインはドメインI，ドメインII，ドメインIII，ドメインIV（または略してDI，DII，DIII，DIV）と呼ばれる。それぞれのドメインは，6つの膜貫通部位（セグメント）から形成され，N末端側からS1〜S6と名付けられている。βサブユニットは，以前から知られているβ_1，β_2にβ_3，β_4を加えた4種類が現在までのところ同定されている（図7-B）。

2 イオン透過孔（ポア）の構造とイオン選択性

K$^+$チャネルの場合と同様に，チャネルの中心部のイオン透過孔（ポア）部分は，各ドメインのS5とS6とその2つをつなぐPループから形成されている。特にPループの一部はポア内壁に露出しており，Na$^+$イオンを選択的に通過させるためのイオン選択フィルター（selectivity filter）の働きをしている（図7-C）。このPループには各ドメイン間でほぼ相同な位置に，アミノ酸D，E，K，A（D：ドメインIのアスパラギン酸，E：ドメインIIのグルタミン酸，K：ドメインIIIのリジン，A：ドメインIVのアラニン）があり，ちょうどポアを取り囲むように並んでいる。この構造によりNa$^+$イオン選択性が実現されていると考えられている。特にドメインIIIのリジンが最も重要で，ここを他のアミノ酸に置換することでNa$^+$イオン選択性が大きく崩れてしまう。

3 ゲートの開口機序

基本的にはK$^+$チャネルの場合と同様なメカニズムが想定されている。チャネルの開口，つまりゲート機能については，主に各ドメインのS6部分の構造変化がそれを担っている（図7-A）。S4にはK$^+$チャネルの場合と同様にプラス電荷をもつアミノ酸がいくつか配列しており，膜電位変化のセンサーの役割を果たしている（図7-A）。膜電位変化によりS4が膜内を移動することにより，Na$^+$チャネルの構造変化が起こりゲートが開く。

4 チャネルの不活性化機序

Na$^+$チャネルは細胞膜の脱分極により開口した後，速やかに不活性化して，Na$^+$イオンを透過しないようになる（図2）。この急速に生ずる不活性化は，ドメインIIIとドメインIVの間の細胞内ループ，特にIFM配列（I：イソロイシン，F：フェニルアラニン，M：メチオニン）部分が，蝶番の付いた鍋蓋のように動きポアを閉じることにより生ずると考えられる（図2，図7-A，B）。

5 チャネルの三次元構造

最近の研究でNa$^+$チャネルの立体構造がより正確に解明された。全体として釣り鐘状の外観をもち，約47％が細胞内に，そして約24％が細胞外に存在することが明らかとな

1. 局所麻酔薬の薬理

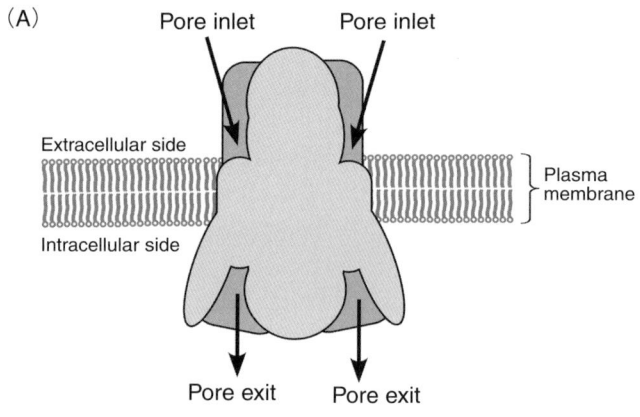

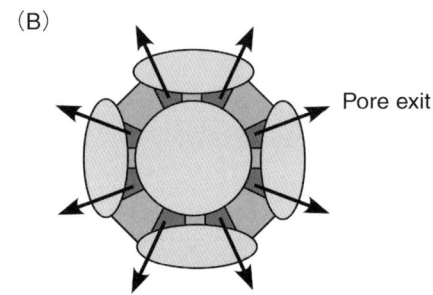

図8 Na$^+$チャネルの三次元構造の模式図
（A）側面図
　全体としては釣り鐘状の外観をしている。ポアの入口（Inlet）と出口（Exit）はスリット状に分かれている（矢印）。
（B）底面図
　細胞内から細胞外の方向に眺めた像。4つの相同なドメインがほぼ対照的に位置している様子が分かる。

った（図8）。細胞外に比べ細胞内部分が多いことは、各ドメイン間のループ部分やアミノ基末端部分が細胞内に大量にあることを反映していると考えられる。αサブユニットの4つのドメインはほぼ対照的に配列している。その様子はチャネルを底面から（細胞内から細胞外方向へ）眺めた構造によく反映されている。イオン透過孔であるポアはチャネル内部では1本の太い管状であるが、そのまま直接外部には開口せずに、その出口と入口ではいくつかのスリットに分かれている。さらにチャネル内部にはイオン透過孔以外のポア（細管）の存在も見つかっており、ゲートの開閉に関係しているのではないかと推定されている。

電位依存性Ca^{2+}チャネル

　電位依存性Ca^{2+}チャネルは、比較的大きな脱分極により活性化される高閾値活性化型Ca^{2+}チャネル（L型、N型、およびP/Q型、R型）と、小さな脱分極によって活性化され

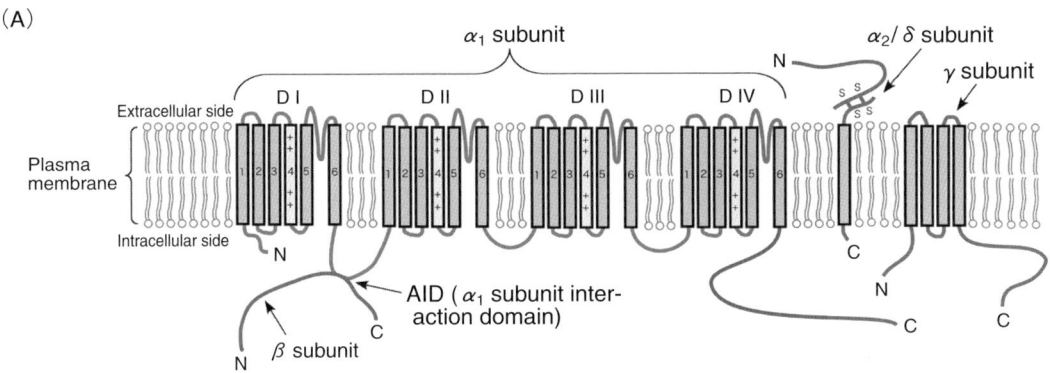

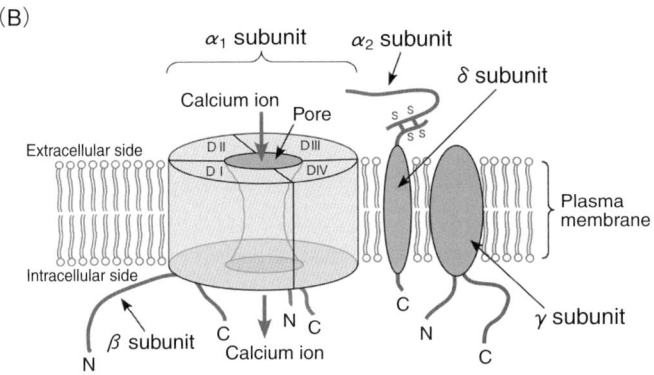

図9 高閾値活性化型電位依存性Ca²⁺チャネルの構造

(A) 高閾値活性型電位依存性Ca^{2+}チャネルの膜貫通構造

進化的に近い関係にあるNa^+チャネルとよく似た構造を示している。チャネルの中心機能を担っているα_1サブユニットは4つの相同なドメインからなり，N末端側から順にDⅠ，DⅡ，DⅢ，DⅣと呼ばれる。それぞれのドメインは，さらに6つの膜貫通部位（セグメント）から形成され，N末端側からS1〜S6と名付けられている（図には単に1〜6と図示している）。S4はいくつかのプラス電荷アミノ酸をもち，膜電位変化のセンサーとして機能している。ゲート機能はS6が担っている。Ca^{2+}チャネルは，α_1サブユニット以外に，βサブユニット，α_2/δサブユニット，γサブユニットから構成されており，β，α_2/δ，γ各サブユニットはα_1サブユニットと相互作用してその機能を調整している。

(B) 高閾値活性型電位依存性Ca^{2+}チャネルの立体的模式図

α_1サブユニットの4つの相同なドメインが円周上に配列し，その中心部分にイオン透過孔（ポア）を形成している。他のサブユニットはその周囲に存在していると考えられている。

る低閾値活性化型Ca^{2+}チャネル（T型）とに大別される。Ca^{2+}チャネルは各サブユニットの変異が多いため，その機能・構造も多種多様にわたっている。本稿では，骨格筋，心筋などに広く分布するL型を中心にその分子構造を説明する。Na^+チャネルはCa^{2+}チャネルの変異により出現したので，Ca^{2+}チャネルとNa^+チャネルの構造はよく似ている（図9）。

1 立体構造と機能

　$α_1$サブユニットはCa^{2+}チャネルの中心機能を担っており，Na^+チャネルの構造と同様に，6回膜貫通構造（S1からS6）からなるドメインが4回繰り返された構造をもつ（図9-A）。この4つの相同なドメインは，N末端から順にドメインI，ドメインII，ドメインIII，ドメインIV（または略してDI，DII，DIII，DIV）と呼ばれる。各ドメインのS4領域にはプラス電荷をもったアミノ酸が複数配列しており，この部分が主に膜電位の変化を感知していると考えられている。S5からS6部分はイオン透過孔（ポア）を形成している。S5とS6を結ぶ4つのループすべてでその中央付近にグルタミン酸が保存されており，Ca^{2+}イオン選択性を決定していると推定されている。

　$α_1$サブユニット以外のサブユニットは，$α_1$サブユニットと相互作用しながら，チャネル機能を調整すると考えられている（図9-B）。$β$サブユニットは膜貫通部位をもたず，主として細胞質に存在している。現在までに$β_1$から$β_4$までの4つのサブタイプが見つかっている。このサブユニットは，$α_1$サブユニットのDIとDIIの間の細胞内ループ部分のAID（$α_1$ subunit interaction domain）と呼ばれる部分を介して$α_1$サブユニットと相互作用をもち，チャネルの開口率や電位感受性などを調節している。$α_2/δ$サブユニットは，同一の遺伝子から翻訳された後，一度2つに分かれ，その後ジスルフィド結合（S-S結合）により再会合してできたサブユニットである。細胞外にある方が$α_2$サブユニットで，細胞膜内にある方が$δ$サブユニットである。$γ$サブユニットは骨格筋のL型Ca^{2+}チャネルに見いだされたサブユニットで，4回膜貫通構造を有している。

局所麻酔薬の各イオンチャネルへの作用

　局所麻酔薬は，非イオン型のみが細胞膜を通過する。通過した局所麻酔薬は細胞内でイオン型となり，細胞質側からイオンチャネルのイオン透過孔（ポア）に入り込み内部に結合する（図10）。その結果，イオンの透過が妨げられ薬理作用が発現する。

　電位依存性Na^+チャネルの場合，局所麻酔薬がポア内部に結合する部位は，ポアを形成しているS5とS6のうち，S6のゲート付近であることが明らかにされている。特にドメインIVのS6には，イソロイシン-1760，フェニルアラニン-1764，アスパラギン-1769，チロシン-1771の4カ所の結合部位が報告されている。ドメインIIIのS6も重要で，セリン-1461，ロイシン-1465，アスパラギン-1466，イソロイシン-1469の4カ所に結合部位が報告されている。またドメインIにも結合部位があり，イソロイシン-409，アスパラギン-418，ロイシン-421の3カ所が報告されている。

　電位依存性K^+チャネルも局所麻酔薬によりブロックされる。しかし，局所麻酔薬のK^+チャネルへの結合性は，Na^+チャネルに比べかなり低い。ブピバカインの場合で約4～10倍程度低く，リドカインの場合では約10～80倍程度低い。電位依存性Ca^{2+}チャネルも局所麻酔薬によりブロックされる。しかし，K^+チャネルの場合と同様にCa^{2+}チャネ

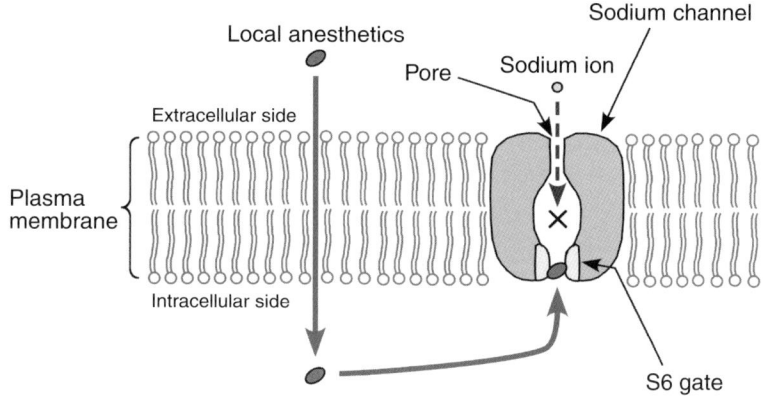

図10 局所麻酔薬によるNa⁺チャネルのブロックの模式図
局所麻酔薬は，細胞膜を通過し細胞質側からNa⁺チャネルのポア内に入り込み，そのS6 gate付近に結合する．その結果，Na⁺イオンの透過が妨げられる．

ルへの結合性は高くなく，Ca²⁺チャネルをブロックするにはNa⁺チャネルの場合に比べ約5〜15倍程度の高濃度の局所麻酔薬が必要となる．

さいごに

はじめに述べたようにこの分野の研究は近年急速に進んでいる．そのため関連する文献も膨大な数になり，文中にすべて明示することが難しい．そこで，主に2000年以降にしぼって特に重要と思われる20の文献を以下に示したので，さらに知識を深めたい方は参考にしてほしい．

■参考文献

1) Catterall WA. A 3D view of sodium channels. Nature 2001 ; 409 : 988-91.
2) Catterall WA. Molecular mechanisms of gating and drug block of sodium channels. Novartis Found Symp 2002 ; 241 : 206-18, discussion 18-32.
3) Fozzard HA, Lee PJ, Lipkind GM. Mechanism of local anesthetic drug action on voltage-gated sodium channels. Curr Pharm Des 2005 ; 11 : 2671-86.
4) Gulbis JM, Zhou M, Mann S, et al. Structure of the cytoplasmic beta subunit-T1 assembly of voltage-dependent K⁺ channels. Science 2000 ; 289 : 123-7.
5) Hanlon MR, Wallace BA. Structure and function of voltage-dependent ion channel regulatory beta subunits. Biochemistry 2002 ; 41 : 2886-94.
6) Jiang Y, Lee A, Chen J, et al. X-ray structure of a voltage-dependent K⁺ channel. Nature 2003 ; 423 : 33-41.
7) Jiang Y, Ruta V, Chen J, et al. The principle of gating charge movement in a voltage-dependent K⁺ channel. Nature 2003 ; 423 : 42-8.
8) Marban E, Yamagishi T, Tomaselli GF. Structure and function of voltage-gated sodium channels. J Physiol 1998 ; 508 (Pt 3) : 647-57.
9) Ogata N, Ohishi Y. Molecular diversity of structure and function of the voltage-gated Na⁺ channels. Jpn J Pharmacol 2002 ; 88 : 365-77.

10) Orlova EV, Papakosta M, Booy FP, et al. Voltage-gated K$^+$ channel from mammalian brain : 3D structure at 18A of the complete (alpha) 4 (beta) 4 complex. J Mol Biol 2003 ; 326 : 1005-12.
11) Ragsdale DS, McPhee JC, Scheuer T, et al. Molecular determinants of state-dependent block of Na$^+$ channels by local anesthetics. Science 1994 ; 265 : 1724-8.
12) Sato C, Ueno Y, Asai K, et al. The voltage-sensitive sodium channel is a bell-shaped molecule with several cavities. Nature 2001 ; 409 : 1047-51.
13) Scholz A. Mechanisms of (local) anaesthetics on voltage-gated sodium and other ion channels. Br J Anaesth 2002 ; 89 : 52-61.
14) Swartz KJ. Towards a structural view of gating in potassium channels. Nat Rev Neurosci 2004 ; 5 : 905-16.
15) Tombola F, Pathak MM, Isacoff EY. How does voltage open an ion channel? Annu Rev Cell Dev Biol 2006 ; 22 : 23-52.
16) Wang GK, Quan C, Wang SY. Local anesthetic block of batrachotoxin-resistant muscle Na$^+$ channels. Mol Pharmacol 1998 ; 54 : 389-96.
17) Yamaoka K, Vogel SM, Seyama I. Na$^+$ channel pharmacology and molecular mechanisms of gating. Curr Pharm Des 2006 ; 12 : 429-42.
18) Yarov-Yarovoy V, Brown J, Sharp EM, et al. Molecular determinants of voltage-dependent gating and binding of pore-blocking drugs in transmembrane segment IIIS6 of the Na (+) channel alpha subunit. J Biol Chem 2001 ; 276 : 20-7.
19) Yarov-Yarovoy V, McPhee JC, Idsvoog D, et al. Role of amino acid residues in transmembrane segments IS6 and IIS6 of the Na$^+$ channel alpha subunit in voltage-dependent gating and drug block. J Biol Chem 2002 ; 277 : 35393-401.
20) Yu EJ, Ko SH, Lenkowski PW, et al. Distinct domains of the sodium channel beta3-subunit modulate channel-gating kinetics and subcellular location. Biochem J 2005 ; 392 : 519-26.

（土屋　正彦）

基礎編

1 局所麻酔薬の薬理

A 局所麻酔薬の作用点

ii）GABA_A受容体，βアドレナリン受容体

局所麻酔薬中毒における局所麻酔薬の作用点

　過量投与によって血中に吸収された，あるいは誤って血管内に投与された局所麻酔薬は，中枢神経系と心血管系に毒性（中毒症状）を示す。血中の高濃度の局所麻酔薬は，血液-脳関門を通過し，脳脊髄液濃度（脳内濃度）に依存的にいくつかの中枢神経症状を示す。低濃度では中枢神経の抑制（鎮静症状）を示し，高濃度では反対に中枢神経を興奮させ（不穏症状），次に痙攣を誘発することが知られている。局所麻酔薬中毒時の痙攣は，以前から中枢神経系での神経ネットワークにおいて抑制系神経伝達の脱抑制によって発現すると考えられている[1]。最終的には抑制系と興奮系をともに抑制することにより，全般的な神経抑制，昏睡状態を示す。また，血中の高濃度の局所麻酔薬，特にブピバカインが心血管系に対して重篤な作用（心停止，循環虚脱，致死的あるいは非致死的な心室性不整脈）を誘引することがよく知られている[2]。高濃度の局所麻酔薬が心筋収縮力を低下させ，主として心筋伝導を傷害することによって心臓電気生理異常を示すと考えられている。

　以下に局所麻酔薬中毒における中枢神経系と心血管系に対する局所麻酔薬の作用部位を概説する。

1 中枢神経系

a. GABA_A受容体

　局所麻酔薬は，電位依存性Na^+チャネルを介してその区域麻酔作用，あるいは抗不整脈作用を発揮することがよく知られている。一方，局所麻酔薬中毒に関して，その主症状である不穏，痙攣に対して，抑制系神経伝達の抑制というメカニズムが示唆されており，その作用部位（受容体）として中枢神経系に存在するγ-アミノ酪酸A（gamma-aminobutyric acid type A：GABA_A）受容体が第一の候補と考えられている[3]。GABA_A受容体は中枢神経系に広く分布し，ニコチン性アセチルコリン（acetylcholine：Ach）受容体に代表されるCys（cysteine）ループリガンド性イオンチャネル受容体スーパーファミリ

1．局所麻酔薬の薬理

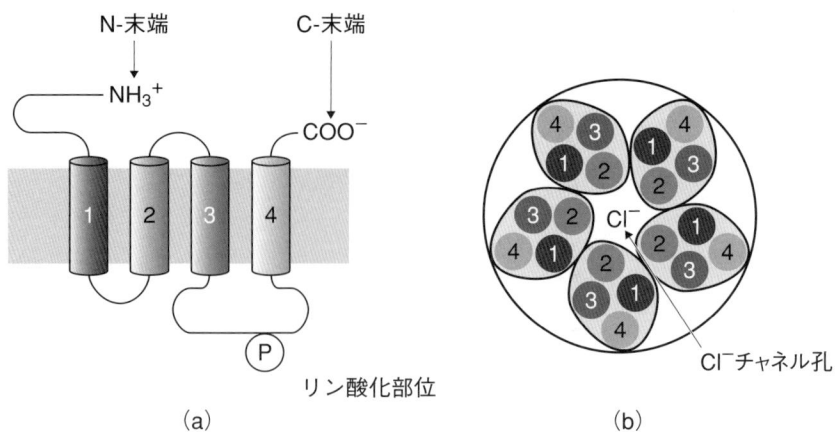

図1　GABA_A受容体の構造
（a）1つのサブユニットは，N-末端とC-末端を細胞外に突き出し，4つの膜貫通部位があり，3番目と4番目の間にリン酸化部位をもっている。
（b）5つのサブユニットが集合して5量体で受容体チャネル複合体を構成している。各サブユニットの第2番目の膜貫通部位が向かい合ってチャネル孔を形成する。

ーに属している[4]。1つの受容体は，5つのサブユニットが中心軸の周りに集合体を形成し（5量体），受容体チャネル複合体を形成している。1つのサブユニットは，αヘリックス構造を示す4つの膜貫通部（M1〜4）をもち，異なるサブユニット由来のM2が（Cl^-透過性）チャネルの壁を作っていると考えられている（図1）。現在までに16のサブユニットの遺伝子（$α_{1〜6}$，$β_{1〜3}$，$γ_{1〜3}$，$δ$，$ε$，$π$，$θ$）が同定されている[5]。このような多種類のサブユニットの組み合わせで複数のGABA_A受容体が形成され，それぞれが中枢神経組織全般あるいは局所的（組織特異的）に発現し，特徴的な薬理学作用に寄与していると考えられている。ベンゾジアゼピン，全身（揮発性，静脈）麻酔薬，ニューロステロイドなどの作用部位について，in vitroのみならずin vivo（動物）レベルで，遺伝子工学，特にノックインマウスなどを利用した技術を用いて近年精力的に研究されている[6]。さらに，それらin vitroの結果から得た情報を，受容体蛋白の高次構造をmolecular mechanicsを用いてコンピュータシミュレーションに利用して新しい薬剤の分子設計が試みられている[7]（図2）。

GABA_A受容体は，神経伝達物質のγ-アミノ酪酸（gamma-amimobutyric acid：GABA）が結合することにより受容体のCl^-チャネルが開口し，通常のシナプスではCl^-が細胞外から細胞内に流入することにより，神経膜が過分極することにより興奮性を低下する。中枢神経のシナプスにおいてシナプス前あるいは後に存在して神経ネットワークの抑制系の入力を行っている。局所麻酔薬，リドカインが無麻酔のウサギの大脳皮質の抑制性シナプスをブロックするという報告以後[1]，電気生理学的手法により種々の局所麻酔薬GABA性抑制性シナプス伝達を抑制する，あるいはGABA惹起されたGABA_A受容体抑制系電流が抑制されることが知られてきた[3]。その結果，GABA性抑制性シナプス伝達を局所麻酔薬が抑制する（脱抑制）ことが中毒時の痙攣発現の主な機序と考えられている。遺伝子改変臨床的にも局所麻酔薬中毒時の痙攣は，GABA_A受容体のポジティブ修飾薬であるベンゾジアゼピン，バルビツレート，プロポフォールが著効することからもGABA_A

基礎編

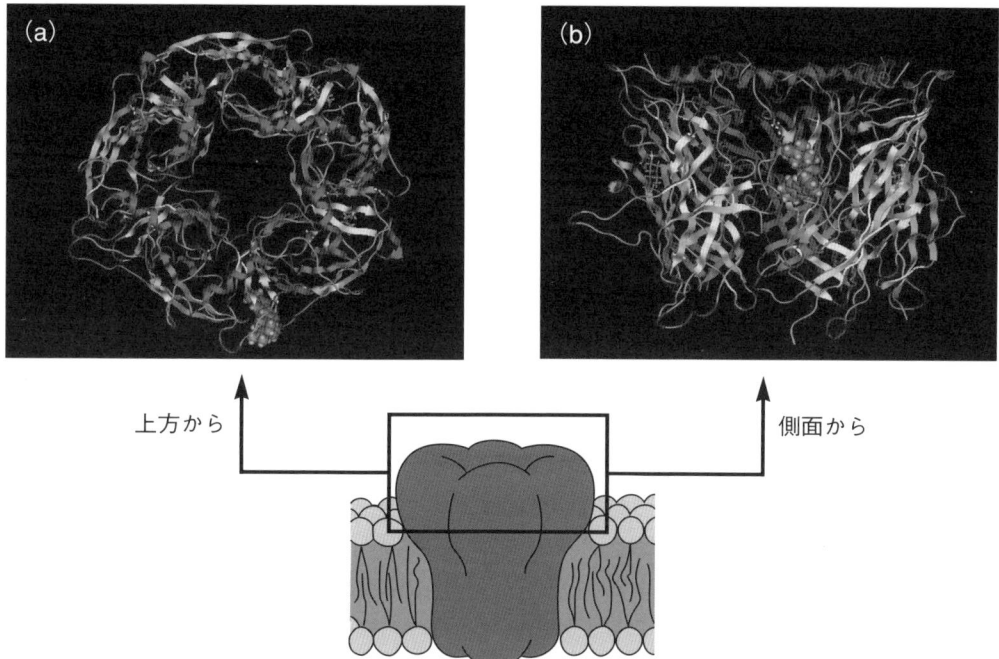

図2　GABA_A受容体のベンゾジアゼピン結合部位のモデリング

　アセチルコリン結合蛋白の結晶構造をもとにコンピュータを用いてGABA_A受容体の細胞外領域（下図の四角部位）をホモロジーモデリングを行った。
　(a)が上から見下ろした図であり，(b)が横から見た図である。5つのサブユニットの中でαとγサブユニットの境界にベンゾジアゼピン結合部位（ポケット）が存在する。この図の場合，ベンゾジアゼピンアゴニスト分子はフルマゼニルを使用している。

受容体の痙攣での役割を強く示唆するものである[3]。また，古くから臨床的にも局所麻酔薬による痙攣が大脳辺縁系を中心に発現することが知られている[8]。動物実験で両側扁桃核を破壊すると痙攣GABA_A受容体が出なくなることより，大脳辺縁系の中で特に扁桃核が局所麻酔薬による痙攣に密接に関係する部位と考えられている。今後，上記の遺伝子操作技術，特に時間的・空間的にGABA_A受容体を改変したマウスなどを使って研究することにより[6]，明確な痙攣の作用機序が明らかになっていくであろう。

b. GABA_A受容体以外の作用部位

　多くの実験データが局所麻酔薬中毒の興奮作用（痙攣）に関して，高濃度の局所麻酔薬GABA_A受容体の抑制を介するメカニズムを支持しているが，それ以外の1つのメカニズムとしてN-メチル-D-アスパラギン酸（N-methyl-D-aspartate：NMDA）受容体興奮系伝達の促進がある[9]。NMDA受容体は，イオンチャネル型グルタミン酸受容体の1種類であり，2種類サブユニット（NR1とNR2）が4つ集まった4量体で受容体イオンチャネルを形成していると考えられている[10]。NMDA受容体は，静止膜電位では，Mg^{2+}でブロックされている刺激により同じグルタミン酸受容体に属するAMPA受容体が活性化し，膜が脱分極するとCa^{2+}に高い透過性をもつNMDA受容体が活性し，その陽イオンチャネルを通してCa^{2+}が細胞内に流入し，活性化する。中枢神経系の興奮性シナプス伝達を担う

とともに，記憶や学習に関与する神経伝達の可塑性に関与している受容体である。そして脊髄レベルでは，wind-up現象など痛み，特に痛みの可塑性（慢性痛への移行）に関して密接な役割を果たしていると考えられている。コカインや局所麻酔薬のブピバカインによる痙攣がNMDA受容体の拮抗薬であるMK-801で抑制されたという動物実験の結果が報告されているが[3)9)]，一方でアフリカツメガエルの卵母細胞に発現したNMDA受容体を種々の局所麻酔薬が抑制するという *in vitro* の結果もあり，臨床での局所麻酔薬中毒作用機序との関連性に問題を残している[11)]。

また，脳内の神経ネットワークを考えた場合，脳内のドパミン作動性ニューロンあるいはノルアドレナリン作動性ニューロンの関与が，特にコカインによる痙攣作用のメカニズムとして示唆されている[12)]。

2 心血管系

心血管系に対する局所麻酔薬の作用部位を概説する前に，局所麻酔薬による心毒性に対する治療に関する最近の話題を解説する。局所麻酔薬の効力がより強い，脂溶性がより高い局所麻酔薬，例えばブピバカイン，ロピバカインが局所麻酔薬による心毒性（循環虚脱）を起こしやすいことが知られている[13)]。それらの局所麻酔薬の中で，特にブピバカインの血管内誤投与による循環虚脱は蘇生が難しく致死的になることが以前から問題になっている。ブピバカインは，リドカインに比べて蛋白結合能が高く，組織蛋白との結合が強いので，なかなかブロックなどの毒性から回復しないことが循環虚脱から蘇生が困難な理由と考えられている。また，循環虚脱とともに起こる高炭酸ガス血症，低酸素血症，アシドーシス，低体温，高K血症などがブピバカインによる循環虚脱の治療を難渋させ，悪循環に陥らせている。

最近，注目されている治療薬物がリピッドである。局所麻酔薬，特にブピバカインの中毒によって生じた循環虚脱の蘇生にイントラリピッドを早期に投与することにより，蘇生に成功しかつ蘇生後の循環動態が安定したという，動物実験や臨床症例の報告がある[14)～17)]。この治療方法は，ラットにおいてリピッドを前投与しておくことによりブピバカインの致死量が50％上昇した（ブピバカインの致死量用量反応曲線を右方移動する）というWeinbergら[14)]の報告がきっかけとなったものである。このリピッド投与による蘇生の機序として，投与されたリピッドが血漿中にリピッド相（lipid sink）を作り，その層にリピッドが血漿中よりブピバカインを移行させ，組織，心筋よりブピバカインがウォッシュアウトされるというモデルが提唱されている。これは，非常にシンプルな機序であるとともに，ブピバカインが血漿よりリピッドに対して非常に高い分配係数（約11）を示すという物理化学的性質をもっていることから支持されている。しかし，前述の仮説のようにリピッドによるブピバカインの血漿中からの除去という間接的な作用以外にも，リピッドが心筋のミトコンドリア代謝を改善する直接的な作用によるという仮説もあり，*in vitro* あるいは動物実験レベルでのより詳細な研究がなされる必要がある。臨床レベルでの，ブピバカインや特に脂溶性の高い他の局所麻酔薬による心毒性でのイントラリピッドによる治療は，症例報告レベルで報告され始めた段階であり[16)17)]，実際

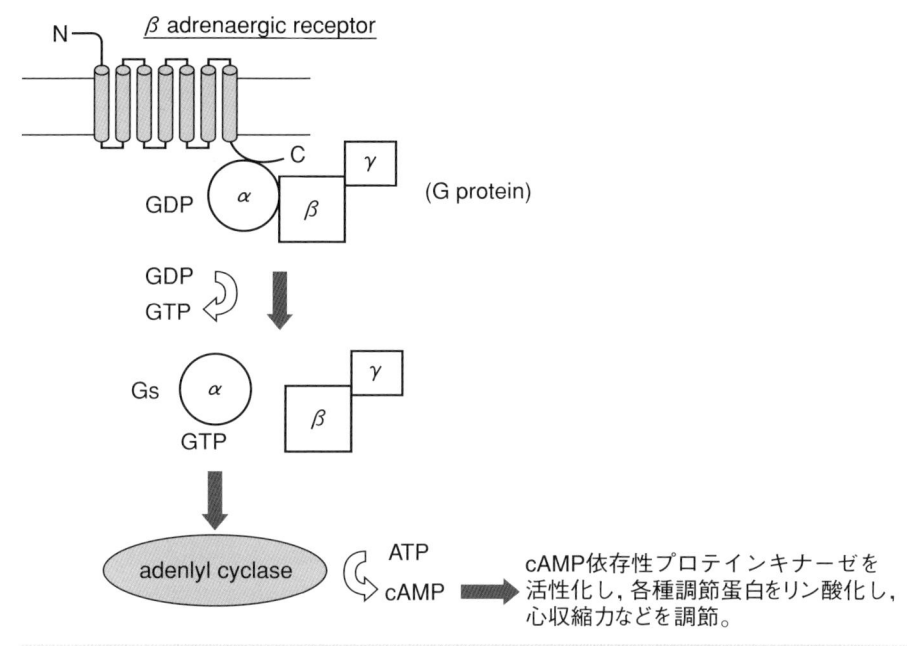

図3 βアドレナリン受容体を介するG蛋白,cAMPによるシグナル伝達

の治療方法として確立されたものではなく,議論も多く慎重な対応をすべきである。

a. βアドレナリン受容体

βアドレナリン受容体は,7回膜貫通蛋白でC末端を細胞内にもつG蛋白質共役型受容体に属し,$β_1$,$β_2$,$β_3$の3つのサブタイプが存在する[18]。その中で,$β_1$受容体は心筋に存在し,$β_2$受容体は血管壁や気管平滑筋に分布すると言われているが,実際は,β受容体の中で,心室筋での$β_2$の割合は15%で,心房では20〜40%であると考えられている。また,慢性心不全時における,$β_2$受容体の役割は大きいと考えられている。$β_2$受容体は活性化したG蛋白を介してサイクリックアデノシン3',5'-一リン酸(cyclic adenosine 3',5'-monophosphate:cAMP)を活性化する。G蛋白はα,β,γの3種類のサブユニットからなる3量体からなり,非活性な時はグアノシン二リン酸(guanosine disphosphate:GDP)がα($β_2$受容体はαサブユニットはGsとよばれる種類)につきγが細胞膜にアンカーしている(GDP-αβγ複合体)。$β_2$受容体にアゴニストがつくとGDPがグアノシン三リン酸(guanosine triphosphate:GTP)に置き換わり,Gs αがβγを離れてアデニルサイクラーゼを活性化し,結果的にアデノシン三リン酸(adenosine triphosphate:ATP)から細胞内のcAMPを上昇させ,cAMP依存性蛋白リン酸化酵素(cAMP-dependent protein kinase:PKA)を活性化し,PKAが種々の調節蛋白をリン酸化することになり,心筋の収縮力に関与している(図3)。

比較的高濃度の局所麻酔薬が$β_2$アドレナリン受容体を介したシグナル伝達系を抑制することが知られている[19]。$β_2$リガンドが受容体に結合するのを抑制し,その結果として,あるいは局所麻酔薬自体が細胞内のcAMPの産生を抑制し,心収縮力を低下させ,心毒性を示すと考えられている。局所麻酔薬が$β_2$アドレナリン受容体レベルで抑制するのか,

あるいはアデニルサイクラーゼレベルで抑制してcAMPの産生を抑制するのか議論が残るが，*in vitro*の研究結果は両者ともに局所麻酔薬が作用すると示唆している。局所麻酔薬中毒時の心毒性による循環虚脱の治療に対して一般的な蘇生の薬物療法であるアドレナリンに対して反応が悪く，しばしばアミオダロンのような，$β_2$アドレナリン受容体システムを直接活性化することなしに心筋収縮力を増加する薬剤には反応することがこの$β_2$アドレナリン受容体における仮説を支持する。

b. 他の作用部位

ブピバカインの心毒性の中枢神経を介する作用も提唱されている。延髄の孤束核は，自津神経を調節するのに重要であると考えられているが，動物実験では，ブピバカインが孤束核の神経活動を抑制して低血圧を引き起こしたり，あるいはブピバカインの局所脳内投与により，不整脈や循環虚脱を引き起こすことが知られている[20]。

■参考文献

1) Tanaka K, Yamazaki M. Blocking of cortical inhibitory synapses by intravenous lidocaine. Nature 1966 ; 209 : 207-8.
2) Lefrant JY, de La Coussaye JE, Ripart J, et al. The comparative electrophysiological and hemodynamic effects of a large dose of ropivacaine and bupivacaine in anesthetized and ventilated piglets. Anesth Analg 2001 ; 93 : 1598-605.
3) Sugimoto M, Uchida I, Fukami S, et al. The a and g subunit-dependent effects of local anesthetics on recombinant GABA receptors. Eur J Pharmacol 2000 ; 401 : 329-37.
4) Unwin N. Structure and action of the nicotinic acetylcholine receptor explored by electron microscopy. FFBS Lett 2003 ; 555 : 91-5.
5) Sieghart W, Sperk G. Subunit composition, distribution and function of GABA receptor subtypes. Curr Top Med Chem 2002 ; 2 : 795-816.
6) Rudolph U, Crestani F, Mohler H. GABA receptor subtypes: dissecting their pharmacological functions. Trends Pharmacol Sci 2001 ; 22 : 188-94.
7) Padgett CL, Hanek AP, Lester HA, et al. Unnatural amino acid mutagenesis of the GABA (A) receptor binding site residues reveals a novel cation-pi interaction between GABA and beta 2Tyr97. J Neurosci 2007 ; 24 : 886-92.
8) 坂部武史. 局所麻酔剤の中枢作用. 麻酔 1974 ; 23 : 1161-9.
9) Kasaba T, Shiraishi S, Taniguchi M, et al. Bupivacaine-induced convulsion is suppressed by MK-801. Reg Anesth Pain Med 1998 ; 23 : 71-6.
10) Dintgledine RK, Borge D, Bowie D, et al. The glutamate receptor ion channel. Pharmacol Rev 1999 ; 51 : 7-61.
11) Sugimoto M, Uchida I, Mashimo T. Local anaesthetics have different mechanisms and sites of action at the recombinant N-methyl-D-aspartate (NMDA) receptors. Br J Pharmacol 2003 ; 138 : 876-82.
12) Arai S, Morita K, Kitayama S, et al. Chronic inhibition of the norepinephrine transporter in the brain participates in seizure ensitization to cocaine and local anesthetics. Brain Res 2003 ; 964 : 83-90.
13) Corcoran W, Butterworth J, Weller RS, et al. Local anesthetic-induced cardiac toxicity : a survey of contemporary practice strategies among academic anesthesiology departments. Anesth Analg 2006 ; 103 : 1322-6.

14) Weinberg G, VadeBoncouer T, Ramaraju GA, et al. Pretreatment or resuscitation with a lipid emulsion shifts the dose -response to bupibacaine-induced cardiac asytole in rats. Anesthesiology 1998 ; 88 : 1071-5.
15) Weinberg GL, Ripper R, Murphy P, et al. Lipid infusion accelerates removal of bupivacaine and recovery from bupivacaine in the isolated rat heart. Reg Anesth Pain Med 2006 ; 31 : 296-303.
16) Rosenblatt MA, Abel M, Fischer GW, et al. Successful use of a 20% lipid emulsion to resuscitate a patient after a presumed bupivacaine-related cardiac arrest. Anesthesiology 2006 ; 105 : 217.
17) Warren JA, Thoma RB, Georgescu A, et al. Intravenous lipid infusion in the successful resuscitation of local anesthetic-induced cardiovascular collapse after supraclavicular brachial plexus block. Anesth Analg 2008 ; 106 : 1578-80.
18) In : Evers AS, Maze M, editors. Anesthetic pharmacology. New York : Churchill Livingstone ; 2003.
19) Butterworth J, James RL, Grimes J. Structure-affinity relationship and stereospecificity of several homologous series of local anesthetics for the b2-adrenergic receptor. Anesth Analg 1997 ; 85 : 336-42.
20) Denson DD, Behbehani MM, Gregg RV. Effects of an intravenously administered arrhythmogenic dose of bupivacaine at the nucleus tractus solitarius in the conscious rat. Reg Anesth 1990 ; 15 : 76-80.
21) Bernards CM, Artru AA. Effect of intracerebroventricular picrotoxin and muscimol on intravenous bupivacaine toxicity. Evidence supporting central nervous system involvement in bupivacaine cardiovascular toxicity. Anesthesiology 1993 ; 78 : 902-10.

（内田　一郎）

基礎編

1 局所麻酔薬の薬理

B 心筋と血管平滑筋

はじめに

　局所麻酔薬は，自律神経や中枢神経系を介するいわゆる間接的な心血管系への作用を引き起こす一方で，心筋および血管に直接作用を及ぼすことが知られている。本パートでは，このうち局所麻酔薬の心血管系への直接作用に的を絞り，*in vitro* 研究の結果を中心に解説する。また，その理解のために，正常心筋および血管平滑筋の生理学も必要に応じて織り交ぜながら話を進めていく。

in vitro 研究での局所麻酔薬濃度について

　通常 *in vitro* 実験では，血液中ではなくリンゲル液のような緩衝液中で薬剤の作用が検討される。そこで，臨床血中濃度にあたる濃度で局所麻酔薬がある作用を発揮したとしても，その作用が臨床上あり得るかどうかがしばしば議論になる。その理由として，局所麻酔薬が血液中でアルブミンなどの蛋白に結合する割合が非常に高い場合は，遊離型麻酔薬の血中濃度は実際にはかなり低くなることが挙げられる。詳細は本教科書の他のパートに譲るが，例えばラセミ型ブピバカイン（臨床使用されているブピバカインはこのタイプである）の場合，その血中での蛋白結合率は87.7〜95.6％（血漿中濃度5 μg/ml 以下の場合）と報告されており[1]，これによると血中の遊離ラセミ型ブピバカインは10％前後に過ぎない。しかし，胎児の場合など結合する蛋白の血中濃度が低い場合や，局所麻酔薬がアクシデントによりボーラスで動脈内に注入されて血管や心筋での局所濃度が一過性に著しく上昇する場合，また，局所浸潤麻酔などで麻酔薬の組織内濃度が上昇する可能性もある。さらに，局所麻酔薬の蛋白結合率は，濃度依存性に低下することが知られている[1]。したがって，日常の臨床でも，各臓器や組織中の遊離型局所麻酔薬濃度は，それぞれの条件により大きく変わるものと考えられる。本稿では，各種局所麻酔薬の分子量，血漿蛋白結合率，これを硬膜外麻酔に用いた時の最高血漿中濃度をそれぞれの薬の添付文書を参考に作成し掲載した（表1）[2]〜[5]。*in vitro* 研究結果の臨床的意義の評価は困難な側面もあるが，これらの情報を参考にしながら本稿を読み進めていただけ

表1　各種局所麻酔薬の分子量，血漿蛋白結合率，硬膜外麻酔に用いた時の最高血漿中濃度

局所麻酔薬	分子量	血漿蛋白結合率(%)	最高血漿中濃度(μg/ml [μmol/l])
リドカイン	288.82	65	3.5　[12.1]
メピバカイン	282.81	78	4.65 [16.4]
ブピバカイン	342.90	90	0.73 [2.1]
ロピバカイン	328.88	94	2.06 [6.3]

ると幸いである。

正常心筋の生理学

1　心筋膜電位

　心筋の静止膜電位は，心筋細胞膜を隔てた細胞内外の各種イオン，すなわち，Na^+，K^+，Cl^-をはじめ，Ca^{2+}，H^+の比により維持されており，その関係はGoldman-Hodgkin-Katsの平衡式に記されている（図1）[6]。この式からも分かるように，心筋の膜電位の制御には数種類のイオンの細胞内外の濃度比が重要な役割を果たしており，その異常は不整脈の誘発，収縮力低下を含めた心筋の機能異常を引き起こす。イオンの細胞内外の濃度比は，各種イオンチャネルをはじめNa^+-K^+-ATPase，Na^+/Ca^{2+} exchangerなどのイオン交換システムによっても制御を受けている。これらのイオンの均衡により，いわゆる静止電位は，結節のペースメーカー細胞（-60mV）以外では-90mVに保たれている（図2）[7]。

　各種の刺激により心筋細胞内外のイオンバランスが変化し，心筋細胞膜電位がいわゆる閾値電位（通常およそ-70mV程度）を上回ると細胞膜は脱分極する。これを活動電位という。心筋の活動電位は図2のような形をしており，その成因により0期から4期までの5つに分けることができる。すなわち，0期はいわゆるfast Na^+チャネルによる急速なNa^+流入，1期にはfast Na^+チャネル電流低下による早期再分極およびK^+流出あるいはCl^-流入，2期は持続的Ca^{2+}流入およびK^+流出，3期はNa^+チャネル電流停止と持続的K^+流出により生じ，そして4期は静止期となる（図1）[6]。2期から3期にかけてのK^+流出には，さまざまな種類のK^+チャネルが関与しているが，主として，電位依存性（または遅延整流性）あるいは内向き整流性K^+チャネルが関与している[8]。4期は自発的に脱分極するペースメーカー細胞では，Na^+流入による傾斜をもち，他の心筋細胞では平坦になっている[6]。心筋活動電位の持続時間は骨格筋に比べると非常に長く，プルキンエ線維では200msec以上になる。そのために，スパイク電位の後に平坦な部分が見られる。これをプラトー電位という（図2）[7]。プラトー電位が生じる原因は，心筋細胞が骨格筋と異なる以下のような特性をもつためである。まず，0期でNa^+の心筋細胞内への流入に

1. 局所麻酔薬の薬理

$$E_R = -\frac{RT}{F} \ln \frac{P_K[K^+]_o + P_{Na}[Na^+]_o + P_{Cl}[Cl^-]_i \cdots}{P_K[K^+]_i + P_{Na}[Na^+]_i + P_{Cl}[Cl^-]_o \cdots}$$

図1　Goldman–Hodgkin–Katz 平衡式
ER：静止膜電位，P：イオン透過性
(Stensrud PE, DeCastro M. Cardiac physiology. In : Weinberg GL, editor. Basic science review of anesthesiology. New York : McGraw-Hill ; 1997. p.84-5より改変引用)

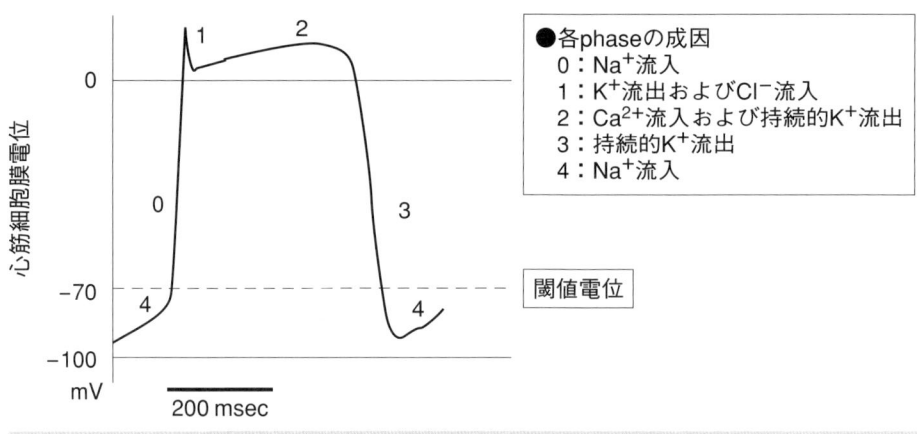

●各phaseの成因
0：Na^+流入
1：K^+流出およびCl^-流入
2：Ca^{2+}流入および持続的K^+流出
3：持続的K^+流出
4：Na^+流入

閾値電位

図2　心筋細胞の活動電位（プルキンエ線維の例）
(Stensrud PE, DeCastro M. Cardiac physiology. In : Weinberg GL, editor. Basic science review of anesthesiology. New York : McGraw-Hill ; 1997. p.84-5より改変引用)

よりスパイク電位が形成されるが，この流入は直ちに不活性化されずしばらく続くこと，K^+の流出が生じるがこの経過がゆっくりしていること（2～3期），プラトー電位の間にNa^+の流入に続いてCa^{2+}の流入が生じることなどが挙げられる（2期の主な原因，図2)[7]。このように心筋細胞では，活動電位の大部分はfast Na^+チャネル活性に依存しており，他のイオンチャネルは活動電位発生時の膜電位制御に役割を果たしている。活動電位は細胞膜に沿って1つの心筋細胞全体に伝播し，境界板と呼ばれる電気抵抗の低い解剖学的構築を介して，1つの心筋細胞の興奮を次々に広い範囲の心筋細胞に伝える。また，心筋細胞では活動電位の持続時間が長いので，絶対不応期も200msec以上になり，その間に与えられた刺激に対しては興奮しない。この性質により，心筋の収縮は常に単収縮のみであるという特徴をもつ。

2 心筋興奮収縮連関（図3）

心筋収縮時には，プラトー電位の間にCa^{2+}が細胞外から細胞内に流入するが，このCa^{2+}の量は収縮を引き起こすのに必要な量の25％にしか過ぎない[9]。それを補うために，心筋細胞には，細胞内に流入したCa^{2+}が細胞内貯蔵部位である筋小胞体に作用して，ここから大量のCa^{2+}が放出される仕組み，いわゆるCa^{2+}誘発性Ca^{2+}放出機構をもつ[9]。さ

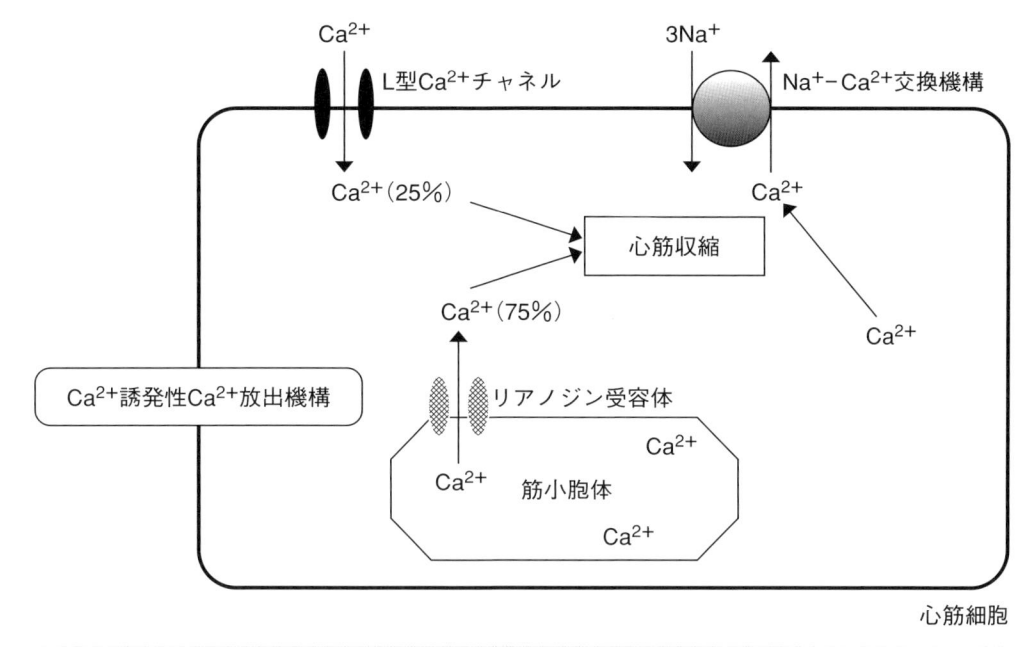

図3 心筋細胞のCa²⁺制御機構と興奮収縮連関

らに心筋細胞には，細胞内の過剰なCa²⁺の制御機構として，ATP分解のエネルギーを利用して作動しCa²⁺とNa⁺の交換の形で細胞内Ca²⁺濃度を制御するNa⁺-Ca²⁺交換機構がある。細胞内Na⁺濃度上昇でこの交換機構が抑制されると細胞外へのCa²⁺流出が低下して，結果として細胞内Ca²⁺濃度上昇を引き起こし，心筋収縮力は増強する[7)9)]。

3 変力作用

心筋収縮力は，刺激頻度の増大，細胞外液のNa⁺減少，細胞内Ca²⁺増大，カテコラミンの作用により増強する。これを陽性変力作用という[7)]。逆に，刺激頻度の低下やアセチルコリンの作用は心筋収縮力を減少させる，いわゆる陰性変力作用を引き起こす[7)]。

4 心筋の代謝（図4）

心筋の収縮エネルギー源はATPであり，心筋細胞内にはミトコンドリアやグリコーゲン顆粒を多く含む。心筋細胞では，ATPの産生は，解糖系やTCA回路の酸化的リン酸化によるものよりも脂肪酸の分解によるところが大きい[7)]。脂肪酸はカルニチンと呼ばれる物質と結合してミトコンドリア内に入り，ここでβ酸化を受けて短い脂肪酸に変わり1分子のアセチルCoAを産生する。アセチルCoAはTCA回路内に入り，ATPが産生される（図4）。

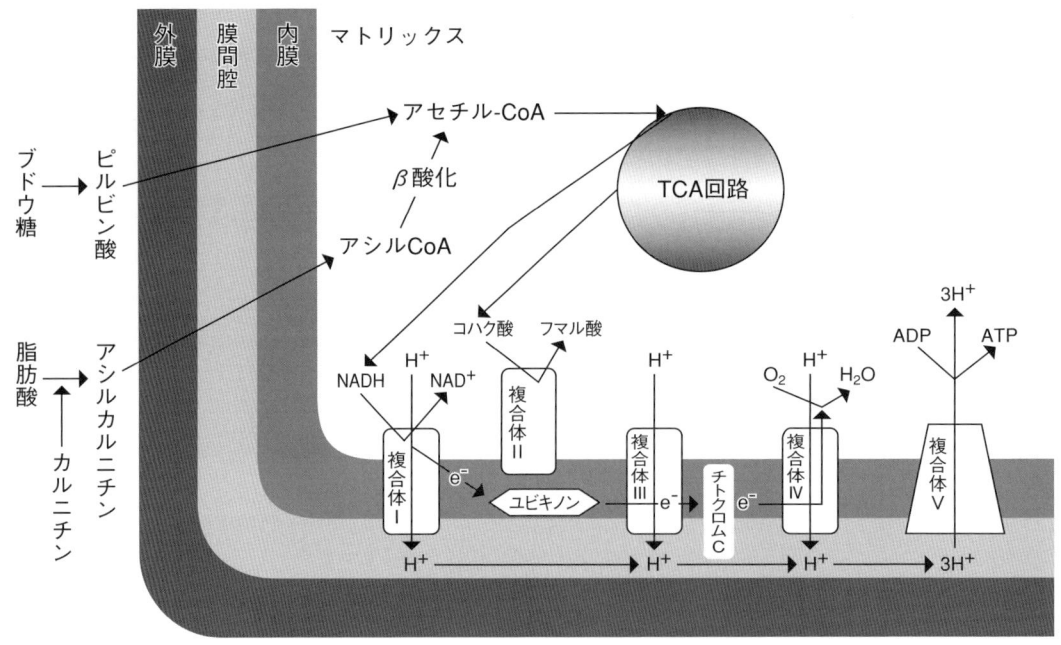

図4 ミトコンドリアの電子伝達系と酸化的リン酸化

局所麻酔薬の心筋への直接作用（図5）

局所麻酔薬の心筋に対する直接作用は，心筋刺激伝導の遮断作用と心筋に対する陰性変力作用の大きく2つに分けられる[10]。このうち，刺激伝導遮断作用は，局所麻酔薬の催不整脈作用の主因をなしている。

1 刺激伝導遮断作用

a. 心筋Na^+チャネルに及ぼす作用

局所麻酔薬がNa^+チャネル活性を抑制し神経伝導を遮断して麻酔作用を発揮することを考慮すれば，心筋でも同様にNa^+チャネル活性の抑制が発生する可能性は理解できる。局所麻酔薬により心筋細胞のfast Na^+チャネルが抑制されると，このチャネルを介する心筋細胞内への急速なNa^+流入が低下するためプルキンエ線維や心室筋の脱分極頻度は減少する[10]。その結果生じる伝導障害により，心電図上はQRS幅が広くなると同時にPR間隔は延長し，房室ブロックや心室頻拍，心室細動が発生しやすくなる[10]。また，局所麻酔薬の血中濃度が急速に上昇した場合，ペースメーカー自体の自発放電が抑制されて，重症な徐脈，心停止を引き起こすこともある[11]。このように，心筋細胞膜のfast Na^+チャネル活性に対する抑制作用は，局所麻酔薬が心毒性を引き起こす機序の主因であると考えられる[12]。例えば，ラセミ型ブピバカインは，強力なNa^+チャネル活性抑制作用に

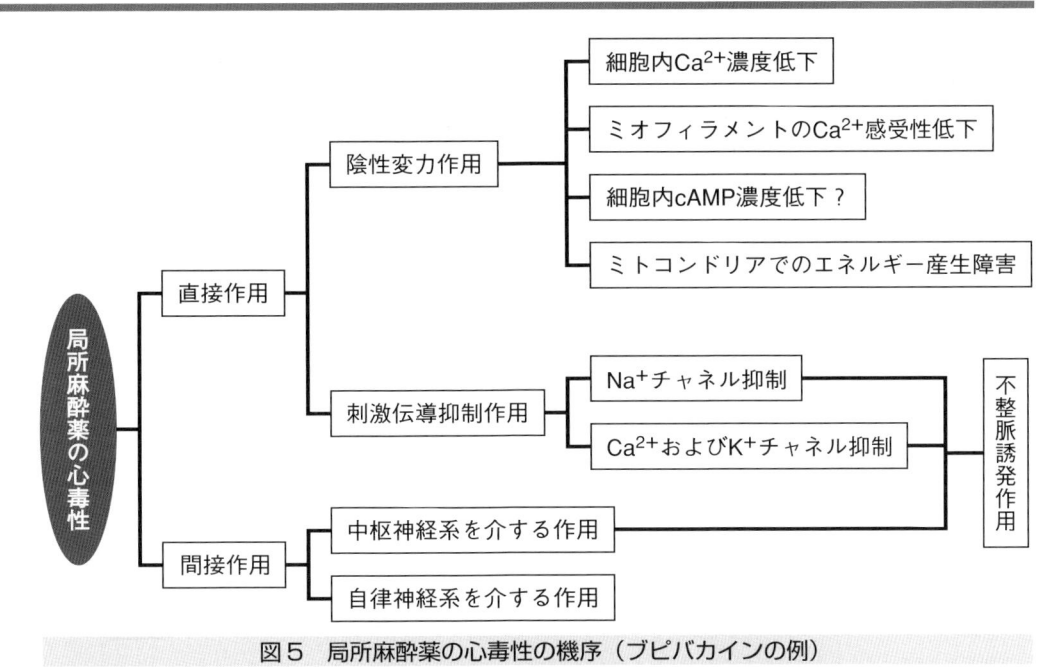

```
                            ┌─ 細胞内Ca²⁺濃度低下
                            │
                            ├─ ミオフィラメントのCa²⁺感受性低下
              ┌─ 陰性変力作用 ─┤
              │             ├─ 細胞内cAMP濃度低下？
              │             │
              │             └─ ミトコンドリアでのエネルギー産生障害
   ┌─ 直接作用 ─┤
   │          │                                              ┐
局 │          │             ┌─ Na⁺チャネル抑制                │
所 │          └─ 刺激伝導抑制作用┤                             ├ 不整脈誘発作用
麻 │                        └─ Ca²⁺およびK⁺チャネル抑制        │
酔 │                                                          ┘
薬 │
の ─┤
心 │
毒 │          ┌─ 中枢神経系を介する作用
性 └─ 間接作用 ─┤
              └─ 自律神経系を介する作用
```

図5 局所麻酔薬の心毒性の機序（ブピバカインの例）

(Mather LE, Chang DHT. Cardiotoxicity with modern local anaesthetics--Is there a safer choice?--. Drugs 2001；61：333-42より改変引用)

より，リドカインよりも強く心筋活動電位を低下させ，同時にチャネルが受けた抑制からの回復を遅らせる[13)～15)]。

　これら局所麻酔薬がNa⁺チャネルを抑制する作用は，光学異性体間や構造が非常に類似した麻酔薬の間でも大きく異なることが知られている。その例として，現在，臨床で使用されている局所麻酔薬間では，ブピバカインやロピバカインがこれにあたる（図6）。S(－)体とR(＋)体の両者を含むラセミ体ブピバカインやR(＋)ブピバカインは，ロピバカインやS(－)ブピバカイン（レボブピバカイン）よりも心筋Na⁺チャネルを抑制し，心電図上QRS幅を延長させる作用が強い[16)]。また，ラセミ体ブピバカインは，活性化型，不活性化型いずれのNa⁺チャネルにも抑制作用を及ぼすが，R(＋)ブピバカインとS(－)ブピバカインの比較（いずれも10 μmol/l）では，R(＋)体の方が不活性化型のNa⁺チャネルに対してもより強い抑制作用を示し，これは不活性型Na⁺チャネルに対するこれらの光学異性体の親和性が約2倍異なることに起因するとされる[17)]。一般に，不活性化型Na⁺チャネルの抑制はより強力な心筋刺激伝導遮断を引き起こすことから，R(＋)ブピバカインは強い心毒性を有しているものと考えられる。一方で，プルキンエ線維の不応期を延長させ，プルキンエ線維-心筋細胞間伝導を抑制する作用は，ラセミ体ブピバカイン，S(－)ブピバカイン，ロピバカインの順に強いとされる[14)18)]。以上より，臨床で現在使用されているラセミ型ブピバカインが，心筋細胞のNa⁺電流を抑制して活動電位時間や心筋細胞膜の脱分極を短縮あるいは減弱させる作用は，主としてR(＋)ブピバカインの作用に起因しており，また，ロピバカインのこれら心筋細胞の刺激伝導に及ぼす作用は比較的弱いものと考えられる[13)]。

ブピバカイン

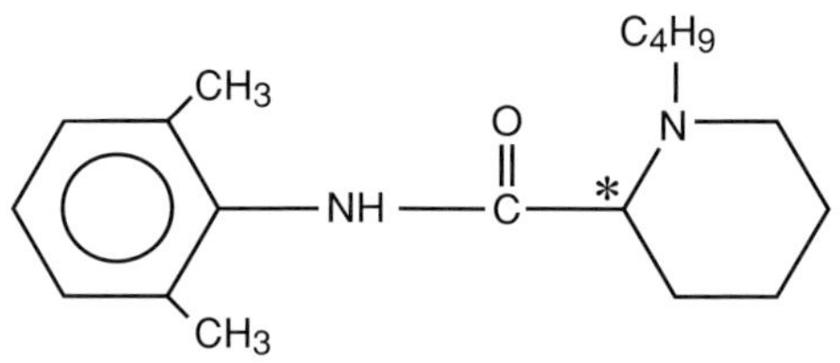

ロピバカイン

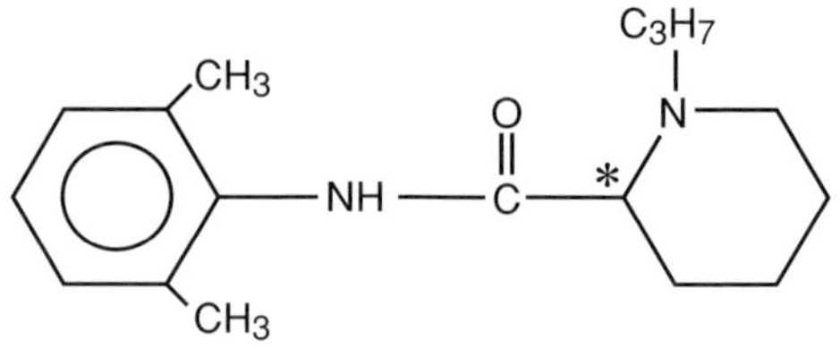

リドカイン

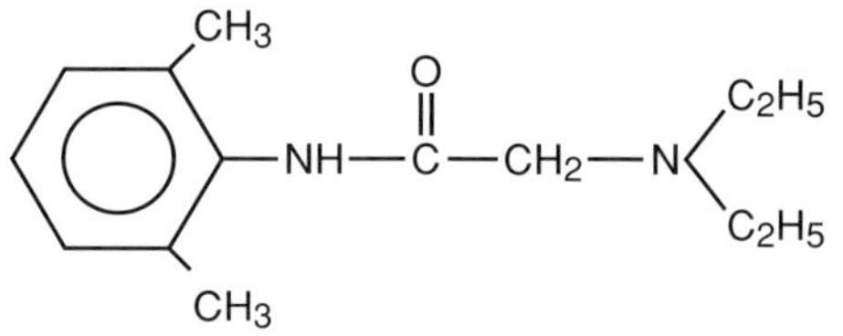

図６　局所麻酔薬の構造式（ブピバカインとロピバカイン）

（Sztark F, Malgat M, Dabadie P, et al. Comparison of the effects of bupivacaine and ropivacaine on heart cell mitochondrial bioenergetics. Anesthesiology 1998；88：1340－9より改変引用）

b. 心筋K^+チャネルに及ぼす作用

本来，Na^+チャネル拮抗薬として作用していると考えられる抗不整脈薬でも，K^+チャネル活性に影響を及ぼし，いわゆる副作用として催不整脈作用をもつ可能性が指摘されている[8]。

ブピバカインは，心筋細胞の電位依存性K^+チャネル活性を抑制して活動電位を延長させ，この作用は元来ブピバカインのもつNa^+チャネル抑制作用をさらに増強する[19]。R(＋)ブピバカイン，S(－)ブピバカインあるいはロピバカインでは，ヒト心筋の電位依存性K^+チャネル活性を抑制するIC_{50}（その反応を50％抑制する時の濃度）が，およそ4，27あるいは80 μmol/lと，R(＋)ブピバカイン，S(－)ブピバカイン，ロピバカインの順に心筋電位依存性K^+チャネルを抑制する作用が強いと報告されている[20)21]。心筋電位依存性K^+チャネルの一種であるHERG（human ether-a-go-go）チャネルは，そのチャネル遺伝子の先天異常と心電図でのQT延長症候群や致死性不整脈との関連が指摘されているが，ラセミ型ブピバカイン（IC_{50}＝22 μmol/l），ロピバカイン（IC_{50}＝24 μmol/l），メピバカイン（IC_{50}＝156 μmol/l）の順に強く抑制を受ける[22]。

抗不整脈薬であり局所麻酔薬でもあるリドカインは，心筋細胞のATP感受性K^+チャネルを抑制することが報告されている（IC_{50}＝43 μmol/l）[23]。心筋細胞のATP感受性K^+チャネルは，心筋虚血時に開口し心筋活動電位の短縮を引き起こし，さらに心筋の虚血耐性獲得（プレコンディショニング）に役割を果たすとされ，このチャネルの抑制は不整脈

表2　各種局所麻酔薬が心筋収縮力および心拍出量に及ぼす影響の相対比較

局所麻酔薬	相対麻酔効果	モルモット心房筋収縮力を50％抑制する濃度(μg/ml)	イヌの心拍出量を50％抑制する投与量(mg/kg)
プロカイン	1	277	100
リドカイン	2	67	30
メピバカイン	2	55	40
ブピバカイン	8	6	10
テトラカイン	8	6	20

(Strichartz GR, Berde CB. Local anesthetics. In : Miller RD, editor. Miller's Anesthesia sixth edition. New York : Elisevier Churchill Livingstone ; 2005. p.594 より改変引用)

の発生を助長し，虚血耐性を低下させる可能性がある[23]。同様に，R(+)ブピバカイン（IC_{50}＝52 μmol/l），S(-)ブピバカイン（IC_{50}＝168 μmol/l），ロピバカイン（IC_{50}＝249 μmol/l）の順に心筋ATP感受性K^+チャネルを抑制する作用が強いと報告されている[24]。

　以上より，ロピバカインやS(-)ブピバカインよりもR(+)ブピバカインの方が，心筋のK^+チャネル活性を抑制する作用が強いことが示唆される。リドカインの心筋K^+チャネルに及ぼす抑制作用の臨床的意義は今後の研究を待つ必要があるが，ブピバカインが心筋細胞K^+チャネルを抑制するという事実は，よく知られているブピバカインの心筋伝導抑制作用や催不整脈作用と一致する。

2 陰性変力作用

　局所麻酔薬のもつ陰性変力作用も局所麻酔薬の心毒性に関与している可能性がある。心収縮力に及ぼす作用のみから比較すると，ブピバカインやテトラカインは強い心抑制作用をもち，リドカインやメピバカインではこの作用は比較的弱い（表2)[13]。ブピバカイン光学異性体間では，心房収縮力に対する抑制作用は，S(-)ブピバカインよりもR(+)ブピバカインの方が強いとされる[25]。さらに，ラセミ型ブピバカインは，ロピバカインよりも心室乳頭筋最大収縮に及ぼす作用が強い[13]。したがって，ロピバカインやS(-)ブピバカインよりも，R(+)ブピバカインの方が心収縮力を抑制する作用が強いことが示唆される。

　局所麻酔薬が陰性変力作用を引き起こす可能性のある機序としては，チャネルを介する細胞外からのCa^{2+}流入や筋小胞体からのCa^{2+}遊離を抑制する作用[26)27)]，ミオフィラメントのCa^{2+}に対する感受性を低下させる作用[28]，細胞内サイクリックAMP（cAMP）産生を低下させる作用[29]，ミトコンドリアにおけるエネルギー産生の抑制[30]が挙げられる。先に述べたようにNa^+-Ca^{2+}交換機構は心筋収縮に大きな役割を果たしているが，揮発性麻酔薬でこの交換機構に及ぼす直接作用が報告されているのに対し，局所麻酔薬ではそのような報告は現時点では認められない[31]。

　ラセミ型ブピバカインは10 μmol/l以上の濃度で心筋細胞外から細胞内へのCa^{2+}流入を抑制するが，この作用は40〜100 μmol/lのリドカインには認められず[26]，同じ濃度のリドカインおよびラセミ型ブピバカインでは，心筋小胞体からのCa^{2+}遊離を抑制する作

用をもつとされる[27]。一方で，ラセミ型ブピバカインが10 μmol/l以上の濃度で心筋ミオフィラメントのCa^{2+}に対する感受性を抑制する可能性を示唆する報告もある[28]。このように報告により局所麻酔薬間でその効果に若干の相違はあるが，細胞内Ca^{2+}濃度および心筋のCa^{2+}感受性を低下させる作用は，局所麻酔薬の陰性変力作用の一因となっているものと考えられる。

心筋細胞での研究結果ではないが，局所麻酔薬が細胞内cAMP産生を低下させる作用はすでに報告されている[29]。すなわち，ヒトリンパ球では，ラセミ型ブピバカイン，メピバカイン，ロピバカインともに，細胞内cAMPレベルを低下させることが明らかになっている[29]。しかも，その抑制作用はIC_{50}で比較するとブピバカイン（5.3μmol/l），メピバカイン（6.8μmol/l），ロピバカイン（9.7μmol/l）の順に強く[29]，心筋細胞での研究結果を待つ必要があるが，局所麻酔薬が心筋細胞内でも同様の作用を示す場合は，ブピバカインが最もその抑制作用が強いものと推察される。

心筋細胞ミトコンドリアでのATP産生を，ラセミ型ブピバカインは300μmol/lで完全に抑制したが，同じ濃度のロピバカインは40％程度しか抑制しなかった。このことはロピバカインよりもラセミ型ブピバカインの方が心筋のミトコンドリアでのエネルギー産生に及ぼす抑制作用が強いことを示唆している[30]。また，この研究では，これらの局所麻酔薬の作用部位は，心筋細胞ミトコンドリア電子伝達系の複合体Iであることが明らかになった[30]。さらに，アシルカルニチンが基質の時，心筋細胞ミトコンドリア電子伝達系の複合体IIIを介する酸素消費を，ラセミ型ブピバカイン（およそ400～800μmol/l）は抑制する[32]。このことは，脂肪酸がミトコンドリアに基質として利用されるのに不可欠なカルニチンという物質の細胞質-ミトコンドリアマトリックス間の交換に，ラセミ型ブピバカインが影響を及ぼす可能性を示唆する（図4）。

以上のように，局所麻酔薬はさまざまな機序により陰性変力作用を示す可能性をもつが，刺激伝導に関しても認められたように，これらの陰性変力作用にも，光学異性体間や構造が非常に類似した麻酔薬の間でも大きく異なり，R(+)ブピバカインの方が，ロピバカインやS(-)ブピバカインよりもその作用が強い可能性がある。

正常血管平滑筋の生理学

1 血管平滑筋膜電位

血管平滑筋の静止電位も，心筋細胞のように多くのイオンの細胞内外の濃度のバランスにより制御されている。しかし，心筋と異なりその静止膜電位は－50mV前後と，心筋に比べると浅い。

自発性をもつスパイク電位が血管平滑筋活動電位の特徴である。振幅は大きく，時間経過は遅く，持続時間も長いが，一般に心筋細胞のようなプラトー電位を示さない[7]。どのスパイク電位もすべてCa^{2+}の流入により起こることから，細胞内Ca^{2+}濃度の上昇が活

動電位に大きな役割を果たすことが分かる。

2 血管平滑筋収縮機構 (図7)[33]

　血管平滑筋の収縮も心筋細胞と同様，細胞内のCa^{2+}濃度が上昇し開始される。この上昇には，電位依存性（L型）Ca^{2+}チャネルを介する機序をはじめとする細胞外からのCa^{2+}の流入と小胞体からのCa^{2+}誘発性Ca^{2+}放出機構やイノシトール3リン（IP_3）酸誘発性Ca^{2+}放出機構などの細胞内貯蔵部位からのCa^{2+}放出が関与している。Ca^{2+}は血管平滑筋内のカルモジュリンという蛋白に受容され，Ca^{2+}-カルモジュリン複合体を形成する。この複合体は，ミオシンフィラメントの頭部にあるミオシン軽鎖キナーゼを活性化し，ミオシン軽鎖がリン酸化されて平滑筋収縮を引き起こす。

　一方，以上の細胞内Ca^{2+}濃度上昇に依存した平滑筋収縮のほかに，ミオシン軽鎖キナーゼのCa^{2+}感受性を増大させる機構も存在する。それが，プロテインキナーゼCやRhoキナーゼをはじめとする各種キナーゼが介在する収縮蛋白感受性亢進機構である。これらのキナーゼが活性化されるとミオシン軽鎖フォスファターゼが抑制される。このようにミオシン軽鎖のリン酸化を低下させる機構が抑制されると，収縮に対するブレーキが甘くなるため，ミオシン軽鎖のリン酸化がいっそう進み，平滑筋収縮は増強する。

　心筋と血管平滑筋の大きな違いは，心筋では細胞内Ca^{2+}濃度上昇に細胞内貯蔵部位からのCa^{2+}遊離が大きな役割を果たすのに対し，血管平滑筋では，収縮の引き金となる細胞内Ca^{2+}濃度上昇は，細胞内貯蔵部位からのものであり，持続的な平滑筋収縮のために

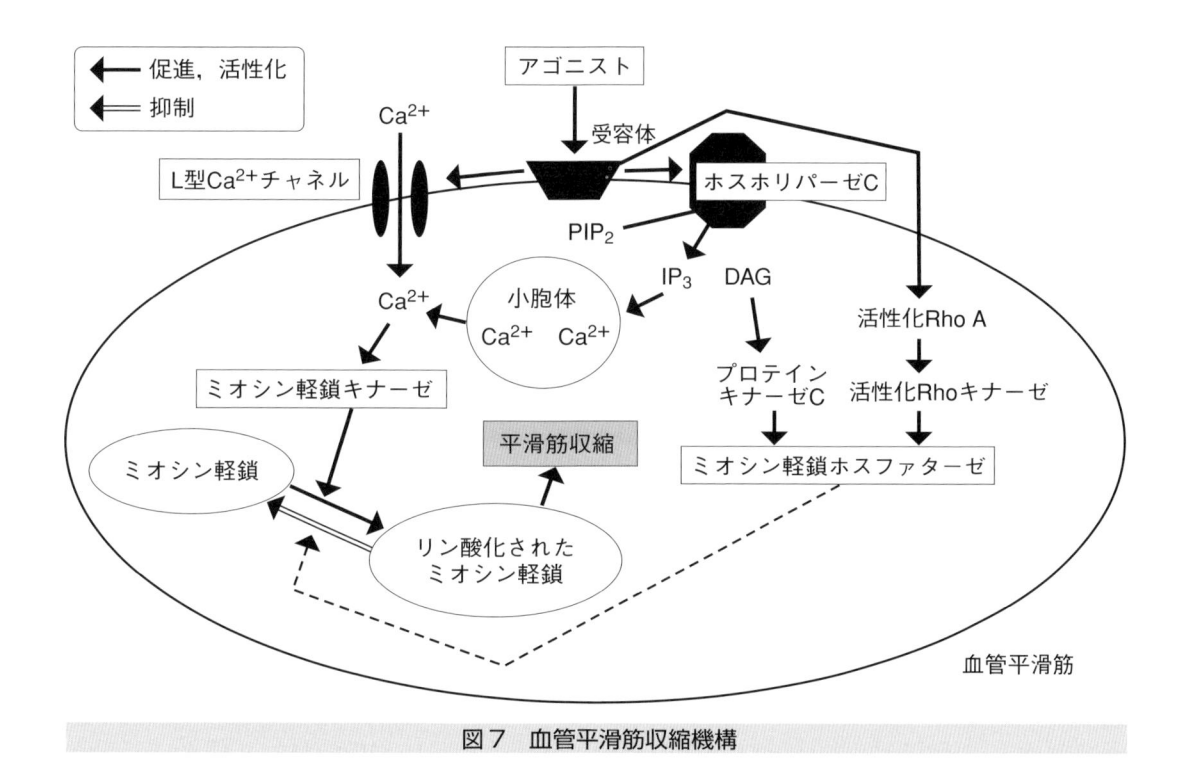

図7　血管平滑筋収縮機構

は，細胞外からの大量のCa^{2+}の流入か細胞内Ca^{2+}濃度上昇に依存しない収縮蛋白感受性亢進機構の関与を必要とする点である。

一方，血管平滑筋収縮を制御する血管拡張機構としては，大きく分けて，①細胞膜過分極によるもの，②cAMPを介するもの，③サイクリックGMP（cGMP）を介するものの3種類がある（図8）[33]。K$^+$チャネル（カルシウム依存性，電位依存性，ATP感受性，内向き整流性の4タイプがある）の開口により平滑筋細胞膜が過分極すると電位依存性Ca^{2+}チャネルが閉じて，細胞内Ca^{2+}濃度が低下する。このCa^{2+}濃度低下がミオシン軽鎖キナーゼの活性を低下させ，血管平滑筋は弛緩する。その他，各種アゴニストによる刺激により平滑筋細胞膜のアデニレートシクラーゼが活性化すると，細胞内でcAMPが産生され，これがプロテインキナーゼAを活性化する。活性化したプロテインキナーゼAは，K$^+$チャネルを開口させ，細胞内貯蔵部位へのCa^{2+}の取り込みや細胞外への排出を促進して細胞内Ca^{2+}濃度を低下させ，ミオシン軽鎖キナーゼのリン酸化を抑制して血管を弛緩させる。また，血管内皮細胞で産生された一酸化窒素は平滑筋細胞内に入り，可溶性グアニレートシクラーゼを活性化する。活性化したグアニレートシクラーゼは，細胞内でcGMPを産生し，これがプロテインキナーゼGを活性化する。活性化したプロテインキナーゼGもプロテインキナーゼAと同様の系で，K$^+$チャネルを開口，細胞内Ca^{2+}濃度を低下させ，ミオシン軽鎖キナーゼのリン酸化を抑制して血管を弛緩させる。

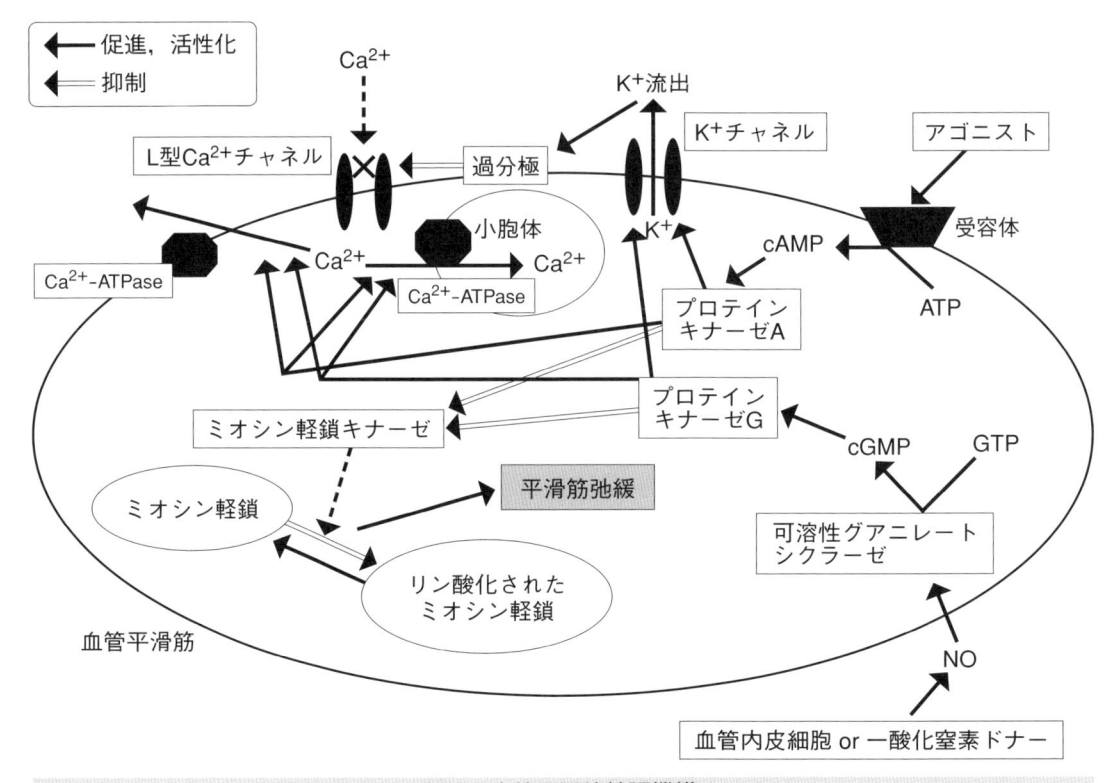

図8 血管平滑筋拡張機構

局所麻酔薬の血管への直接作用

1 局所麻酔薬自体が引き起こす血管反応

　これまでの多くの研究によりアミド型の局所麻酔薬，すなわち，リドカイン，ラセミ型ブピバカイン，メピバカイン，ロピバカインには，いわゆる二相性の作用，比較的低濃度での血管収縮作用とそれに引き続く高濃度での収縮反応の欠如，ないしは血管拡張作用を認めることが報告されてきた。ラット in vivo モデルで精巣挙筋の細動脈表面へ局所麻酔薬を直接投与した研究の結果によると，リドカイン（$1\mu mol/l \sim 10 mmol/l$）は低濃度で収縮反応を引き起こし，最大濃度では逆にこれらの血管を拡張させた[34]。また同様のモデルで，ラセミ型ブピバカイン（$0.1 \sim 100 \mu mol/l$）は，低濃度で収縮反応を引き起こす一方で最高濃度では収縮も弛緩もさせなかった[35]。摘出ラット大動脈では，リドカイン，ラセミ型ブピバカイン，メピバカイン，ロピバカインともに，局所浸潤麻酔として用いられる時の濃度（例えばロピバカインの場合，$0.25 \sim 0.75\%$，つまり $10 mmol/l$ 前後）より低い濃度で収縮反応を示し，高濃度ではこの収縮反応は消失した[36]。これらアミド型局所麻酔薬による血管収縮の機序としては，プロテインキナーゼ，Rho キナーゼ，チロシンキナーゼ，MAP キナーゼなどの血管平滑筋収縮蛋白の感受性を増強する細胞内カスケードの関与が示唆されている[36]。

　アミド型局所麻酔薬はヒト血管でも同様の反応を示すことが明らかになっている。すなわち，摘出ヒト内胸動脈および橈骨動脈では，リドカイン，ロピバカインとも $15 \mu mol/l \sim 1.5 mmol/l$ で収縮反応を引き起こし，それ以上の濃度では収縮反応は消失した[37]。さらに，ヒト上腕皮下に浸潤しレーザードップラー法で局所血流を評価した研究によると，ラセミ型ブピバカインは 0.031% 以下の濃度で，S(−)ブピバカインは 0.0625% 以下の濃度で血管収縮反応を示し，いずれの麻酔薬もそれ以上の濃度ではむしろ拡張反応を引き起こした[38]。このように，アミド型局所麻酔薬は，ある濃度範囲内でヒト血管収縮反応を引き起こすものと考えられる。また，ヒトの子宮動脈（$600\mu mol/l$）や臍動脈（$8 \sim 70 \mu g/ml$）でも，ラセミ型ブピバカインは収縮反応を引き起こすとされるが，これらの濃度は，硬膜外麻酔で用いられた時の最高血中濃度よりも高い濃度である[39)40]。さらに，麻酔薬により差はあるものの，母体血中の局所麻酔薬が胎盤を通過する割合も $25 \sim 70\%$ と，臍帯血中の麻酔薬濃度は母体血中よりも通常は低い。したがって，動脈内注入などのアクシデントで著しく血中濃度が上昇した場合など以外は，産科麻酔の臨床上は問題がないものと考えられる[2)〜5]。以上の結果を考慮すると，臨床でこれらのアミド型局所麻酔薬を特に局所浸潤麻酔として用いた場合，その組織中濃度が低下していく過程で血管収縮反応が生じ，局所血流に影響を及ぼす可能性も否定できない。しかし，局所麻酔薬のヒト血管への直接作用に関する臨床的意義は依然として不明である。

2 局所麻酔薬により修飾を受ける血管反応

　局所麻酔薬は，血管平滑筋収縮を制御する拡張機構にも影響を及ぼすことが知られている。
　リドカイン（30〜300μmol/l）はATP感受性K$^+$チャネル開口薬クロマカリムあるいはピナシジルによるラット大動脈の血管拡張反応を抑制する[41]。同様な作用は，ラット脳実質内細動脈（10〜30μmol/l）やブタ冠動脈（30〜100μmol/l）でも認められ，ラット頸動脈ではこのチャネルを介する低酸素による血管拡張反応を抑制した[42〜44]。リドカインは，薬理学的，病態生理的刺激のいずれに対しても，ATP感受性K$^+$チャネル活性化を介する血管拡張反応を抑制するものと考えられる。脳実質内微小血管では，リドカインはATP感受性K$^+$チャネル開口に伴う血管拡張反応を抑制したが，内向き整流性K$^+$チャネルによる拡張反応は変化させなかった[43]。したがって，リドカインがATP感受性K$^+$チャネル活性に及ぼす作用は，比較的選択的であると考えられる。これらのリドカインの抑制作用は，軽度のアシドーシス（pH＝7.2）で消失し，軽度のアルカローシス（pH＝7.6）で増強した[45]。一般に，このようなわずかなpHの変化では，荷電型と非荷電型のリドカインの比も大きくは変化しないことから，単純に非荷電型比率の変化のみがこのような違いを引き起こしたとは考えにくい。一方で，pHの変化に伴い，K$^+$チャネル蛋白のイオン化の程度も変化しこれらの反応に影響した可能性も否定できない。さらに，リドカインがATP感受性K$^+$チャネル開口による血管拡張反応を抑制する作用にプロテインキナーゼCおよびチロシンキナーゼCが関与するかどうかを検討されたが，いずれのセカンドメッセンジャーも影響しないことが明らかとなった[44]。
　リドカイン以外の局所麻酔薬では，ATP感受性K$^+$チャネルを介するラット大動脈拡張反応にR(＋)ブピバカイン，S(−)ブピバカインおよびロピバカインが及ぼす作用が検討されている[46]。それによると，R(＋)ブピバカイン，S(−)ブピバカイン，ロピバカインの順でこれらの拡張反応に及ぼす抑制作用は強く，ロピバカインは1〜10μmol/lの範囲では抑制作用はなく，R(＋)ブピバカインは3〜10μmol/lで，S(−)ブピバカインは10μmol/lでのみ抑制作用を示した[46]。これらの結果は，ブピバカイン異性体とロピバカインが心筋の刺激伝導や変力作用に及ぼす影響に関しての一連の研究結果，すなわち，R(＋)ブピバカイン，S(−)ブピバカイン，ロピバカインの順で影響が大きいという研究結果と一致する。
　このほかの局所麻酔薬の作用としては，リドカイン（300μmol/l），テトラカイン（30μmol/l），ラセミ型ブピバカイン（30μmol/l），ロピバカイン（30μmol/l）が，いずれも一酸化窒素ドナーであるニトロプルシドによるラット大動脈拡張反応を抑制するという研究結果が報告されており，このことは，一酸化窒素による拡張反応も局所麻酔薬により影響を受ける可能性を示唆している[47]。
　このように，これまでの動物実験を中心とした研究結果によると，局所麻酔薬は血管平滑筋拡張機構に対しても影響を及ぼすものと考えられる。この中でも特に，ATP感受性K$^+$チャネルは，低酸素，高炭酸ガス，アシドーシス，低血糖などの病態生理上の刺激に

反応して活性化し，いわゆるメタボリックセンサーとして機能すると考えられている[48]。また，一酸化窒素は平滑筋収縮制御機構で重要な役割を果たしている。したがって，局所麻酔薬が実際にヒト血管でも同様な作用を示すか否かを知ることは臨床上重要であるが，それに関してはいまだ明らかにされていない。

まとめ

局所麻酔薬中毒に関連し，局所麻酔薬が心血管系に及ぼす直接作用について今までの報告をまとめた。本稿の最初にも述べたように，*in vitro*の研究結果の臨床的意義の評価は困難なことが多いが，状況次第では臨床上発生する可能性のある現象として，局所麻酔薬が心筋および血管平滑筋に及ぼす作用を理解することは重要であると考えられる。

■参考文献

1) Tucker GT, Boyes RN, Bridenbaugh PO, et al. Binding of anilide-type local anesthetics in human plasma. I. Relationships between binding, physicochemical properties, and anesthetic activity. Anesthesiology 1970 ; 33 : 287-303.
2) キシロカインポリアンプ0.5％，キシロカインポリアンプ1％，キシロカインポリアンプ2％添付文書. 2005年6月改訂版.
3) カルボカインアンプル0.5％，カルボカインアンプル1％，カルボカインアンプル2％添付文書. 2006年6月改訂版.
4) マーカイン注0.125％，マーカイン注0.25％，マーカイン注0.5％添付文書. 2005年6月改訂版.
5) アナペイン注7.5mg/mL，アナペイン注10mg/Ml添付文書. 2005年6月改訂版.
6) Stensrud PE, DeCastro M. Cardiac physiology. In : Weinberg GL, editor. Basic science review of anesthesiology. New York : McGraw-Hill ; 1997. p.84-5.
7) 真島英信, 松村幹郎.生理学. 第5版.京都 : 金芳堂 ; 2005. p.71-2.
8) Kinoshita H, Hatano Y. Vascular effects of antiarrhythmic drugs and the roles of K^+ channels. Curr Med Chem 2004 ; 2 : 99-106.
9) Levick JR. The cardiac myocyte : excitation and contraction. In : An introduction to cardiovascular physiology fourth edition. New York : Arnold ; 2003. p.25-43.
10) Mather LE, Chang DHT. Cardiotoxicity with modern local anaesthetics--Is there a safer choice?--. Drugs 2001 ; 61 : 333-42.
11) Strichartz GR, Berde CB. Local anesthetics. In : Miller RD, editor. Miller's Anesthesia sixth edition. New York : Elisevier Churchill Livingstone ; 2005. p.593-602.
12) Reiz S, Nath S. Cardiotoxicity of local anaesthetic agents. Br J Anaesth 1986 ; 58 : 736-46.
13) Arlock P. Actions of three local anaesthetics. lidocaine, bupivacaine and ropivacaine on guinea-pig papillary muscle sodium channels (Vmax). Pharmacol Toxicol 1988 ; 63 : 96-104.
14) Moller RA, Covino BG. Cardiac electrophysiologic effects of lidocaine and bupivacaine. Anesth Analg 1988 ; 67 : 107-14.
15) Clarkson CW, Hondeghem LM. Mechanism for bupivacaine depression of cardiac conduction : fast block of sodium channels during the action potential with slow recovery from block during diastole. Anesthesiology 1985 ; 62 : 396-405.
16) Mazoit JX, Decaux A, Bouaziz H, et al. Comparative ventricular electrophysiologic effect of racemic bupivacaine, levobupivacaine, and ropivacaine on the isolated rabbit heart.

Anesthesiology 2000 ; 93 : 784-92.
17) Valenzuela C, Snyders DJ, Bennett PB, et al. Stereoselective block of cardiac sodium channels by bupivacaine in guinea-pig ventricular myocytes. Circulation 1995 ; 92 : 3014-24.
18) Aya AG, de la Coussaye JE, Robert E, et al. Comparison of the effects of racemic bupivacaine, levobupivacaine, and ropivacaine on ventricular conduction, refractoriness, and wavelength : an epicardial mapping study. Anesthesiology 2002 ; 96 : 641-50.
19) Lipka LJ, Jiang M, Tseng G. Differential effects of bupivacaine on cardiac K^+ channels : role of channel inactivation and subunit composition in drug-channel interaction. J Cardiovasc Electrophysiol 1998 ; 9 : 727-42.
20) Valenzuela C, Delpon E, Tamkun MM, et al. Stereoselective block of a human cardiac potassium channel (Kv1.5) by bupivacaine enantiomers. Biophys J 1995 ; 69 : 418-27.
21) Valenzuela C, Delpon E, Franqueza L, et al. Effects of ropivacaine on a potassium channel (hKv1.5) cloned from humanventricle. Anesthesiology 1997 ; 86 : 718-28.
22) Siebrands CC, Schmitt N, Friederich P. Local anesthetic interaction with human ether-a-go-go-related gene (HERG) channels : role of aromatic amino acids Y652 and F656. Anesthesiology 2005 ;103 :102-12.
23) Olschewski A, Brau ME, Olschewski H, et al. ATP-dependent potassium channel in rat cardiomyocytes is blocked by lidocaine. Possible impact on the antiarrhythmic action of lidocaine. Circulation 1996 ; 93 : 656-9.
24) Kawano T, Oshita S, Takahashi A, et al. Molecular mechanisms of the inhibitory effects of bupivacaine, levobupivacaine, and ropivacaine on sarcolemmal adenosine triphosphate-sensitive potassium channels in the cardiovascular system. Anesthesiology 2004 ; 101 : 390-8.
25) Vanhoutte F, Vereecke J, Verbeke N, et al. Stereoselective effects of the enantiomers of bupivacaine on the electrophysiological properties of the guinea-pig papillary muscle. Br J Pharmacol 1991 ; 103 : 1275-81.
26) Sanchez-Chapula J. Effects of bupivacaine on membrane currents of guinea-pig ventricular myocytes. Eur J Pharmacol 1988 ; 156 : 303-8.
27) Lynch C. Depression of myocardial contractility *in vitro* by bupivacaine, etidocaine, and lidocaine. Anesth Analg 1986 ; 65 : 551-9.
28) Mio Y, Fukuda N, Kusakari Y, et al. Bupivacaine attenuates contractility by decreasing sensitivity of myofilaments to Ca^{2+} in rat ventricular muscle. Anesthesiology 2002 ; 97 : 1168-77.
29) Butterworth IV JF, Brownlow RC, Leith JP, et al. Bupivacaine inhibits cyclic-3',5'-adenosine monophosphate production : a possible contributing factor to cardiovascular toxicity. Anesthesiology 1993 ; 79 : 88-95.
30) Sztark F, Malgat M, Dabadie P, et al. Comparison of the effects of bupivacaine and ropivacaine on heart cell mitochondrial bioenergetics. Anesthesiology 1998 ; 88 : 1340-9.
31) Bru-Mercier G, Hopkins PM, Harrison SM. Halothane and sevoflurane inhibit Na/Ca exchange current in rat ventricular myocytes. Br J Anaesth 2005 ; 95 : 305-9.
32) Weinberg GL, Palmer JW, VadeBoncouer TR, et al. Bupivacaine inhibits acylcarnitine exchange in cardiac mitochondria. Anesthesiology 2000 ; 92 : 523-8.
33) Levick JR. Vascular smooth muscle : excitation, contraction and relaxation. In : An introduction to cardiovascular physiology fourth edition. New York : Arnold ; 2003. p.199-216.
34) Johns RA, DiFazio CA, Longnecker DE. Lidocaine constricts or dilates rat arterioles in a dose-dependent manner. Anesthesiology 1985 ; 62 : 141-4.
35) Johns RA, Seyde WC, DiFazio CA, et al. Dose-dependent effects of bupivacaine on rat muscle arterioles. Anesthesiology 1986 ; 65 : 186-91.
36) Yu J, Tokinaga Y, Kuriyama T, et al. Involvement of Ca^{2+} sensitization in ropivacaine-induced contraction of rat aortic smooth muscle. Anesthesiology 2005 ; 103 : 548-55.

37) Gherardini G, Samuelson U, Jernbeck J, et al. Comparison of vascular effects of ropivacaine and lidocaine on isolated rings of human arteries. Acta Anaesthesiol Scand 1995 ; 39 : 765-8.
38) Newton DJ, McLeod GA, Khan F, et al. Vasoactive characteristics of bupivacaine and levobupivacaine with and without adjuvant epinephrine in peripheral human skin. Br J Anaesth 2005 ; 94 : 662-7.
39) Noren H, Lindblom B, Kallfelt B. Effects of bupivacaine and calcium antagonists on human uterine arteries in pregnant and non-pregnant women. Acta Anaesthesiol Scand 1991 ; 35 : 488-91.
40) Tuvemo T, Willdeck-Lund G. Smooth muscle effects of lidocaine, prilocaine, bupivacaine and etiodocaine on the human umbilical artery. Acta Anaesthesiol Scand 1982 ; 26 : 104-7.
41) Kinoshita H, Ishikawa T, Hatano Y. Differential effects of lidocaine and mexiletine on relaxations to ATP-sensitive K^+ channel openers in rat aortas. Anesthesiology 1999 ; 90 : 1165-70.
42) Kinoshita H, Kimoto Y, Nakahata K, et al. The role of K^+ channels in vasorelaxation induced by hypoxia and the modulator effects of lidocaine in the rat carotid artery. Anesth Analg 2003 ; 97 : 333-8.
43) Kinoshita H, Nakahata K, Dojo M, et al. Lidocaine impairs vasodilation mediated by adenosine triphosphate-sensitive K^+ channels but not by inward rectifier K^+ channels in rat cerebral microvessels. Anesth Analg 2004 ; 99 : 904-9.
44) Kimoto Y, Kinoshita H, Nakahata K, et al. Inhibitory effects of lidocaine and mexiletine on vasorelaxation mediated by adenosine triphosphate-sensitive K^+ channels and the role of kinases in the porcine coronary artery. Anesthesiology 2005 ; 102 : 581-7.
45) Kinoshita H, Iranami H, Kimoto Y, et al. Mild alkalinization and acidification differentially modify the effects of lidocaine or mexiletine on vasorelaxation mediated by ATP-sensitive K^+ channels. Anesthesiology 2001 ; 95 : 200-6.
46) Dojo M, Kinoshita H, Nakahata K, et al. Effects of bupivacaine enantiomers and ropivacaine on vasorelaxation mediated by adenosine triphosphate-sensitive K^+ channels in the rat aorta. Anesthesiology 2004 ; 101 : 251-4.
47) Minamoto Y, Nakamura K, Toda H, et al. Suppression of acetylcholine-induced relaxation by local anesthetics and vascular NO-cyclic GMP system. Acta Anaesthesiol Scand 1997 ; 41 : 1054-60.
48) 木下浩之. ATP感受性カリウムチャネルの基礎. ANET 2005 ; 9 : 18-21.

(木下　浩之)

基礎編 1 局所麻酔薬の薬理

C 中枢神経作用と自律神経作用

はじめに

　脳は全身からの感覚の情報を知覚，統合し，行動の決定や感覚器の調整を行う。軸索伝導やシナプス伝達を用いて，情報を単純な電気信号に符号化し，特定の連絡をもつ神経回路によって解読する。学習，記憶，思考，感情，意識といった脳の複雑な働きも，その情報処理にはナトリウム，カリウム，塩素などのイオンによって運ばれる神経細胞の電圧変化という単純な電気信号が用いられる。生命の安全装置である自律神経系での情報伝達も同様である。

　局所麻酔薬はNa^+チャネルを阻害することにより，神経膜の活動電位発生を抑え，軸索伝導を遮断する。その作用を利用することによって表面麻酔，浸潤麻酔，神経ブロック，区域麻酔などが行える。通常の使用では血中・脳内濃度は局所よりもはるかに低いが，局所麻酔薬の血管内誤注入や過量投与などにより，血液中・脳内濃度があるレベルを超えると，中枢神経や自律神経への影響が現れる。

リドカイン濃度と中毒症状

　図1にリドカインの血中濃度の上昇とともに現れる中毒症状を示す。初期症状は口唇・舌のしびれ（舌の違和感），めまい・ふらつき，そして視覚異常や耳鳴りなどの聴覚異常，頭重感，傾眠などの主観的な症状を認める。このあたりの濃度では，軽度の鎮静や注意力不足を認めることがある。血中濃度の上昇に伴い，多弁になったり，意味不明の言葉を言ったり，ふるえ，筋攣縮，振戦など興奮性の客観的な兆候が観察されるようになる。続いて全身性の痙攣（強直性，間代性），ついには昏睡，呼吸停止に至る[1)2)]。

　一般的に中枢神経毒性は心血管系への毒性よりも低い濃度で起こるので，先に現れる。血中（脳内）濃度の上昇するスピードが速いと，初期症状を呈さずに，痙攣を発生する場合もある。ベンゾジアゼピンのような痙攣閾値を下げる鎮静薬が投与されている場合は，痙攣は起こりにくくなるが，血中濃度の上昇によりいきなり昏睡，呼吸停止ということもありうる。

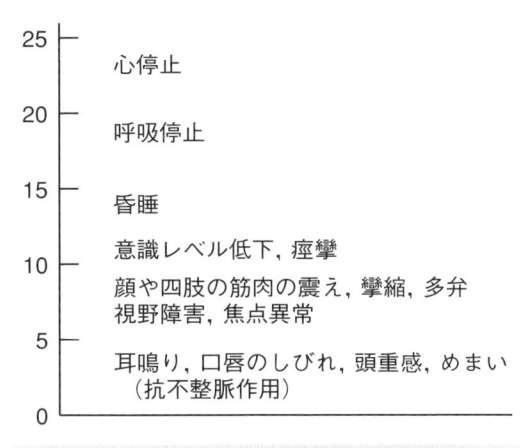

```
25 ─
       ─ 心停止
20 ─
       ─ 呼吸停止
15 ─
       ─ 昏睡
       ─ 意識レベル低下,痙攣
10 ─
       ─ 顔や四肢の筋肉の震え,攣縮,多弁
       ─ 視野障害,焦点異常
 5 ─
       ─ 耳鳴り,口唇のしびれ,頭重感,めまい
          (抗不整脈作用)
 0 ─
```

図1　血中リドカイン濃度と中毒症状

　初期の視覚異常では，対象が視野の中を左右上下にゆれて見えるという現象が起きる。この時，対象を追視するため他覚的には眼振かのように観察される。本人の集中により眼球を静止させることは可能である[1]。

　古い研究であるが，Scott[2]は，ボランティアに対し痙攣の少し手前の中毒症状が現れるまで局所麻酔薬（リドカイン，エチドカイン，ブピバカイン）を持続静脈内投与し，神経症状を観察した。生じる中枢神経症状は同じ傾向を示すものの，個人差があった。あるものは数秒の意識消失，あるものは耳鳴りやふらつきを訴え，あるものは意味不明の発言や数秒の意識消失を起こし，また意識のあるまま筋攣縮を起こす人もいた。ふらつきは，それを不快と感じる人，逆に快く感じる人もいた。同一個体では，異なる3つの局所麻酔薬により同じ症状を呈し，再現性を認めた。このように痙攣を起こす濃度以下での症状は多様化していた。ヒトに頭蓋表面電極を用いた場合，痙攣前のさまざまな中毒症状が起こっている時の脳波ではほとんど変化を認めず，痙攣時のスパイク波だけしかとらえられなかった[3]。つまり脳波から痙攣発生前のサインをとらえることは難しいと考えられている。局所麻酔施行時は臨床症状の観察が重要ということになる。

局所麻酔薬による脳波の変化

　局所麻酔薬による脳波変化については，古くに基礎研究が行われている。Wagmanら[4]は，ネコの脳に慢性的に電極を植え込み，局所麻酔薬をボーラス投与して，脳波と行動を観察した。痙攣閾値以下の濃度では行動はどちらかというと抑制され，眠りはしないが鎮静のような状態であった。痙攣前状態で皮質脳波には変化はなく，扁桃核脳波で痙攣様電気活動が出現した。そのあと突然に痙攣波と痙攣の出現を認めた。ネコの脳に深部電極を植え込んだTuttleら[5]の研究でも，リドカイン60mg/kgをボーラス投与により，扁桃核にスパイク波が生じたのちに他の脳全体へ広がり，痙攣の発生を観察している。Seoら[6]は，ネコの脳に慢性的に電極を植え込み，リドカインを持続静脈内投与し，行動と脳波そして覚醒状態と相関する中脳網様体ニューロン活動に4相性の変化が起こること

を観察した。リドカイン1mg/kg/minの投与スピードでは血中濃度上昇に伴い、交互に抑制と興奮が生じ、初期抑制期、興奮期、後期抑制期、痙攣期という4相性を示した。初期抑制期では、いままで歩き回っていたネコが寝そべるようにおとなしくなり、低振幅速波だった皮質脳波が不規則な高振幅徐波になり、扁桃核では呼吸に一致した紡錘状波形を認め、中脳毛様体活動が低下する。ヒトでの眠気、ふわふわ感、眩暈、軽度鎮静の出現する時期と考えられている。初期抑制期に続いて興奮期が起き、頭を上げ、あえぎ様の速い呼吸や、激しい鳴き声を発するようになる。脳波は低振幅速波で、扁桃核では紡錘状波形が増加、中脳毛様体活動が急激に増加する。そのあと一時的に初期抑制期に似た行動が現れ（後期抑制期）、脳波では不規則な高振幅徐波、中脳毛様体活動は安静時よりも低下する。痙攣は震えなどの前駆症状はなく突然現れ、脳波では高振幅高頻度スパイク、中脳毛様体活動も安静時以下であるが増加する。興奮期、痙攣発現に至るまでのリドカイン総投与量はそれぞれ約10mg/kg、25mg/kgであった。リドカインの投与スピードを速くすると（4〜15mg/kg/min）、抑制期が行動および電気活動でもはっきりしなくなる。このことは、浸潤麻酔や伝達麻酔などで吸収され徐々に血中濃度が上昇した場合は一連の症状が現れるが、血管内誤注入で急激に血中濃度が上昇した場合は興奮状態から突然痙攣が発現することと一致する。局所麻酔薬による脳波変化および行動変化は投与速度の影響を強く受けることが分かる。

局所麻酔薬による神経症状のメカニズム

初期に認める口唇のしびれや耳鳴りなどは、中枢神経への作用によるものなのだろうか？ それとも感覚神経終末への作用なのだろうか？ 耳鳴りについて考えてみる。音による鼓膜の振動は、耳小骨を経て卵円窓に伝わり、蝸牛の前庭管の外リンパに波動を起こす。この波動が前庭管の基底膜（この部分で周波数局在をもつ）を振動させ、内・外有毛細胞を興奮させる。内・外有毛細胞の音受容の機構は、細胞内液に匹敵する高いカリウムイオンが維持されている内リンパ液の特異なイオン組成に依存している。内有毛細胞は中枢神経に求心性の信号を送り、外有毛細胞は刺激に対して伸縮することにより内有毛細胞の感受性と周波数特性を高める。有毛細胞の機械受容機構にはCa^{2+}活性化K^+チャネルが関わっているとされる。次いで蝸牛神経終末に活動電位が発生し、蝸牛神経節に細胞体をもつ双極神経細胞を経て、小脳橋角部から脳幹に入る。蝸牛神経は前蝸牛核、後蝸牛核で第2ニューロンにシナプス連絡する。後蝸牛核からは神経線維は第4脳室底部で交差し、中脳の下丘で第3ニューロンに、内側膝状体で第4ニューロンにシナプス連絡し、聴放線を通って聴覚野に至る。前蝸牛核の神経線維は台形体で交差し、オリーブ核または外側毛帯核で第3ニューロンにシナプス連絡し、外側毛帯、下丘、内側膝状体、聴放線を通って聴覚野に至る。耳鳴りは、末梢の聴覚受容器から大脳皮質までのどこの異常でも生じうる。痛みのメカニズムとよく似ており、末梢の蝸牛有毛細胞や蝸牛神経のダメージによるものだけでなく、可塑性のような中枢神経系の機序も推測されている。中枢神経内では、聴覚系回路で音受信に対して微調整を行う抑制性のフィードバ

ックループの活動減少が耳鳴りのメカニズムの1つと考えられている。リドカインによる耳鳴りには，このようなメカニズムが関わっているかもしれないが，詳細は不明である。

面白いことに，リドカインは耳鳴りを起こすが，同時に耳鳴りの治療にも効果が認められている[7]。耳鳴り治療に効果があるリドカイン濃度は1〜2.5μg/mlで，耳鳴りは2.5〜4.7μg/mlで生じると報告されている[8)9)]。それぞれの濃度で聴覚系の作用部位が異なることによると考えられる。内耳前庭部シュワノーマの内耳迷路除去後の耳鳴りがリドカイン静脈内投与で抑制されることからリドカインの作用は中枢性と考えられている[10]。リドカイン静脈内投与の聴覚受容器，蝸牛への影響は評価が難しくよく分かっていない。しかし，蝸牛神経の活動電位発生に関わる低閾値活性型の電位依存性カリウムチャネル（Kv1.1，活動電位発生に深く関係），高閾値活性型の電位依存性カリウムチャネル（Kv3.1，迅速に再分極して高頻度発火に貢献），それぞれに対するリドカインのIC_{50}は＞4mM，〜600μMと高値であった[11]。これらのチャネルはリドカイン静脈内投与による聴覚系への影響とは関係しないと考えられる。また解熱鎮痛薬であるアセチリン製剤（アセチルサリチル酸）などのサリチル酸塩化合物は可逆性の耳鳴りを中枢性に起こす。モルモットに投与すると，下丘の電気活動が増加する。この下丘の電気活動の増加は，リドカイン静脈内投与により一時的に抑制される[12]。これらの結果から，リドカインの耳鳴り抑制が中枢機序によると推測されている。

局所麻酔薬による痙攣のメカニズム

耳鳴りと同じく，局所麻酔薬は痙攣を引き起こすと同時により低い濃度（0.5〜5μg/ml）で痙攣を抑える作用もある[13]。ペニシリンを海馬に注入して作成したネコ癲癇モデルでは，リドカイン2〜3μg/mlでは痙攣波は消失し，1μg/ml以下，そして7μg/ml以上で痙攣波が出現する[14]。

中枢神経活動は興奮系と抑制系とのバランスで保たれているので，痙攣のような興奮症状はそのバランスが崩れて興奮系が優位になるため生じると考えられる。Tanakaら[15]は，無麻酔ウサギを用いて，大脳皮質の感覚運動領野の細胞外記録をし，電気刺激により生じる抑制性シナプス伝達による活動低下，興奮性シナプスによる活動増加をそれぞれ記録した。リドカイン（7mg/kg）は抑制性シナプスを介して低下した神経活動を回復させ，興奮性シナプスによる神経活動増加には影響しなかった。つまり大脳皮質の抑制性神経活動が局所麻酔薬により選択的に抑えられることを示している。

癲癇における痙攣でも興奮性シナプス電位が抑制性シナプス電位より優位になり発生する。ペニシリンをラット新皮質，海馬に塗布すると，人工的に痙攣の発作焦点を作成できる（癲癇モデル，ペニシリンキンドリングモデル）。焦点CA-1領域で細胞内電極の記録を行うと発作性脱分極性偏位という現象が起こる[16]。発作性脱分極性偏位は神経膜が脱分極しやすい状態であるので，活動電位の群発が生じる。この活動電位の群発による多くの神経の同期性放電が，痙攣を起こすと同時に，脳波上スパイク波として現れる（通常，脳波は興奮性シナプス電位と抑制シナプス電位の総和をとらえている。活動電位

はより高電位であるが持続時間も短く，重合しないので脳波活動には影響しない）。全身痙攣ではこの放電が脳全体に広がる。局所麻酔薬により急性に起こる痙攣において，上記のようなキンドリングで認める発作性脱分極性偏位が生じているかは不明である。癲癇のメカニズムも複雑で，局所麻酔薬による痙攣と共通の部分を見つけるのは難しい。

　局所麻酔薬による痙攣のフォーカスはどこなのだろうか？　先に示した脳波実験などからは扁桃核，海馬，線条体あたりと推察されている[17]。扁桃体は大脳半球の深部の大脳髄質内にある大脳核の1つで，情動や本能行動とかかわりが深い。扁桃体は前頭葉運動野や脳幹部との相互の投射があり，また大脳皮質，視床，小脳，脳幹部との連絡をとって，随意運動調節に寄与する大脳基底核（線条体，淡蒼球）とも近接する。

局所麻酔薬による痙攣のメカニズムにおけるチャネル・受容体の関与

　リドカインの分子量は234なので，痙攣の起こるリドカインの血中濃度，約12 μg/mlは，約50 μMに相当する。局所麻酔に用いる1％リドカインは約42 mMに相当し，かなりの高濃度である。さて神経Na$^+$チャネルのブロックにはどれくらいの濃度が必要なのであろうか？ パッチクランプ法を用いた記録では，ラット海馬神経細胞の電位依存性Na$^+$チャネルはリドカイン約30 μMで抑制され，IC$_{50}$は400 μMであった[18]。ラット脊髄後根神経節細胞では神経系で主要なテトロドトキシン感受性Na$^+$チャネルに対するIC$_{50}$は40～50 μMで，知覚神経に多いとされるテトロドトキシン非感受性Na$^+$チャネルに対するIC$_{50}$は200 μMであった[19,20]。このことから，痙攣発生時のリドカイン濃度は十分にNa$^+$チャネルに影響することが分かる。ラットの実験では，Na$^+$チャネル抑制作用をもつ抗痙攣薬のフェニトインはリドカインによる痙攣時間を増強し，カルバマゼピンはほとんど影響を与えない[21]。フェニトインとリドカインはNa$^+$チャネルで相互作用し遮断を強めるためであろうか。局所麻酔薬によるNa$^+$チャネルブロックにはuse-dependent blockといって，神経発火（活動電位の発生頻度）が多いほどブロックが強まるという特徴がある。痙攣は選択的に抑制性神経活動が抑えられるため生じると考えられているが，その理由はγアミノ酪酸（gamma-aminobutyric acid：GABA）作動性ニューロンの発火頻度が高いため，use-dependent blockにより強く抑制されると理解されている。

　局所麻酔薬による痙攣はGABA$_A$受容体活動を増強するバルビツレート，ベンゾジアゼピンで治療され，プロポフォールでも痙攣閾値は上昇する。GABA作動性神経伝達をブロックする薬（ピクロトキシン，ビククリン，ペニシリン）は痙攣を誘発するので，抑制性のシナプス伝達を担うGABA$_A$受容体は痙攣発生と関わり深い。局所麻酔薬がGABA$_A$受容体を抑制することは，ラット海馬神経細胞，GABA$_A$受容体発現させたカエル卵母細胞などで確かめられている[22-24]。Haraら[24]は，リドカイン（3 mM）がラット海馬神経細胞のglutamate responseには影響せず，GABA$_A$ responseをコントロールの75％まで，glycine responseを約46％まで抑制することを報告した。この結果は，痙攣発生濃度より高いところでのものであるが，局所麻酔薬が抑制性神経伝達をより強く抑制するということと一致している。GABA放出や再取り込みへの作用は分かっていない。

興奮性シナプス伝達を担うのは主にNMDA受容体，AMPA受容体，Kainate受容体である。動物実験では，ケタミンやMK-801（NMDA antagonist）には局所麻酔薬による痙攣を抑える作用が認められ[25)26)]，AMPA受容体antagonistでは痙攣閾値の変化が認められなかった[26)]。このことから，局所麻酔薬による痙攣発生にはNMDA受容体が重要な役割をもつと考えられる。NMDA受容体は他のグルタミン酸受容体よりもCa^{2+}透過性が高いので，細胞内Ca^{2+}も上昇する。パッチクランプを用いた研究では，mM単位の高濃度において局所麻酔薬はNMDA受容体を抑制する[27)28)]。NMDA受容体の抑制は痙攣発生機序とは反対の作用なので，脊椎・硬膜外麻酔における脊髄レベルでの鎮痛作用との関連が示唆される。Kainateによるカイニン酸受容体の活性化は神経終末からのGABAの放出量を減少させ，痙攣の発生での関与が示唆されているが，局所麻酔薬の作用として分かっていない。

　中枢神経において，NOの産生はNMDA受容体刺激により増え，神経伝達およびその修飾を行う。一酸化窒素（NO）が局所麻酔薬による痙攣を媒介することが示されている[29)30)]。ラットをハロタン-N_2Oで浅く麻酔し，非選択的NO合成酵素阻害剤（L-NAME）で前処置した場合，ブピバカインによる痙攣閾値が上昇し，神経選択的NO合成酵素阻害剤（7-NI）では軽度のみ上昇した。不整脈と心停止を起こす閾値はL-NAME投与では低下し，7-NIでは変化しなかった。つまり中枢神経毒性は神経および血管平滑筋NOで起こりやすくなり，逆に心毒性は血管平滑筋NOにより起こりにくくなる[30)]。L-NAMEによる血管平滑筋のNO減少は，血管収縮による循環血液量低下や薬物の分布の変化を生じると考えられている。

　中枢神経系には多くのK^+チャネルがあり，電位依存性K^+チャネル（遅延整流性K^+チャネル），内向き整流性K^+チャネル，Ca^{2+}-activated K^+チャネルなどがあり，細胞によってさまざまなタイプのK^+チャネルが発現する。また多くのK^+チャネルがセカンドメッセンジャーによって制御されている。K^+チャネルの活性化は，基本的に膜電位を静止膜電位に戻す方向に働くため，K^+チャネルが抑制されれば神経膜が興奮しやすい状況になり，中枢神経毒性のメカニズムの1つになりうる。神経細胞に発現するほとんどのK^+チャネルは局所麻酔薬で抑制されるが，Na^+チャネルブロックよりも高濃度を要する。1つ注目されているのは，two-pore domain K^+チャネル（K_{2P}）でいわゆるbackground (leak) K^+チャネルと呼ばれる。他のK^+チャネルに比べ，局所麻酔薬に対する感受性が高く，抑制される。K_{2P}の抑制は膜電位をプラス側へシフトするので，K_{2P}も局所麻酔薬中毒に関わる候補の1つと考えられる[31)]。

　電位依存性Ca^{2+}チャネルは活性化により細胞内Ca^{2+}が上昇し，神経伝達物質の放出，神経細胞機能維持（細胞内情報伝達）にも影響する。ラット脊髄後根神経節細胞（感覚神経）のlow-voltage-activated Ca^{2+}チャネル，high-voltage-activated Ca^{2+}チャネルはともに，比較的高濃度の局所麻酔薬で抑制される。これは脊椎・硬膜外麻酔での鎮痛効果に寄与すると考えられる[32)]。ラット脊髄後索ニューロンのhigh-voltage-activated Ca^{2+}チャネルもブピバカイン（10 μM以上）で抑制され，ロピバカインでは2相性の作用を認め，低濃度（10 μM）で増強，それ以上の濃度で抑制した[33)]。神経伝達物質放出に関わるhigh-voltage-activated Ca^{2+}チャネルは中枢神経にも多く存在するので，中毒との関わりも

推察されている。

コカインによる痙攣

　局所麻酔薬の中でコカインは特殊である。コカインには気分高揚作用があり，耽溺性を生じる。これは，他の局所麻酔薬と異なり，モノアミントランスポーター（ドパミン，ノルアドレナリン，セロトニンの再取り込み）の抑制作用が強いためである。急性中毒症状としては痙攣を生じることがある。コカインによる痙攣は他の局所麻酔薬と少し違う特徴をもち，動きが激しく跳ぶような動きが見られたりする。この痙攣発作はベンゾジアゼピンやバルビタールで抑えにくい時がある。また長期連用ではコカインによる痙攣を起こしやすくなる（コカイン誘発性キンドリング）[34]。他の局所麻酔薬に対する閾値痙攣も低下する。逆にリドカインを連用してもコカインの痙攣閾値は低下しない。コカイン誘発性キンドリングのメカニズムは明確ではないが，モノアミントランスポーター阻害作用も少なからず関与する。ドパミンに対する受容体のなかで，D1受容体は痙攣増強，D2受容体は抑制に作用する。セロトニン再取り込みの急性投与はコカインによる痙攣を強め，逆にセロトニン受容体（特に5-HT$_{2c}$受容体）のブロックは痙攣を抑制する[35,36]。このことから，セロトニントランスポーターへの抑制作用はキンドリングというより急性中毒における痙攣機序の1つである。長期連用での痙攣閾値の低下の機序としては，ノルアドレナリントランスポーターの抑制，NMDA受容体のアップレギュレーションが考えられている。慢性実験でノルアドレナリントランスポーターのブロッカーを投与した場合，コカインや他の局所麻酔薬による痙攣閾値が低下する[37]。コカインの長期連用では遺伝子レベルでの変化が起き，脳皮質（海馬，扁桃体，線条体など）でのNMDA受容体密度が増加する（アップレギュレーション）[38]。さらにコカインによる痙攣，キンドリングはNMDA受容体ブロッカーのMK-801でブロックされる[39]。そしてnitric oxide synthase inhibitors（NOS阻害薬）は，急性のコカインによる痙攣には影響しないが，NMDA受容体アップレギュレーションが起きなくなることから，NMDA-NO系がNMDA受容体発現に重要な役割を果たしていると推測される[40]。

そのほかの局所麻酔薬の中枢神経系への作用

　リドカインの全身投与は吸入麻酔薬のminimum alveolar concentration（MAC）を減らす作用がある。0.5〜2μg/mlくらいの濃度でのイソフルランのMACを30〜70％くらいに減少する[41]。また神経因性疼痛に対する，局所麻酔薬の全身投与の鎮痛効果は，中枢性と末梢性機序ともに考えられている。

　局所麻酔薬には虚血に対する脳保護効果が認められている[42,43]。メカニズムとしては，Na$^+$チャネルブロックによる神経伝導の遮断の結果，細胞がイオンポンプ（Na$^+$-K$^+$ ATPase）を用いてNa$^+$イオンを細胞外にくみ出す際のエネルギー（ATP）をセーブでき

ること，虚血によるグルタミン酸の放出や細胞内カルシウムの増加を抑制すること，そしてミトコンドリア機能を保持し細胞内ATPを維持すること（K_{ATP}チャネル活性化），などが推測されている。しかし動物実験においてこの脳保護効果を得るためには大量のリドカインを必要とするので，臨床使用は実際には不可能である。リドカインは脳波が平坦化したあとも脳酸素消費量を下げることができるという事実は興味深い。ちなみに平坦脳波では脳酸素消費量は50％に低下し，チオペンタールはburst suppressionで平坦脳波時と同じ50％に抑制し，これが最大の効果である。低体温ほどの効果はないが，局所麻酔薬は脳酸素消費量を50％以下にすることができる。海馬スライスを用いて虚血に対する局所麻酔薬の効果を調べた最近の研究では，臨床濃度のリドカイン（10μM）を虚血前処置した場合，細胞内ATP維持やミトコンドリア形態維持などの保護効果を認めている[42]。

局所麻酔薬の自律神経系への作用

　局所麻酔薬を神経周囲に投与すると，知覚，運動神経とともに交感神経も遮断される。脊髄くも膜下麻酔や硬膜外麻酔では，交感神経遠心路の遮断範囲が広くなるため，心血管系に及ぼす作用が顕著に現れ，遮断部位の腸管運動の亢進や発汗停止を生じることや，時に排尿障害を来たすこともある。局所麻酔薬による交感神経ブロックは神経因性疼痛の中でも交感神経が関与する痛みの治療に用いられる。

　局所麻酔薬の全身投与も自律神経系に影響する。局所麻酔薬中毒時の高血圧，頻脈は交感神経の興奮が生じているためである。リドカインは5μg/ml以下の血中濃度で心室性期外収縮の治療に用いられるが，20μg/mlを超えると心血管系への毒性が生じうる。心毒性における循環抑制や不整脈は，主に心臓や血管に対する局所麻酔薬の直接的作用によるものであるが，交感神経への作用も間接的に修飾すると考えられている。

自律神経系[44)45)]

　自律神経は体の働きを整える複雑な安全装置である。生体を取り巻く外部や内部環境の変化に対して，無意識のうちに，生体の恒常性を維持するように働く。循環，呼吸，消化，代謝，分泌，体温維持，血糖，細胞外液浸透圧など多彩な生体機能を調節する。

　自律神経系は調節中枢と，末梢自律神経とからなる。自律神経の起始核は脊髄にあり，脳幹部（中脳，橋，延髄）に呼吸，循環，排尿，嘔吐，嚥下，唾液分泌，瞳孔運動，対光反射などをつかさどるほとんどの中枢がある。視床下部は脳幹部の自律神経中枢を統合する働きがあり，体性神経系や内分泌系の協調的調節も行う。浸透圧，体温，血糖などを感知するセンサーの機能ももつ。自律神経中枢は末梢から送られる循環，呼吸，内臓の情報を受けとり，それらを統合し，生体機能を維持すべく各部位に信号を送る。また大脳辺縁系や大脳皮質連合野からも信号を受け取り，情動，感覚，意識による影響を

受ける。

　自律神経系の遠心性支配を受ける多くの効果器は，相反する拮抗作用を示す交感神経と副交感神経の2重支配を受ける（例外として，瞳孔散大筋，副腎髄質，脾臓，立毛筋，汗腺，大部分の血管は交感神経のみ，瞳孔括約筋は副交感神経のみである）。自律神経遠心線維は一般に常に自発性活動がある。この活動は自律神経中枢の支配を受けて増減し，交感神経と副交感神経のバランスにより効果器の調節が行われている。

　自律神経遠心路は胸髄と上部腰髄に起始する交感神経系と，脳幹（中脳，橋，延髄）および仙髄に起始する副交感神経系の2つの系により構成される。自律神経遠心路は効果器に至る間にシナプスを形成し，ニューロンを変える。このニューロンのシナプス接合部を自律神経節と呼び，自律神経節に至る神経を節前線維，節から出る神経線維を節後線維という。交感神経節は交感神経幹や椎前神経節（腹腔神経節，上腸間膜神経節，下腸間膜神経節など）のように効果器から離れてシナプスを形成するのに比較して，副交感神経節は末梢効果器の近傍もしくは壁内にあるという違いがある。なお，例外的に副腎髄質のみは交感神経節前ニューロンによって直接支配を受けている。交感神経節は第1胸髄から第3（もしくは4）腰髄の脊髄側柱に起始し，脊髄前根，白交通枝を経て交感神経節に達する。交感神経節は脊柱の左右に分節ごとに配列しており，神経幹によって上下に連絡している。交感神経節後線維は神経節を出て無髄の灰白交通枝を経て再び脊髄神経に合流し，心臓，血管，汗腺，立毛筋，腸管，膀胱などの効果器に至る。副交感神経節前線維は脳幹（動眼神経，顔面神経，舌咽神経，迷走神経）および第2～4仙髄の脊髄側柱に起始する。

　自律神経の求心路は内臓求心線維とよばれ，脊髄と脳幹に投射する。脊髄に投射する内臓求心性入力は，その臓器を支配する節前ニューロンが起始する分節とほぼ同じ分節に後根を通って入る。また脳幹に投射する求心性入力は，迷走神経や舌咽神経などの脳神経を通って入る。

自律神経と循環の調節

　循環は心収縮力，前負荷（循環血液量），血管抵抗の3要素の調節によって維持される。これらの調節は局所的な心血管自体の機能，ホルモン性，そして自律神経系を介して行われる。自律神経は心臓，血管を遠心性にも求心性にも支配しており，ホルモン性に比べよりリアルタイムに心血管機能を修飾し調節する。具体的には，自律神経中枢は常に循環系をモニターしており，主に以下の方法を用いて循環系を調節している。

　①交感神経系により直接に心臓と血管を調節する。
　②交感神経がまず副腎髄質に働きかけてアドレナリン，ノルアドレナリンを分泌させ，液性に循環系を調節する。
　③副交感神経により直接心臓を調節する。
　④視床下部-下垂体後葉系によりバゾプレッシンを分泌し，血管と腎臓に作用し，血管収縮と血液量増加を起こす。

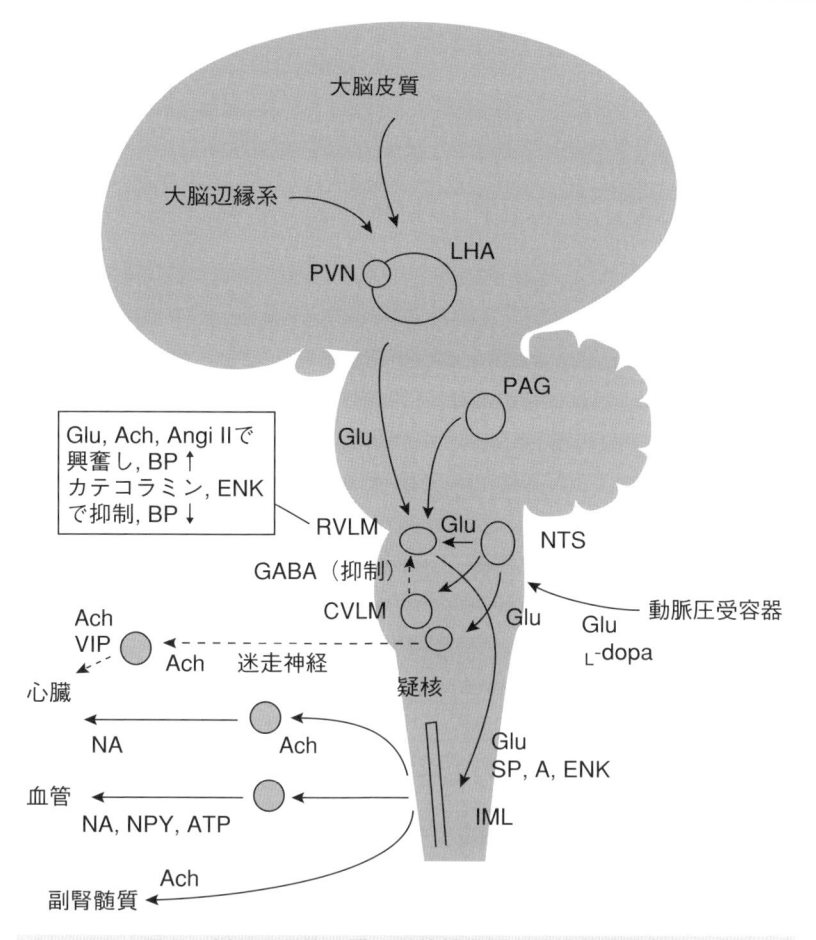

図2 循環の調節に働く自律神経系と神経伝達物質

PVN：室傍核，LHA：視床下部外側領域，PAG：中脳水道周囲灰白質，RVLM：吻側延髄腹外側部，NTS：孤束核，CVLM：尾側延髄腹外側部，ILM：中間質外側核，Glu：グルタミン酸，SP：サブスタンスP，A：アドレナリン，ENK：エンケファリン，Ach：アセチルコリン，NPY：ニューロペプタイドY，NA：ノルアドレナリン，VIP：血管作動性腸管ペプチド

（佐藤昭夫．3．脳幹の神経機構〔7〕自律神経機構．金澤一郎監修．脳神経科学（初版）．東京：三輪書店；2003．p.616－25，西川精宣．薬理作用3）交感神経系．浅田章編．局所麻酔─その基礎と臨床．東京：克誠堂出版；2004．p.45-56より改変引用）

図2に循環調節に働く自律神経系を示す．循環中枢として重要な部位は，延髄吻側腹外側野（rostral ventro lateral medulla：RVLM）と考えられている．多くの循環反射を起こす求心性の情報や上位からの指令はこの部分に入る．交感神経の上位の中枢としては視床下部の室傍核（paraventricular nucleus：PVN），視床下部外側領域（lateral hypothalamic area：LH），Kölliker-Fuse核や中脳水道周囲灰白質核（periaqueductal gray matter：PAG）で，RVLMに興奮性および抑制性入力を与える．RVLMから起始するニューロンは脊髄を下降して，脊髄灰白質の第1胸髄から第3または第4腰髄まで分布する中間質外側細胞核（intermediolateral cell column：IML）に軸索を送る．心臓支配の交感神経は主

に第1〜5胸髄に起始する。IMLの細胞体から交感神経節に至る軸索が交感神経節前線維で、神経節で節後ニューロンに信号を伝え、心臓・血管へ至る。一方、副交感神経は延髄の迷走神経背側運動核（dorsomedial nucleus of vagus：DMV）と疑核に起始し、迷走神経を通って心臓に至る。

　動脈圧受容器反射は頸動脈洞と大動脈弓にある動脈圧受容器により血圧を常にモニターし、血圧の変動を急速に修正するネガティブフィードバックの循環反射である。頸動脈洞には伸展受容器である圧受容体とPco_2に反応する化学受容器（頸動脈小体）が存在し、この受容器の刺激は頸動脈洞神経から舌咽神経に沿って、延髄の孤束核に一次シナプスとして伝えられる。また大動脈弓に存在する伸展受容器からの情報は、大動脈弓神経から迷走神経に沿って、孤束核に伝えられる。ここではグルタミン酸が神経伝達物質として放出される。孤束核のニューロンは、RVLMに直接に興奮刺激もあるが、高圧受容体反射では尾側延髄腹外側部（caudal ventro-lateral medulla：CVLM）にあるGABA作動性の抑制ニューロンに連絡し、さらにこの抑制性ニューロンがRVLMに投射する。RVLMニューロンは脊髄を下降してILMにある心臓・血管支配の交感神経節前ニューロンに投射する。一方、孤束核からは迷走神経心臓枝の節前ニューロン（疑核と迷走神経背側核）にも興奮性線維が投射する。このような高圧受容器を介した神経回路により、血圧上昇や循環血液量が増加した時は、圧受容器神経活動の増加により反射性に心臓・血管支配の交感神経活動の緊張が抑制され、心臓の迷走神経活動が増加し、心拍数を減らし血管拡張に働いて心臓の仕事量を軽減する。また血圧が低下し循環血液量が減少した場合は、逆に働き、循環を維持しようとする。

　大静脈、心房、門脈などには低圧受容器があり、求心路は迷走神経と第1〜5胸髄神経の求心性交感神経線維である。また左心室後下壁には高圧系伸展受容器が存在し求心路は迷走神経である。この左心室後下壁の受容器は、特殊な状況下、すなわち心筋梗塞や、循環血液量の極端な減少で歪みが生じると、本来の反応とは逆に受容器からの上行性副交感神経出力が増加した状態、つまりparadoxical Bezold-Jarish reflexが生じて極端な低血圧、徐脈を来たす原因といわれている。

自律神経系の伝達物質（図2）

　古典的には、自律神経系の神経伝達物質はアセチルコリン、ノルアドレナリンである。このような伝達物質を含有し放出する神経を、それぞれアセチルコリン作動性神経、アドレナリン作動神経という言い方をする。交感神経節、副交感神経節では節前ニューロン（アセチルコリン作動性ニューロン）からアセチルコリンが伝達物質として放出され、節後ニューロンのニコチン性アセチルコリン受容体に作用する。交感神経節後ニューロンから効果器に放出される伝達物質は一般にノルアドレナリンである（例外として、汗腺に分布する交感神経節後線維はアセチルコリン作動性である）。副腎髄質のクロム親和性細胞はノルアドレナリンのほかにアドレナリンも放出し、血流を介して遠隔の効果器に作用する。副交感神経節後ニューロンから効果器にはアセチルコリンが放出され、ム

スカリン受容体を介して情報伝達は行われる。血管に分布する自律神経には，コリン作動性でもアドレナリン作動性でもない線維が存在し，交感神経系にはATP, neuropeptide Y（NPY）などが，副交感神経系にはvasoactive intestinal polypeptide（VIP）が作用することが分かっている。ソマトスタチン，サブスタンスPなどが挙げられる。

　血管，心筋の交感神経終末からはノルアドレナリンが放出され，効果器のα_1アドレナリン受容体（およびα_2受容体）に作用して血管収縮を引き起こし，β_1アドレナリン受容体に作用して心拍数の増加，心収縮力の増大といった作用を発揮する。ノルアドレナリンはα_1受容体にカップリングしたCa^{2+}チャネルを介してゆっくりとした持続性の血管収縮を引き起こす。交感神経終末からノルアドレナリンとともに放出されるATPはP_2受容体に結合して相乗的に血管収縮作用を引き起こす。ATPはP_{2X}受容体で電位依存性Ca^{2+}チャネルを介して，ノルアドレナリンと対照的に初期の速い血管収縮を起こす。接合部前ではノルアドレナリンはα_2受容体に作用し，アデノシンはP_1受容体に作用して伝達物質の放出を抑制する。また，交感神経終末ではNPYも共存し，交感神経の興奮で放出されるが，NPYは血管に対する直接作用はわずかで，むしろ修飾物質というべきものであり，接合部前でノルアドレナリンの放出を抑制し，接合部後ではノルアドレナリンの血管収縮作用を増強している。一方，冠血管，脳血管，脾血管ではNPYは伝達物質と考えられており，血管収縮を引き起こす。

局所麻酔薬による自律神経への作用

　局所麻酔薬に対する神経遮断の感受性は神経の太さに関係するが，解剖学的な要因も大きい。交感神経節前線維は細い有髄のB線維であるが，脊髄前根の表層に近い部分を走行している。交感神経節後線維は無髄のC線維でやはり末梢神経束の表層部分に位置する。これらの解剖学的理由と，神経線維そのものの局所麻酔薬に対する感受性が高いことにより，交感神経は運動神経や知覚神経に先だって，またより低濃度で遮断される。

　局所麻酔薬の全身作用による循環器系に及ぼす作用は，中枢神経系を介する非直接的な作用と，心臓や血管への直接的作用の組み合わさって表れる結果である。局所麻酔薬は*in vitro*では用量依存性の心抑制を示すものが多いが，重症の循環器疾患患者に抗不整脈薬リドカインの持続静脈内投与が行われても循環は安定しているし，不慮に大量の局所麻酔薬が全身投与されてむしろ循環刺激症状を示すことがある。これらは中毒量の局所麻酔薬による交感神経刺激作用が直接の心血管作用に拮抗しているからにほかならない[46]。広範な交感神経遮断を生じ，比較的に局所麻酔薬使用量も多い硬膜外麻酔では状況がやや複雑になる。また一般的に全身麻酔中は，局所麻酔薬の中枢神経刺激による交感神経興奮を抑制するので，血中濃度上昇に伴う直接の心血管系の抑制作用が顕在化することになる。

　局所麻酔薬の全身作用として，古くからコカインの交感神経刺激作用は知られている。これは主に交感神経終末においてノルアドレナリンの再取り込み抑制によるものであるが，脳内ドパミンの再取り込み抑制から生じる交感神経中枢の興奮の関与も考えられて

いる[47]。しかし，現在多く用いられている局所麻酔薬はコカインのようなカテコラミンの再取り込み抑制作用は強くない。

中毒量以下のリドカインでは交感神経活動を減少させるという報告が多い。これが遠心性の節後線維への影響か，中枢神経系への影響かは議論が分かれる。静脈内投与された局所麻酔薬の自律神経系への作用部位としては，①侵害受容器や圧受容器もしくは求心性神経路，②神経節での伝達を含めた遠心性神経路，③中枢神経あるいは脊髄での神経性変調が考えられる。

Rosenbaumら[48]による，αクロラロース・ウレタンで麻酔したネコにリドカイン1 mg/kgを反復静脈内投与し，腎交感神経活動に変化を観察した実験では，脳波上の痙攣が見られるまで有意な変化はなく，血圧の低下に対する圧受容体反射は保持されたという[48]。一方，αクロラロース麻酔したイヌにリドカインを静脈内投与し，腎臓交感神経活動を記録して圧受容体反射を調べた実験では，血漿リドカイン濃度が10 μg/mlを超えると圧受容体反射が抑制されるという[49]。

中枢神経系の特定部位に局所麻酔薬を注入し，その作用が検討された実験では，非鎮静のネコの側脳室にこれらの局所麻酔薬を還流させると著明な循環刺激症状と不整脈が出現した[50]。一方，抱水クロラール麻酔のラットの延髄C1領域，孤束核，IMLにブピバカインあるいはリドカインを微量注入すると，両者とも同様に同程度の徐脈と低血圧を生じた[51]。不整脈を生じる量のブピバカインを静脈内投与すると，孤束核の神経発火が変化した[52]。これらは，局所麻酔薬の中枢神経性の循環器系作用を示すものである。すなわち，少量の局所麻酔薬が脳循環に誤注入されたような状況では，心血管系に対する直接作用は無視できるような血中濃度であっても，痙攣や頻脈の発生に注意する必要がある。

われわれの研究室でも，全身麻酔下のネコで節後線維を用いて交感神経活動を記録し，局所麻酔薬（リドカイン，メピバカイン，ブピバカイン）の影響を観測した[53,54]。亜酸化窒素麻酔では局所麻酔薬の投与量が多くなると，腎交感神経は一過性に興奮したのち抑制されたが，亜酸化窒素-ハロタン麻酔では局所麻酔薬の投与量に依存して交感神経が抑制された。全身麻酔薬の作用の差が，局所麻酔薬の作用にも影響すると考えられる。

興奮性シナプス伝達，抑制性シナプス伝達を担う受容体（NMDA受容体，AMPA受容体，Kainite受容体，$GABA_A$受容体）への局所麻酔薬の作用は，臨床的に起こりうる血中濃度ではほとんどない。ニコチン性アセチルコリン受容体に対しては，50〜250 μMの範囲でα_1受容体（筋タイプ），$\alpha_4\beta_2$（中枢神経タイプ），$\alpha_3\beta_4$（神経節タイプ）を50%抑制する。このことは神経節でのシナプス伝達に局所麻酔薬は軽度の抑制作用があることを示唆する[55]。

脊髄くも膜下麻酔での高度徐脈，心停止

脊髄くも膜下麻酔での心停止，高度徐脈，徐脈性の不整脈，冠動脈攣縮の報告がある[56,57]。脊髄くも膜下麻酔での心停止の発生は0.07%（1万例に7例）とされ，硬膜外麻酔での心

停止発生率0.01％よりも多い。交感神経遮断による副交感神経優位になることが原因と考えられている。脊髄くも膜下麻酔では感覚神経ブロックのレベルよりも2～4レベル高位まで交感神経ブロックが及んでいることがあり，T4まで感覚ブロックが生じている場合，心臓交感神経はほぼ完全にブロックされていることになる。心臓迷走神経活動は静脈還流量の減少によって強められることは実証されており，以下のメカニズムが提唱されている[58]。

①心臓ペースメーカー細胞の発火はその伸展の程度に比例するので，静脈還流減少は伸展を抑えるため徐脈を来たす。
②右心房や大静脈の低圧受容体の発火。
③Paradoxical Bezold-Jarisch reflex，つまり極端な静脈還流減少が左心室のゆがみを生じ機械受容体が刺激され徐脈を来たす。

ASA physical status 1で，比較的若い人（＜50歳）に発生することが多く，徐脈傾向（HR＜50bum），心電図上PR間隔延長，βブロッカー服用，精神心理的な要因などもリスクファクターとして考えられている。輸液による脱水の是正は重要で，T6以上の感覚ブロックや迷走神経刺激症状（徐脈＜60bum，嘔気など）を認めたら，早めにアトロピンや循環作動薬による処置を行う。脊髄くも膜下麻酔での局所麻酔薬（ブピバカイン）の推奨される投与量についての議論もなされている。

■参考文献

1) Scott DB. Toxic effects of local anaesthetic agents on the central nervous system. Br J Aaesth 1986 ; 58 : 732-5.
2) Scott DB. Toxicity caused by local anaesthetic agents. Br J Anaesth 1984 ; 56 : 435-6.
3) Usubiaga JE, Wikinski J, Ferrero R, et al. Local anesthetic-induced convulsions in man ; an electroencephalographic study. Anesth Analg 1966 ; 45 : 611-20.
4) Wagman IH, de Jong RH, Prince DA. Effects of lidocaine on the central nervous system. Anesthesiology 1967 ; 28 : 155-72.
5) Tuttle WW, Elliott HW. Electrographic and behavioral study of convulsants in the cats. Anesthesiology 1969 ; 30 : 48-64.
6) Seo N, Oshima E, Stevens J, et al. The tetraphasic action of lidocaine on CNS electrical activity and behavior in cats. Anesthesiology 1982 ; 57 : 451-7.
7) Weinmeister KP. Prolonged suppression of tinnitus after peripheral nerve block using bupivacaine and lidocaine. Reg Anesth Pain Med 2000 ; 25 : 67-8.
8) Den Hartigh J, Hilders CG, Schoemaker RC, et al. Tinnitus suppression by intravenous lidocaine in relationship to its plasma concentration. Clin Pharmacol Ther 1993 ; 54 : 415-20.
9) Chan VW, Weisbrod MJ, Kaszas Z, et al. Comparison of ropivacaine and lidocaine for intravenous regional anesthesia in volunteer. Anesthesiology 1999 ; 90 : 1602-8.
10) Baguley DM, Jones S, Wilkins I, et al. The inhibitory effect of intravenous lidocaine infusion on tinnitus after translabyrinthine removal of vestibular schwannoma : a double blind, placebo-controlled, crossover study. Otol Neurol 2005 ; 26 : 169-76.
11) Trellakis S, Benzenberg D, Urban BW, at al. Differential lidocaine sensitivity of human voltage-gated potassium channels relevant to the auditory system. Otol Neurotol 2005 ; 27 : 117-23.
12) Manabe Y, Yoshida S, Saito H, et al. Effects of lidocaine on salicylate-induced discharge of

13) Lemmen LJ, Klassen M, Duiser B. Intravenous lidocaine in the treatment of convulsions. JAMA 1978 ; 239 : 2025.
14) Julien RM. Lidocaine in experimental epilepsy: correlation of anticonvulsant effect with blood concentrations. Electroencephalogr Clin Neurophysiol 1973 ; 34 : 639–45.
15) Tanaka K, Yamasaki M. Blocking of cortical inhibitory synapses by intravenous lidocaine. Nature 1966 ; 209 : 207–8.
16) Avanzini G, Franceschetti S. Mechanisms of epileptogenesis. Epilepsy In : Shorvon S, Perucca E, Fish D, et al, editors. The treatment of epilepsy. second edition. Malden, Massachusette : Blackwell Science : 2004. p.74–83.
17) Stripling JS. Origin of cocaine- and lidocaine- induced spindle activity within the olfactory forebrain of the rat. Electroencephalogr Clin Neurophysiol 1982 ; 53 : 208–19.
18) Kaneda M, Oyama Y, Ikemoto Y, et al. Blockade of the voltage-dependent sodium current in isolated rat hippocampal neurons by tetrodotoxin and lidocaine. Brain Res 1989 ; 484 : 348–51.
19) Roy ML, Narahashi T. Differential properties of tetrodotoxin-sensitive and tetrodotoxin-resistant sodium channels in rat dorsal root ganglion neurons. J Neurosci 1992 ; 12 : 2104–11.
20) Scholz A, Kuboyama N, Hempelmann G, et al. Complex blockade of TTX-resistant Na^+ channel currents by lidocaine and bupivacaine reduce firing frequency in DRG neurons. J Neurophysiol 1998 ; 79 : 1764–54.
21) Sawaki K, Ohno K, Miyamoto K, et al. Effects of anticonvulsants on local anesthetic-induced neurotoxicity in rats. Pharmacol Toxicol 2000 ; 86 : 59–62.
22) Hara M, Kai Y, Ikemoto Y. Local anesthetics reduce the inhibitory neurotransmitter-induced current in dissociated hippocampal neurons of the rat. Eur J Pharmacol 1995 ; 283 : 83–9.
23) Sugimoto M, Uchida I, Fukami S, et al. The α and γ subunit-dependent effects of local anesthetics on recombinant $GABA_A$ receptors. Eur J Pharmacol 2000 ; 40 : 329–37.
24) Hara K, Sata T. The effects of the local anesthetics lidocaine and procaine on glycine and g-aminobutyric acid receptors expressed in Xenopus Oocytes. Anesth Analg 2007 ; 104 : 1434–9.
25) Kasaba T, Shiraishi S, Taniguchi M, et al. Bupivacaine-induced convulsion is suppressed by MK-801. Reg Anesth Pain Med 1998 ; 23 : 71–6.
26) McFarlane C, Warner DS, Dexter F, et al. Glutamatergic antagonism : effects on lidocaine-induced seizures in the rat. Anesth Analg 1994 ; 79 : 701–5.
27) Nishizawa N, Shirasaki T, Nakao S, et al. The inhibition of the N-methyl-D-aspartate receptors channel by local anesthetics in mouse CA1 pyramidal neurons. Anesth Analg 2002 ; 94 : 325–30.
28) Sugimoto M, Uchida I, Mashimo T. Local anesthetics have been different mechanisms and sites of action at the recombinant N-methyl-D-aspartate (NMDA) receptors. Br J Pharmacol 2003 ; 138 : 876–82.
29) Kurt M, Bilge SS, Kukula O, et al. The role of nitrergic system in lidocaine-induced convulsion in the mouse. Jpn J Pharmacol 2001 ; 85 : 92–4.
30) Shi B, Heavner JE. Modification of bupivacaine toxicity by nonselective versus neuronal nitric oxide synthesis inhibition. Anesth Analg 1997 ; 84 : 804–9.
31) Kindler CH, Yost S. Two-pore domain potassium channels : New sites of local anesthetic action and toxicity. Reg Anesth Pain Med 2005 ; 30 : 260–74.
32) Sugiyama K, Muteki T. Local anesthetics depress the calcium current of rat sensory neurons in culture. Anesthesiology 1994 ; 80 : 1369–78.
33) Liu BG, Zhuang XL, Li ST, et al. Effects of bupivacaine and ropivacaine on high-voltage-activat-

ed calcium currents of the dorsal horn neurons in newborn rats. Anesthesiology 2001 ; 95 : 139-43.
34) Dohi T, Kitayama S, Morita K, et al. Inhibition of monoamine neurotransmitter transporters and central nervous system stimulation induced by synthetic local anesthetics and cocaine : a comparative review. Curr Med Chem - Central Nervous System Agents 2002 ; 2 : 295-315.
35) O'Dell LE, George FR, Ritz MC, et al. Antidepressant drugs appear to enhance cocaine-induced toxicity. Exp Clin psycopharmacol 2000 ; 8 : 133-41.
36) O'Dell LE, Kreifeldt MJ, George FR, et al. The role of serotonin$_2$ receptors in mediating cocaine-induced convulsions. Pharmacol Biochem Behav 2000 ; 65 : 677-81.
37) Arai S, Morita K, Kitayama S, et al. Chronic inhibition of the norepinephrine transporter in the brain participates in seizure sensitization to cocaine and local anesthetics. Brain Res 2003 ; 964 : 83-90.
38) Itzhak Y, Stein I. Sensitization to the toxic effects of cocaine in mice is associated with the regulation of N-methyl-D-aspartate (NMDA) receptors in the cortex. J Pharmacol Exp Ther 1992 ; 262 : 464-70.
39) Karler R, Calder LD, Chaudhry, LA et al. Blockade of 'reverse tolerance' to cocaine and amphetamine by MK-801. Life Sci 1989 ; 45 : 599-606.
40) Itzhak Y. Nitric oxide (NO) synthase inhibitors abolished cocaine-induced toxicity in mice. Neuropharmacology 1993 ; 32 : 1069-70.
41) Zhang Y, Laster MJ, Eger II EI, et al. Lidocaine, MK-801, and MAC. Anesth Analg 2007 ; 104 : 1098-102.
42) Niiyama S, Tanaka E, Tsuji S, et al. Neuroprotective mechanisms of lidocaine against in vitro ischemic insult of the rat hippocampal CA1 pyramidal neurons. Neurosci Res 2005 ; 53 : 271-78.
43) 足立尚登. 麻酔薬の脳保護作用. 麻酔 2006 ; 55 : 542-51.
44) 佐藤昭夫. 3. 脳幹の神経機構〔7〕自律神経機構. 金澤一郎監修. 脳神経科学（初版）. 東京 : 三輪書店 ; 2003. p.616-25.
45) 西川精宣. 薬理作用3）交感神経系. 浅田章編. 局所麻酔―その基礎と臨床. 東京 : 克誠堂出版 ; 2004. p.45-56.
46) Blair MR. Cardiovascular pharmacology of local anesthetics. Br J Anaesth 1975 ; 47 : 247-52.
47) Ikegami A, Duvauchelle C. Dopamine mechanisms and cocaine reward. Int Rev Neurobiol 2004 ; 62 : 45-94.
48) Rosenbaum KJ, Sapthvichaikul S, Skovsted P. Sympathetic nervous system response to lidocaine induced seizures in cats. Acta Anesthesiol Scand 1978 ; 22 : 548-55.
49) Yoneda I, Nishizawa M, Benson T, et al. Attenuation of arterial baroreflex control of renal sympathetic nerve activity during lidocaine infusion in alpha-chloralose-anesthetized dogs. Acta Anaesthesiol Scand 1994 ; 38 : 70-4.
50) Heavner JE. Cardiac dysarrhythmias induced by infusion of local anesthetics into the lateral cerebral ventricle of cats. Anesth Analg 1986 ; 65 : 133-8.
51) Thomas RD, Behbehani MM, Coyle DE, et al. Cardiovascular toxicity of local anesthetics : An alternative hypothesis. Anesth Analg 1986 ; 65 : 444-50.
52) Denson DD, Behbehani MM, Gregg RV. Effects of an intravenously administered arrhythmogenic dose of bupivacaine at the nucleus tractus solitarius in the conscious rat. Reg Anesth 1990 ; 15 : 76-80.
53) Nishikawa K, Fukuda T, Yukioka H, et al. Effects of intravenous administration of local anesthetics on renal sympathetic nerve activity during nitrous oxide and nitrous oxide-halothane anesthesia in the cat. Acta Anaesthesiol Scand 1990 ; 34 : 231-6.
54) Morimoto O, Nishikawa K, Yukioka H, et al. Effects of intravenous mepivacaine on renal sym-

pathetic nerve activity in the cat during nitrous oxide and nitrous oxide-halothane anesthesia. Reg Anesth 1996 ; 21 : 41-8.
55) Gentry CL, Lukas RJ. Local anesthetics non-competitively inhibit function of four distinct nicotinic acetylcholine receptor subtypes. J Pharmacol Exp Ther 2001 ; 299 : 1038-48.
56) Lovstad RZ, Granhus G, Hetland S. Bradycardia and asystolic cardiac arrest during spinal anaesthesia. A report of five cases. Acta Anaesthesiol Scand 2000 ; 44 : 48-52.
57) Wahl A, Eberli FR, Thomson DA, et al. Coronary artery spasm and non-Q-wave myocardial infarction following intravenous ephedrine in two healthy women under spinal anesthesia Br J Anaesth 2002 ; 89 : 519-23.
58) Pollard JB. Cardiac arrest during spinal anesthesia : common mechanisms and strategies for prevention. Anesth Analg 2001 ; 92 : 252-6.

〔仲西　未佳，森　　隆〕

基礎編 1

局所麻酔薬の薬理

D 神経毒性

はじめに

　通常の区域麻酔（神経ブロック）後，神経障害が発生することがある。従来，臨床で使用されている局所麻酔薬の作用は可逆的であり，これらの症例のほとんどはブロック針などによる機械的損傷によって起こるとされてきた。そして，局所麻酔薬の神経毒性が原因と考えられることはほとんどなかった。しかし，1991年の持続脊髄くも膜下麻酔後に発生した馬尾症候群の症例報告[1]以来，局所麻酔薬の安全性に関する疑問が次々と出てきている。基礎的実験モデルの開発やそれらを利用した研究が積極的に行われ，局所麻酔薬の神経毒性に関する重要な知見が明らかになってきた。

臨床上認められる神経毒性

1 馬尾症候群などの神経障害

　馬尾症候群は下部脊髄神経根の障害で起こり，膀胱直腸障害，会陰部の知覚障害や下肢の運動麻痺などが現れる。1991年，Riglerら[1]は持続脊髄くも膜下麻酔後に発生した馬尾症候群4症例を発表した。どの症例も，麻酔域の広がりが悪かったために局所麻酔薬が繰り返し投与され，合計はかなりの量となっていた。その後の脊髄くも膜下腔モデルを使用した研究結果[2]などから，くも膜下腔内で局所麻酔薬の分布異常が起こると，追加した局所麻酔薬が部分的に高濃度となり神経障害を発生させる可能性のあることが確認された。脊髄くも膜下麻酔が1回で成功せず再施行される場合にも似たような現象が発生する可能性がある。米国で医療訴訟の対象となった2,046例を調べたところ，308例の神経障害発生症例のうち5例の馬尾症候群があったが，そのうちの2例は脊髄くも膜下麻酔が複数回施行されていたという[3]。さらにその後，1回で成功した脊髄くも膜下麻酔後でも神経障害がまれに発生する可能性があることも知られるようになり，局所麻酔薬の種類によってはその安全域の狭さが問題視されている。Auroyら[4]はフランス全土で大規

模な前向き調査を行い，40,640例の脊髄くも膜下麻酔施行症例のうち24例の神経障害合併症を認めている。そのうちの2例では，5％リドカインを1回くも膜下腔に投与した後に馬尾症候群が発生した。これらの症例では脊麻針穿刺中の異常知覚や疼痛の訴えがなく，局所麻酔薬自体が馬尾症候群発生に関与していることを強く疑わせる。

一方，硬膜外麻酔後にも馬尾症候群を発生した事例がいくつか報告されている[5,6]。しかしそれらの症例では，硬膜外麻酔とともに全身麻酔が施行されており，持続硬膜外麻酔のために使用された局所麻酔薬が意図せずにくも膜下腔に投与されていた可能性がある。硬膜外カテーテルが気づかれない間にくも膜下腔に迷入すれば，通常の脊髄くも膜下麻酔とは比較にならないほど多量の局所麻酔薬がくも膜下腔に投与され，脊髄神経根周囲の局所麻酔薬濃度が異常に高くなる。脊髄くも膜下併用硬膜外麻酔後の神経障害の報告[7]があるが，この原因としては硬膜外腔に投与された局所麻酔薬の一部が針穴からくも膜下腔へ浸入したことも考えられるだろう。これに反して，通常の硬膜外麻酔後に局所麻酔薬の神経毒性が原因で神経学的合併症が発生したと断定できるものはあまりない。

末梢神経ブロック後にはそもそも神経障害自体の発生率が少ない[8]が，解剖学的に狭いコンパートメントに局所麻酔薬を投与した場合（手首のブロックなど）に，長期にわたる知覚鈍麻が出現したという報告がある[9]。

2 一過性神経症状

脊髄くも膜下麻酔後に，下肢を中心にして一過性の症状が発生することがある。1993年Schneiderら[10]は，脊髄くも膜下麻酔後に発生した一過性の根症状（transient neurologic symptoms：TNS）の4症例を発表した。これは，麻酔から回復後12～24時間で発生し，1週間程度持続する臀部を中心とした大腿に放散する疼痛を特徴とする。彼らは，この症状が局所麻酔薬の神経に対する直接的な作用の結果であると推測した。また，この時とられていた体位（切石位）によって馬尾神経が引き延ばされ，仙髄神経がより障害を受けやすい状態となっていた可能性も指摘した。以後多くの前向き調査が行われ，この合併症が脊髄くも膜下麻酔を受けた0～40％の患者に発生し[11]～[13]，その発生率は患者の術中の体位によって大きく影響を受けることが確認された。例えば，2％リドカインを投与された患者の中で，仰臥位でヘルニア手術を受けた患者にはTNSが認められなかったのに対し，関節鏡が施行された患者では16％の発生率と差があることが報告されている。後者では術中健肢がずっと伸展されていたのに対し，患肢の位置は関節鏡の動きに合わせて常に変化していたため，一部の仙骨神経が障害を受けやすい状態となっていたと推測される。一方，硬膜外麻酔後にはあまり発生しない[14]。使用された局所麻酔薬の種類では，リドカイン後に最も多く，ブピバカイン，プリロカイン，テトラカイン後には少ない。フェニレフリンなどの血管収縮剤を添加すると発生率が上昇するが，表1に示された因子は，その発生率に影響しないと考えられている。

TNSは永続する神経障害（馬尾症候群）と同じ局所麻酔薬の神経毒性が原因で発生し，神経障害という範疇の中で最も軽微な症状である可能性が指摘されている。しかし一方，

表1 Transient neurologic symptomsの発生率に影響を与えない因子

- 性
- 年齢
- 既存の神経障害や背部痛
- 脊麻針のタイプやサイズ
- 薬液注入時の脊麻針の向き
- 局所麻酔薬総投与量
- アドレナリン添加（リドカインの場合）
- 麻薬の添加
- 糖の添加
- 穿刺中の異常知覚

TNSの症状は鈍痛や放散痛が主体の非ステロイド系鎮痛薬で対処可能なもので，2〜10日程度で消失してしまう．さらに，neurologicという単語を名称に含んでいるにもかかわらず他覚的神経学的所見を欠いているため，TNSの臨床的意義を疑問視する意見も多い．

神経毒性に関する基礎研究

1 in vitro研究

　局所麻酔薬による神経損傷を対象とした基礎研究は以前より行われていたが，1994年以後注目すべき研究が多く発表されるようになった．そのうちin vitro研究で使用されている材料は，カエル[15]，ザリガニ[16]，ラット[17]などの軸索と培養神経細胞の大きく2つに分けられる．代表的な研究として，スクロースギャップ法を用いて局所麻酔薬が末梢神経の複合活動電位に与える影響を観察したものがある．Lambertら[15]は，髄鞘を取り除いたカエルの坐骨神経を活動電位が記録できるようにスクロースギャップのチャンバーに設置し，さまざまな局所麻酔薬に浸したところ，高濃度局所麻酔薬で処理した神経は，数時間あるいは丸1日リンゲル液で洗い流してもまったく活動電位を取り戻さなかったという．

　一方，不可逆的な伝導遮断の発生だけでは，臨床上見られる馬尾症候群などの永続的神経障害を説明できないとして，ザリガニ巨大神経軸索の膜休止電位を観察した研究がある[16]．究極的な神経障害は神経細胞死であり，それは細胞膜休止電位の消失となって現れるという理論に基づいている．その結果，局所麻酔薬は細胞膜休止電位に対しても，用量・時間依存的な変化を起こすことが示された．

　鶏胚の一次ニューロン[18〜21]や*Lymnaea stagnalis*という水性カタツムリから得られた培養細胞を用いた研究[22]では，その成長円錐が観察されている．成長円錐は神経軸索の中でも周囲の環境に最も敏感な組織だと考えられており，局所麻酔薬の存在によって虚脱を起こすことが知られている．

ラットの後根神経節から得られた培養細胞[23]，健康な知覚神経から得られた細胞株[24][25]や褐色細胞腫由来細胞[26]も実験材料として利用され，形態学的，電気生理学的，蛍光光度的手法で研究されている。しかし，in vitroモデル，特に培養細胞モデルで見られる現象が，臨床上発生する現象を必ずしも表しているとは言えず，それらを使って行われた研究結果の解釈は難しい。

2 in vivo研究

局所麻酔薬の機能的・組織的な影響を調べるためには，血液の供給を有するほ乳類のモデルを使用することが理想的である。1980年頃から，ラット[27][28]，ウサギ[29]，羊やサル[30]のくも膜下腔内に局所麻酔薬を投与してその影響を観察するin vivo研究が行われていたが，どの実験モデルも神経毒性の影響の検出力という点で大きな問題点があった。例えば，以前のラットくも膜下腔モデルでは，挿入されたカテーテル自体による機械的損傷が大きく，局所麻酔薬による影響と判別しにくかった。しかし，1994年以後カテーテルのサイズや材質の改良[31]が行われ，機能的評価のみならず組織学的評価の信頼性が著しく向上した。もちろんカテーテルの挿入技術も改善し，さらには新しい測定項目が採用されるようになり，神経毒性に対してより感受性の高いモデルが使用されるようになった。Sakuraらは，より細いカテーテルを脊髄円錐より尾側に進め，そのカテーテルを通して薬液を投与して，仙髄・下部腰髄神経根に臨床の脊髄くも膜下麻酔と同様の効果を得ることができるようにした。機能的神経障害の程度を熱刺激に対する尻尾の反応で評価したり[32]，光学・電子顕微鏡で脊髄や馬尾神経標本を観察することが可能となった。その結果，高濃度局所麻酔薬投与後に，脊髄神経線維の脱髄変性が特徴的に見られることが分かってきた（図1，図2）[33][34]。また，神経根が脊髄に入り込む部分（Obersteiner-Redlich zone）は乏突起神経膠細胞で髄鞘が形成されており，傷害を受けやすいことも知られるようになった[35][36]。一方，マイクロダイアリシスを利用した脳脊髄液中の成分分析[37]〜[39]も行われている。

神経毒性の発生機序

最近行われたほとんどのin vitro[40]やin vivo研究の結果から，局所麻酔薬溶液が神経障害を引き起こす主原因は，局所麻酔薬自体の神経毒性であることが分かってきた。曝露した局所麻酔薬が高濃度であるほど，神経に不可逆的な変化が起こりやすい。もちろん，高濃度の局所麻酔薬溶液では浸透圧が高いことも問題となるかもしれない。500mOsmを超える浸透圧を有する溶液はネコのC線維に機能的障害を来たすことが知られている[41]。また，高濃度のリドカインは単独でも高い浸透圧を有するが，市販の局所麻酔薬製剤では高濃度の糖液と混合されてさらに浸透圧が高くなり800mOsmを超える[42]。しかし，高浸透圧だけでは必ずしも神経障害が発生しない。ラットのくも膜下腔に10％の糖液という高浸透圧液（608mOsm）を持続注入した後の神経機能や神経組織の変化は，それより

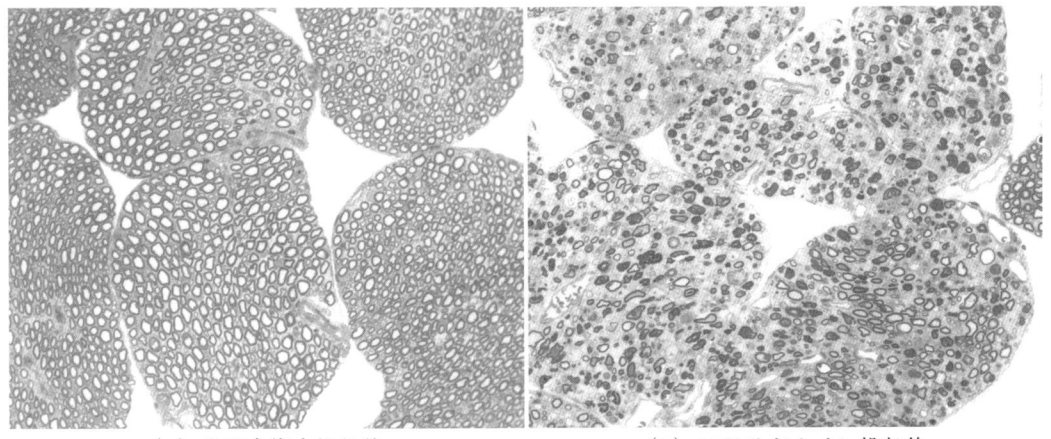

（A）生理食塩水投与後　　　　　　　　　（B）10％リドカイン投与後

図1　ラットのくも膜下腔に生理食塩水あるいは10％リドカインを投与後4日目の馬尾神経の光学顕微鏡像

局所麻酔薬を投与されたものでは，神経軸索の脱髄変性が特徴的である。

(Sakura S, Bollen AW, Ciriales R, et al. Local anesthetic neurotoxicity does not result from blockade of voltage-gated sodium channels. Anesth Analg 1995 ; 81 : 338−46 より改変引用)

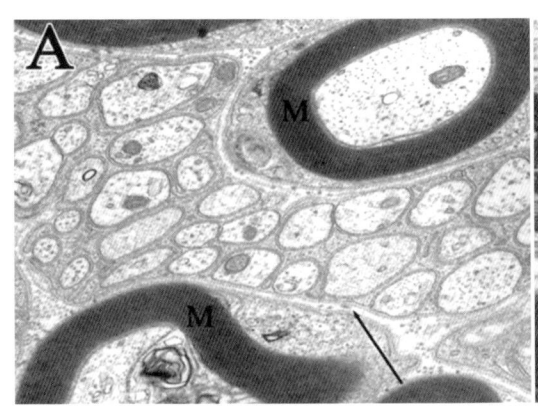

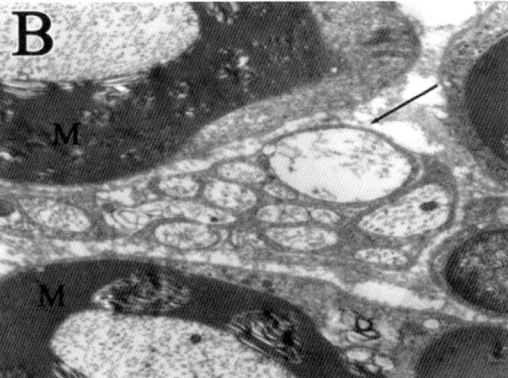

（A）生理食塩水投与後　　　　　　　　　（B）10％リドカイン投与後

図2　ラットのくも膜下腔に生理食塩水あるいは10％リドカインを投与後4日目の馬尾神経の電子顕微鏡像

Mおよび矢印は，それぞれ有髄および無髄線維を示す。局所麻酔薬を投与されたものでは，有髄神経軸索の脱髄や髄鞘崩壊，無髄神経線維のニューロフィラメントの不鮮明化やミトコンドリアの変性が特徴的である。

(Sakura S, Kirihara Y, Muguruma T, et al. The comparative neurotoxicity of intrathecal lidocaine and bupivacaine in rats. Anesth Analg 2005 ; 101 : 541−7 より改変引用)

浸透圧の低い局所麻酔薬溶液投与後の変化よりはるかに少ないからだ[43]。

神経組織の虚血性変化も局所麻酔薬の神経毒性作用を修飾する。局所麻酔薬によっては投与すると局所血管が収縮するものがある。そのような場合には，神経組織が虚血に陥るために障害の残る可能性がある。しかし，実際にラットのくも膜下腔にアドレナリンを投与しても，局所麻酔薬投与後に認められるような機能的組織的障害は発生しない[44]ことが知られており，神経の虚血だけで局所麻酔薬投与後の神経損傷を説明することは

できない。

　それでは，局所麻酔薬自体がどのような機序で神経毒性を示すようになるのだろうか。ラットのくも膜下腔にリドカイン，ブピバカインそして純粋なNaチャネル遮断薬であるテトロドトキシンを等価（EC_{50}の10倍の濃度）で投与してみると，前2者の局所麻酔薬を投与されたラットにだけ機能障害が発生する[33]。また，薬液投与後1週間の組織学的な異常を調べてみると，やはり局所麻酔薬を投与されたラットの神経根だけが脱髄や変性を起こしていた。このことは，局所麻酔薬の神経毒性が局所麻酔薬の主作用であるNaチャネル遮断作用とは無関係に発生することを示している。

　Ohtakeら[37]は，ウサギのくも膜下腔にさまざまな濃度のテトラカイン溶液を注入し，脊髄の主要な興奮性神経伝達物質であるグルタメートの脳脊髄液内濃度の変化を観察している。その結果，テトラカイン溶液投与後にグルタメートの上昇が認められ，その中で高濃度溶液を投与された動物では機能的組織学的異常が観察された。グルタメート自体に毒性のあることは知られており，局所麻酔薬の神経毒性がグルタメートによるものである可能性が示唆される。

　一方Goldら[23]は，ラット後根神経節の一次求心ニューロンをリドカインに浸して，その時の神経細胞の状態と細胞内カルシウムイオン濃度を測定比較している。その結果，リドカイン濃度を高くすると後根神経節細胞の死亡率が増加し，細胞内カルシウムイオンの増加が認められたという。局所麻酔薬の神経毒性に，細胞内カルシウムイオンが関与しているのかもしれない。

　Tanら[26]は，ラット褐色細胞腫由来の細胞を利用してテトラカインによる細胞死を観察した。その結果，MAPKs（mitogen-activated protein kinases，細胞表面から核へのシグナル伝達を仲介し，アポトーシスにも関与する）がテトラカインによる細胞死に関与していること，細胞死には細胞内カルシウムイオンの上昇を伴っていること，そしてLタイプCaチャネルはその細胞死には無関係であることを示した。

　Johnsonら[25]は，ラット後根神経節から得られた細胞株をリドカインに曝露したところ，低濃度短時間の曝露ではミトコンドリア電位の消失が起こり，高濃度長時間の曝露でミトコンドリアからのチトクロムCの遊離やカスパーゼの活性化が起こることを発見した。これらの結果は，リドカインの神経毒性がアポトーシス経路の活性化に伴うミトコンドリアの機能不全にも関係していることを示唆している。

　局所麻酔薬の界面活性作用に神経毒性の原因を求める理論もある。Kitagawaら[45]は，リン脂質で作製したモデル膜を使ったユニークな研究を行っている。その結果によると，局所麻酔薬濃度が臨界ミセル形成濃度以上になると，膜の不可逆的構造変化が起こるという。すなわち，高濃度局所麻酔薬は，石鹸が油を溶かすように細胞膜を溶かすために神経損傷を起こすというのだ。

神経毒性に影響を与える因子

1 局所麻酔薬の種類

　いくつかの in vitro モデルを使用して局所麻酔薬間の神経毒性が比較されている。例えば、カエルの髄鞘を除いた坐骨神経の複合活動電位を観察した研究[15]では、5％リドカインに浸した神経の方が0.75％ブピバカインに浸したものよりも不可逆的な作用が発生しやすかったという。また成長円錐を観察した研究[18,19]によると、成長円錐を虚脱させるためには、テトラカインやブピバカイン、ロピバカイン、メピバカイよりリドカインの方が高濃度の溶液を必要とした。これは、リドカインが他の局所麻酔薬溶液より毒性が高い可能性を示唆する結果である。

　一方 in vivo 実験でも、Sakura ら[34]が等力価のリドカインとブピバカインの神経毒性を比較し、前者で毒性が有意に高いことを証明した（図3）。また、ブピバカインの光学異

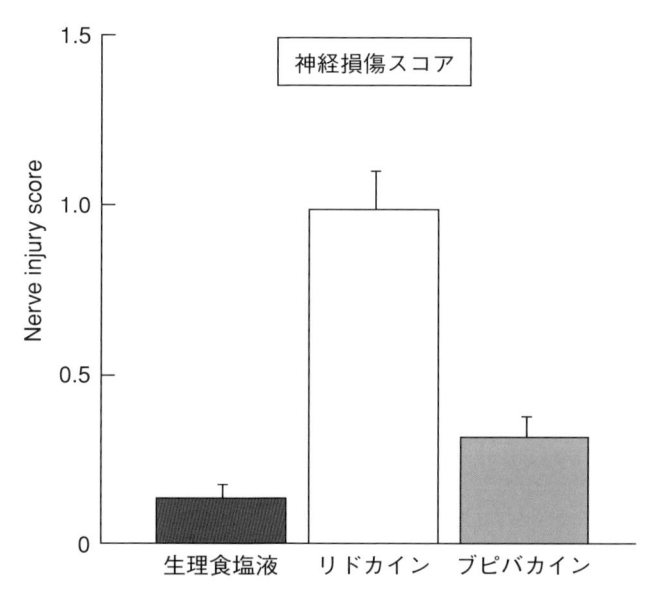

図3　ラットのくも膜下腔に生理食塩液，10％リドカイン，2.13％ブピバカインのいずれかの溶液を投与後4日の馬尾神経の組織学的損傷スコア

　各神経束の損傷の程度を光学顕微鏡で0（無）から3（大）に分類し、1枚の切片標本で見られる神経束の損傷の平均を求めた。平均±標準誤差。＊リドカインを投与されたラットの神経損傷は、生理食塩液やブピバカインを投与されたものに比べて有意にひどかった。

（Sakura S, Kirihara Y, Muguruma T, et al. The comparative neurotoxicity of intrathecal lidocaine and bupivacaine in rats. Anesth Analg 2005 ; 101 : 541-7 より引用）

性体である右旋性のレボブピバカインは，左旋性のデキストロブピバカインと異なり心毒性がないことが知られているが，神経毒性は光学異性体間で差がなくブピバカインと同様に低いことが明らかになった[46]。ところで，プリロカインはリドカインと比較してTNS発生率の低いことが報告されている[47)～49)]が，不思議なことに両者の神経毒性には差はない[50]。

2 局所麻酔薬の濃度

投与する局所麻酔薬の濃度を低下させるとその神経毒性は減少する。例えば，カエルの坐骨神経の研究[40]では，高濃度（80mM）のリドカインで不可逆的変化を示した複合活動電位も，低濃度（40mM）の溶液に浸すとその変化は可逆的であった。また，ラットのくも膜下腔に5％と1.25％リドカインを同じ総投与量で投与したところ，低濃度のリドカイン後の組織学的損傷の程度は有意に低かったという[51]。

3 糖添加

過去に報告された馬尾症候群などの神経障害症例では，糖液の入った局所麻酔薬が使用されていたものが多いが，これは単に脊髄くも膜下麻酔における高比重液の使用頻度が高いことが原因のようである。カエルの坐骨神経の複合活動電位に，7.5％ブドウ糖自体がまったく影響を与えないことや，局所麻酔薬の影響を増強させないことが証明されている[15]。また，ラットのくも膜下腔に7.5％ブドウ糖を添加したリドカインと無添加のリドカインを注入しても，2つの溶液の神経障害発生の程度に差がないこと[42]や，臨床投与される最高濃度（10％）糖液だけを投与しても神経線維に組織学的な悪影響を及ぼさないことが示されている[43]。

4 血管収縮剤添加

局所麻酔薬の作用増強と持続時間延長を目的として添加される血管収縮剤は，局所麻酔薬を局所に長い時間留めておく可能性があり，その神経毒性を増強させる働きがある。*In vivo*研究の結果によれば，ラットのくも膜下腔にアドレナリンだけを投与しても神経損傷は起こらない[44]。しかし，アドレナリンをリドカインに加えた溶液投与後のラットの尻尾の機能と脊髄神経組織を観察すると，リドカイン単独投与後のものより機能低下と神経損傷の程度がひどい。また，テトラカインにアドレナリンを加えた溶液をウサギのくも膜下腔に投与すると，脳脊髄液中のグルタメート濃度がテトラカインだけを注入した場合より増加する[38]。

5 クロロプロカインと亜硫酸ナトリウム

クロロプロカインは，1980年初期に術後神経障害を来たした症例報告[52)～54)]（多くは硬

基礎編

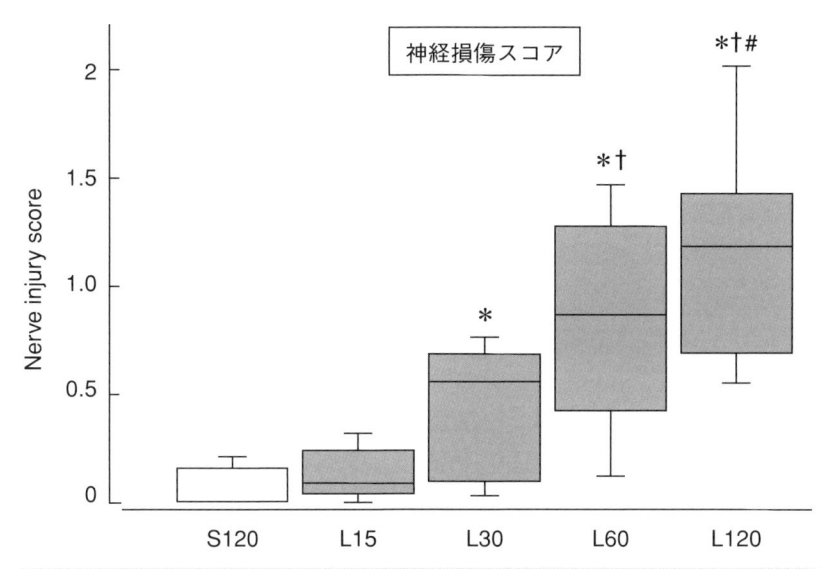

図4 硬膜外腔に生理食塩液120分間（S120）あるいは5％リドカインを15分（L15），30分（L30），60分（L60），120分間（L120）投与されたラットの4日後の馬尾神経の組織学的損傷の程度

各神経束の損傷の程度を光学顕微鏡で0（無）から3（大）に分類し，1枚の切片標本で見られる神経束の損傷の平均を求めた。箱は25〜75パーセンタイル値，中の実線は中間値，エラーバーは10および90パーセンタイル値を示す。

＊：$P<0.05$ vs 生理食塩液，†：$P<0.05$ vs リドカイン15分間注入，#：$P<0.05$ vs リドカイン30分間注入。

（Muguruma T, Sakura S, Saito Y. Epidural lidocaine induces dose-dependent neurologic injury in rats. Anesth Analg 2006 ; 103 : 876-81 より改変引用）

膜外麻酔を意図に投与された薬剤がくも膜下腔投与となって発生した）が相次いだことから問題となった薬剤である。使用されていたクロロプロカインには酸化防止剤の亜硫酸ナトリウムが添加されており，神経障害は添加剤から遊離した二酸化硫黄が原因であるとも考えられた。Gissenらによるウサギの迷走神経の研究[55]で，亜硫酸塩と低いpHの組み合わせで不可逆性伝導障害が起こることが観察されたからである。しかし，近年のくも膜下腔モデルを使った実験結果[56)57)]からは，亜硫酸塩に毒性もしくは局所麻酔薬の毒性増強作用があるとは考えられない。興味深いことにTaniguchiら[57)]は，亜硫酸塩には局所麻酔薬の毒性防止効果があることまで発表している。結局，クロロプロカインが使用されなくなった原因はくも膜下腔への多量投与だった可能性が強く，近年クロロプロカインを脊髄くも膜下麻酔用薬剤として使用し始めようとする動きもある[58)]。

硬膜外麻酔，末梢神経ブロックでの神経障害発生の可能性

同じneuraxial blockでありながら，脊髄くも膜下麻酔と比較して硬膜外麻酔後に神経障害の発生症例が少ないのは，局所麻酔薬の神経毒性が投与経路によって異なるからで

ある。Kiharaら[59]は，ラットのくも膜下腔と硬膜外腔に同じ麻酔効果が得られる容量の10％リドカインを投与して，後者の神経損傷が前者に比べ著しく少ないことを発見した。

　局所麻酔薬の神経毒性がくも膜下腔投与に比べて硬膜外腔投与で低い理由は，おそらく作用機序の違いによると考えられる。すなわち，くも膜下腔に投与された局所麻酔薬が脊髄や脊髄神経に直接作用するのと異なり，硬膜外腔に投与された局所麻酔薬の一部には硬膜スリーブを通過して脳脊髄液中に達し脊髄神経や脊髄で作用を現すものもあるが，大部分は硬膜外腔の神経や後根神経節あるいは硬膜を浸透して脊髄神経根に作用する。したがって，感受性の高い馬尾神経自体に作用する薬物の割合は低く，毒性を示しにくいと推測できる。ただし，投与される局所麻酔薬の用量が多ければ，硬膜外腔でも毒性を示す（図4）[60]。高濃度局所麻酔薬の長時間持続投与は避けるべきだろう。

　末梢神経ブロック後の神経障害の発生率も脊髄くも膜下麻酔よりかなり低い。Auroyらの調査結果[8]によれば，約20,000例の末梢神経ブロック後に神経障害を呈したのは4例であり，硬膜外麻酔後の発生率とほぼ同じである。しかし，ラットの坐骨神経周囲に投与された局所麻酔薬も濃度依存的に神経損傷を来たすことが確認されており[61]，必要以上の濃度，用量，持続時間の局所麻酔薬投与はやはり避けるべきだろう。

■参考文献

1) Rigler ML, Drasner K, Krejcie TC, et al. Cauda equina syndrome after continuous spinal anesthesia. Anesth Analg 1991 ; 72 : 275-81.
2) Rigler ML, Drasner K. Distribution of catheter-injected local anesthetic in a model of the subarachnoid space. Anesthesiology 1991 ; 75 : 684-92.
3) Drasner K, Rigler ML. Repeat injection after a "failed spinal" : at times, a potentially unsafe practice. Anesthesiology 1991 ; 75 : 713-4.
4) Auroy Y, Narchi P, Messiah A, et al. Serious complications related to regional anesthesia : results of a prospective survey in France. Anesthesiology 1997 ; 87 : 479-86.
5) Drasner K, Rigler ML, Sessler DI, et al. Cauda equina syndrome following intended epidural anesthesia. Anesthesiology 1992 ; 77 : 582-5.
6) Cheng ACK. Intended epidural anesthesia as possible cause of cauda equina syndrome. Anesth Analg 1994 ; 78 : 157-9.
7) Sakura S, Toyota K, Doi K, et al. Recurrent neurological symptoms in a patient following repeat combined spinal and epidural anaesthesia. Br J Anaesth 2002 ; 88 : 141-3.
8) Auroy Y, Benhamou D, Bargues L, et al. Major complications of regional anesthesia in France : the SOS regional anesthesia hotline service. Anesthesiology 2002 ; 97 : 1274-80.
9) Born G. Neuropathy after bupivacaine (Marcaine) wrist and metacarpal nerve blocks. J Hand Surg 1984 ; 9A : 109-12.
10) Schneider MC, Ettlin T, Kaufmann M, et al. Transient neurologic toxicity after hyperbaric subarachnoid anesthesia with 5％ lidocaine. Anesth Analg 1993 ; 76 : 1154-7.
11) 佐倉伸一，橋本圭司，岸本朋宗．局所麻酔薬の神経毒性：脊椎麻酔後に見られる神経症状．臨床麻酔 1999 ; 23 : 9-18.
12) Hampl KF, Schneider MC, Ummenhofer W, et al. Transient neurologic symptoms after spinal anesthesia. Anesth Analg 1995 ; 81 : 1148-53.
13) Sakura S, Sumi M, Sakaguchi Y, et al. The addition of phenylephrine contributes to the devel-

opment of transient neurologic symptoms after spinal anesthesia with 0.5％ tetracaine. Anesthesiology 1997 ; 87 : 771−8.
14) Pollock JE, Mulroy MF, Bent E, et al. A comparison of two regional anesthetic techniques for outpatient knee arthroscopy. Anesth Analg 2003 ; 97 : 397−401.
15) Lambert LA, Lambert DH, Strichartz GR. Irreversible conduction block in isolated nerve by high concentrations of local anesthetics. Anesthesiology 1994 ; 80 : 1082−93.
16) Kanai Y, Katsuki H, Takasaki M. Graded, irreversible changes in crayfish giant axon as manifestations of lidocaine neurotoxicity *in vitro*. Anesth Analg 1998 ; 86 : 569−73.
17) Kanai Y, Katsuki H, Takasaki M. Lidocaine disrupts axonal membrane of rat sciatic nerve *in vitro*. Anesth Analg 2000 ; 91 : 944−8.
18) Saito S, Radwan I, Obata H, et al. Direct neurotoxicity of tetracaine on growth cones and neurites of growing neurons *in vitro*. Anesthesiology 2001 ; 95 : 726−33.
19) Radwan IAM, Saito S, Goto F. The neurotoxicity of local anesthetics on growing neurons : a comparative study of lidocaine, bupivacaine, mepivacaine, and ropivacaine. Anesth Analg 2002 ; 94 : 319−24.
20) Radwan IAM, Saito S, Goto F. Growth cone collapsing effect of lidocaine on DRG neurons is partially reversed by several neurotrophic factors. Anesthesiology 2002 ; 97 : 630−5.
21) Radwan IAM, Saito S, Goto F. Neurotrophic factors can partially reverse morphological changes induced by mepivacaine and bupivacaine in developing sensory neurons. Anesth Analg 2003 ; 97 : 506−11.
22) Kasaba T, Onizuka S, Takasaki M. Procaine and mepivacaine have less toxicity *in vitro* than other clinically used local anesthetics. Anesth Analg 2003 ; 97 : 85−90.
23) Gold MS, Reichling DB, Hampl KF, et al. Lidocaine toxicity in primary afferent neurons from the rat. J Pharmacol Exp Ther 1998 ; 285 : 413−21.
24) Johnson ME, Saenz AJ, DaSilva AD, et al. Effect of local anesthetic on neuronal cytoplasmic calcium and plasma membrane lysis (necrosis) in a cell culture model. Anesthesiology 2002 ; 97 : 1466−76.
25) Johnson ME, Uhl CB, Spittler K-H, et al. Mitochondrial injury and caspase activation by the local anesthetic lidocaine. Anesthesiology 2004 ; 101 : 1184−94.
26) Tan Z, Dohi S, Chen J, et al. Involvement of the mitogen-activated protein kinase family in tetracaine-induced PC12 cell death. Anesthesiology 2002 ; 96 : 1191−201.
27) Bahar M, Cole G, Rosen M, et al. Histopathology of the spinal cord after intrathecal cocaine, bupivacaine, lignocaine and adrenaline in the rat. Eur J Anaesth 1984 ; 1 : 293−7.
28) Li DF, Bahar M, Cole G, et al. Neurological toxicity of the subarachnoid infusion of bupivacaine, lignocaine or 2-chloroprocaine in the rat. Br J Anaesth 1985 ; 57 : 424−9.
29) Ready LB, Plumer MH, Haschke RH, et al. Neurotoxicity of intrathecal local anesthetics in rabbits. Anesthesiology 1985 ; 63 : 364−70.
30) Rosen MA, Baysinger CL, Shnider SM, et al. Evaluation of neurotoxicity after subarachnoid injection of large volumes of local anesthetic solutions. Anesth Analg 1983 ; 62 : 802−8.
31) Sakura S, Hashimoto K, Bollen AW, et al. Intrathecal catheterization in the rat : an improved technique for morphologic analysis of drug-induced injury. Anesthesiology 1996 ; 85 : 1184−9.
32) Drasner K, Sakura S, Chan VWS, et al. Persistent sacral sensory deficit induced by intrathecal local anesthetic infusion in the rat. Anesthesiology 1994 ; 80 : 847−52.
33) Sakura S, Bollen AW, Ciriales R, et al. Local anesthetic neurotoxicity does not result from blockade of voltage-gated sodium channels. Anesth Analg 1995 ; 81 : 338−46.
34) Sakura S, Kirihara Y, Muguruma T, et al. The comparative neurotoxicity of intrathecal lidocaine and bupivacaine in rats. Anesth Analg 2005 ; 101 : 541−7.
35) Kaneko S, Matsumoto M, Tsuruta S, et al. The nerve root entry zone is highly vulnerable to

intrathecal tetracaine in rabbits. Anesth Analg 2005 ; 101 : 107-14.
36) Takenami T, Yagishita S, Asato F, et al. Neurotoxicity of intrathecally administered tetracaine commences at the posterior roots near entry into the spinal cord. Reg Anesth Pain Med 2000 ; 25 : 372-9.
37) Ohtake K, Matsumoto M, Wakamatsu H, et al. Glutamate release and neuronal injury after intrathecal injection of local anesthetics. Neuroreport 2000 ; 11 : 1105-9.
38) Oka S, Matsumoto M, Ohtake K, et al. The addition of epinephrine to tetracaine injected intrathecally sustains an increase in glutamate concentrations in the cerebrospinal fluid and worsens neuronal injury. Anesth Analg 2001 ; 93 : 1050-7.
39) Yamashita A, Matsumoto M, Matsumoto S, et al. A comparison of the neurotoxic effects on the spinal cord of tetracaine, lidocaine, bupivacaine, and ropivacaine administered intrathecally in rabbits. Anesth Analg 2003 ; 97 : 512-9.
40) Bainton CR, Strichartz GR. Concentration dependence of lidocaine-induced irreversible conduction loss in frog nerve. Anesthesiology 1994 ; 81 : 657-67.
41) King JS, Jewett DL, Sundberg HR. Differential blockade of cat dorsal root C fibers by various chloride solutions. J Neurosurgery 1972 ; 36 : 569-83.
42) Sakura S, Chan VWS, Ciriales R, et al. The addition of 7.5 % glucose does not alter the neurotoxicity of 5 % lidocaine administered intrathecally in the rat. Anesthesiology 1995 ; 82 : 236-40.
43) Hashimoto K, Sakura S, Bollen AW, et al. Comparative toxicity of glucose and lidocaine administered intrathecally in the rat. Reg Anesth Pain Med 1998 ; 23 : 444-50.
44) Hashimoto K, Hampl KF, Nakamura Y, et al. Epinephrine increases the neurotoxic potential of intrathecally administered lidocaine in the rat. Anesthesiology 2001 ; 94 : 876-81.
45) Kitagawa N, Oda M, Totoki T. Possible mechanism of irreversible nerve injury caused by local anesthetics : detergent properties of local anesthetics and membrane disruption. Anesthesiology 2004 ; 100 : 962-7.
46) Muguruma T, Sakura S, Kirihara Y, et al. Comparative somatic and visceral antinociception and neurotoxicity of intrathecal bupivacaine, levobupivacaine, and dextrobupivacaine in rats. Anesthesiology 2006 ; 104 : 1249-56.
47) Konig W, Ruzicic D. Absence of transient radicular irritaion after 5179 spinal anaesthetics with prilocaine. Anaesthesia 1997 ; 52 : 182-3.
48) Hampl KF, Heinzmann-Wiedmer S, Luginbuehl I, et al. Transient neurologic symptoms after spinal anesthesia : a lower incidence with prilocaine and bupivacaine than with lidocaine. Anesthesiology 1998 ; 88 : 629-33.
49) de Weert K, Traksel M, Gielen M, et al. The incidence of transient neurological symptoms after spinal anaesthesia with lidocaine compared to prilocaine. Anaesthesia 2000 ; 55 : 1020-4.
50) Kishimoto T, Bollen AW, Drasner K. Comparative spinal neurotoxicity of prilocaine and lidocaine. Anesthesiology 2002 ; 97 : 1250-3.
51) Kishimoto T, Hashimoto K, Ciriales R, et al. The effect of concentration on the neurotoxicity of lidocaine administered intrathecally in the rat. Reg Anesth Pain Med 1998 ; 23 : S47.
52) Reisner LS, Hochman BN, Plumer MH. Persistent neurologic deficit and adhesive arachnoiditis following intrathecal 2-cholorprocaine injection. Anesth Analg 1980 ; 59 : 452-4.
53) Ravindran RS, Bond VK, Tasch MO, et al. Prolonged neural blockade following regional analgesia with 2-chloroprocaine injection. Anesth Analg 1980 ; 59 : 446-51.
54) Moore DC, Spierdijk J, van Kleef JD, et al. Chloroprocaine neurotoxicity : four additional cases. Anesth Analg 1982 ; 61 : 155-9.
55) Gissen AJ, Datta S, Lambert D. The chloroprocaine controversy II. Is chloroprocaine neurotoxic? Reg Anesth 1984 ; 9 : 135-45.

56) Muguruma T, Sakura S, Saito Y. The addition of sodium bisulfite does not alter the neurotoxicity of intrathecal lidocaine in rats. Anesthesiology 2005 ; 103 : A907.
57) Taniguchi M, Bollen AW, Drasner K. Sodium bisulfite : scapegoat for chloroprocaine neurotoxicity? Anesthesiology 2004 ; 100 : 85-91.
58) Kouri ME, Kopacz DJ. Spinal 2-chloroprocaine : a comparison with lidocaine in volunteers. Anesth Analg 2004 ; 98 : 75-80.
59) Kirihara Y, Saito Y, Sakura S, et al. Comparative neurotoxicity of intrathecal and epidural lidocaine in rats. Anesthesiology 2003 ; 99 : 961-8.
60) Muguruma T, Sakura S, Saito Y. Epidural lidocaine induces dose-dependent neurologic injury in rats. Anesth Analg 2006 ; 103 : 876-81.
61) Kalichman MW, Moorhouse DF, Powell HC, et al. Relative neural toxicity of local anesthetics. J Neuropathol Exp Neurol 1993 ; 52 : 234-40.

〔佐倉　伸一〕

基礎編 2 局所麻酔薬中毒発現にかかわる因子

A 局所麻酔薬の構造と代謝

本稿では局所麻酔薬の構造および代謝について整理する。またこれらの要素が局所麻酔中毒にどのように影響するかについて述べる。

構造について

臨床で用いられる局所麻酔薬は共通した構造と物理化学的性質をもつ。そこで個々では局所麻酔薬の原点といわれているコカインの構造について解説し，さらに局所麻酔薬の構造および物理化学的性質，化学構造の意義について述べる。また多くの化合物が局所麻酔作用をもつことが知られているが[1〜3]，これらの薬剤に構造活性相関を見出すのは容易ではない。

1 コカインの構造―合成局所麻酔薬の出発点―

コカインは1894年に最初の局所麻酔薬として登場した。この物質は溶液中では不安定で，滅菌などにより簡単に加水分解されることが知られている（図1）。コカインの構造をみてみると，安息香酸とアルコールの一種であるエクゴニンがエステル結合したものである。不斉炭素原子を有し，光学異性体が4種あり，そのうち天然産の左旋性（L体）のものが薬理的に有効である。安息香酸の部分に局所麻酔作用が生じるためには重要で，他の酸基では代用できないことが知られている。このようにコカイン構造式（図1）の点線で囲んだ部分の，ベンゼン環，中間鎖，アミンという3つの基本の構造に着目し，合成局所麻酔薬の研究が進められた。

2 局所麻酔薬の基本的な構造について

すでに述べたように，局所麻酔薬の構造式の基本的な骨格は3つの部分からなる（図2）。局所麻酔薬は中間鎖と呼ばれるアルキル鎖（炭素鎖）をはさんで水溶性のアミノ基と脂溶性のベンゼン環（芳香環）の部分から構成されている[4]。芳香環の部分は脂溶性であり，アミノ基は塩基なので水素イオンと親和性をもち，生理的pHである程度の割合で陽イオ

図1 コカインの構造と加水分解産物
(森 隆, 浅田 章. 局所麻酔薬の構造. 浅田 章編. 局所麻酔 その基礎と臨床. 東京: 克誠堂出版; 2004. p.7 より改変引用)

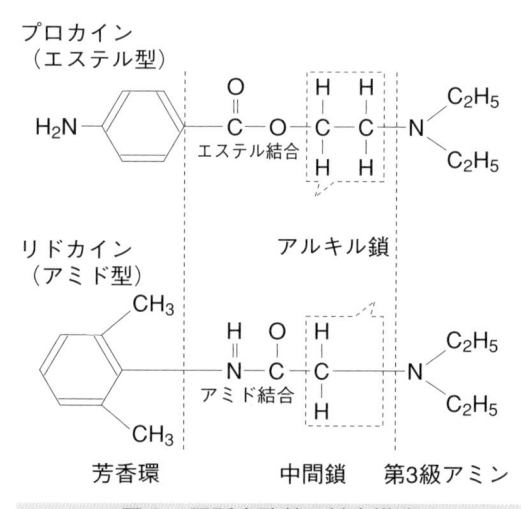

図2 局所麻酔薬の基本構造
(森 隆, 浅田 章. 局所麻酔薬の構造. 浅田 章編. 局所麻酔 その基礎と臨床. 東京: 克誠堂出版; 2004. p.7 より引用)

ンを擁している。アミノ基はプリロカインなど第2級アミンの場合もあるが大部分が第3級アミンである。中間鎖には2種類あることが分かっており，エステル結合が含まれるとエステル型局所麻酔薬，アミド結合が含まれているとアミド型局所麻酔薬と呼ばれる（図3, 図4）。局所麻酔薬は弱い塩基ではあるが水に溶けにくいため，通常治療に使用する場合には，溶解性と安定性を得るために塩酸塩水溶液の状態で調製されている。体内では電荷をもたない塩基型（非イオン型）もしくは陽イオン型として存在する。このような局所麻酔薬の物理化学的特徴については後ほど紹介する。

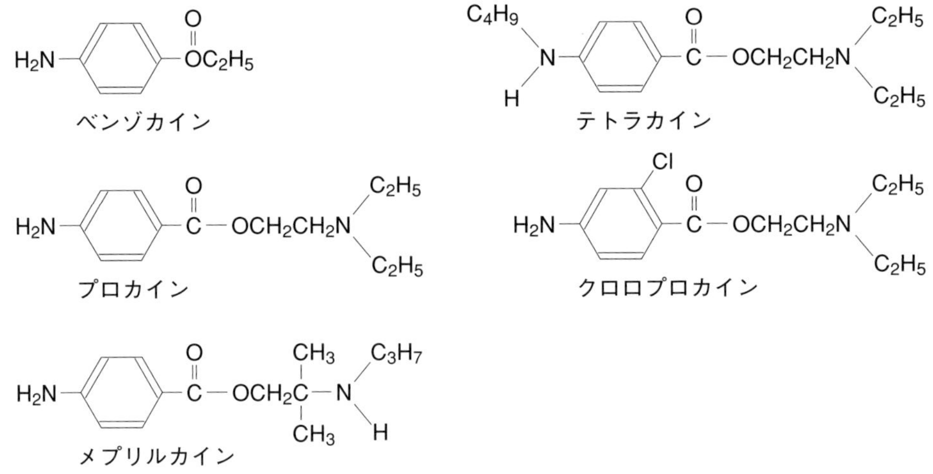

2．局所麻酔薬中毒発現にかかわる因子

図3 エステル型局所麻酔薬の構造
（森　隆, 浅田　章. 局所麻酔薬の構造. 浅田　章編. 局所麻酔　その基礎と臨床. 東京：克誠堂出版；2004. p.8より引用）

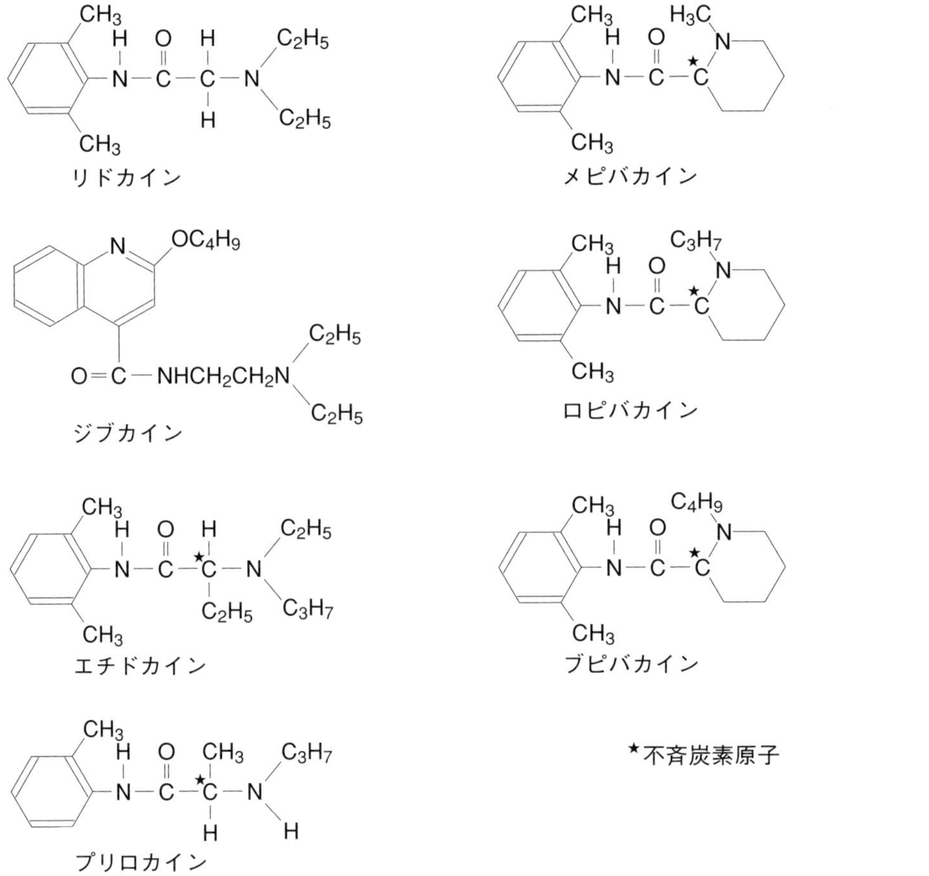

図4 アミド型局所麻酔薬の構造
（森　隆, 浅田　章. 局所麻酔薬の構造. 浅田　章編. 局所麻酔　その基礎と臨床. 東京：克誠堂出版；2004. p.8より引用）

★不斉炭素原子

3 局所麻酔薬の構造の化学的特徴

　局所麻酔薬を芳香環，中間鎖，アミンの3つの部分について，それぞれの化学構造の物理化学的性質や局所麻酔作用に与える影響について，例を交えて解説する。

a. 芳香環

　芳香環は局所麻酔活性に大きく影響を与える。この部分は局所麻酔薬分子の脂溶性において，また芳香環の置換基によって生じる共鳴効果が局所麻酔活性に影響する。エステル型局所麻酔薬では電子供与基がオルソ位（o-）かパラ位（p-），または両方に存在する場合，局所麻酔薬の力価が上昇し，オルソ位，パラ位が，テトラカインのようにアルキルアミノ基，アルコキシ基などの電子供与基で置換されている局所麻酔薬は，置換基のない局所麻酔薬と比べて局所麻酔力価が高いことが知られている。これらの効果の違いは共鳴効果と誘起効果が関係しているのではないかと考えられている[5]。またオルソ位，パラ位がニトロ基（$-NO_2$），カルボニル基（$-CO-$），ニトリル基（$-CN$）などの電子授与基で置換されている場合，局所麻酔薬の活性は下がることが知られており，共鳴構造の形成がエステルタイプの局所麻酔薬の活性に影響していることを支持するものである。メタ位（m-）に関してはアミノ基やアルコキシ基が置換されていても電子の共鳴や非局在化はできない。

　アミド型局所麻酔薬においても共鳴構造の形成は生じる可能性がある。o,o'-ジメチル基は脂溶性を高めるだけでなく，共鳴効果も生じ，局所麻酔活性に影響を与えている。

　次に構造における代謝への影響についても論じなければならない。例えばエステル型局所麻酔薬のプロポキシカインでは，オルソ位がプロポキシ基（$-OC_3H_7$）で置換されているため作用時間は延びる。同様のことはアミド型局所麻酔薬でも認められている。o,o'-ジメチル基は局所麻酔薬分子が加水分解を受ける速度を遅くするため適切な作用持続時間を保つことになる。

　上記以外で芳香環の構造が代謝，局所麻酔活性に影響するものとしてはクロロプロカインのオルソ位の塩素の誘起効果が有名である。クロロプロカインがプロカインの4～5倍のスピードで加水分解され，オルソ位の塩素は脂溶性を増すとともに，プロカインより麻酔力価を高める効果がある。クロロプロカインは作用時間が短かく，麻酔力価に比べ全身毒性が少ない[4][6]。

b. 中間鎖

　中間鎖は局所麻酔薬の化学的安定性に重要な部分である。一部の例外を除きエステル結合の方がアミド結合よりも代謝により不活性化されやすい。そのためエステル型局所麻酔薬が作用時間は短くなっている。またアミド結合やエステル結合も麻酔力価に関係している[7]。

　臨床に使用されている局所麻酔薬において，中間鎖に含まれるアルキル鎖の炭素数は1または2である。このアルキル鎖は局所麻酔薬分子の極性（水溶性）をもつ2つの部分に

はさまれている。そのためアルキル鎖の炭素鎖を長くしていくと，2つの極性が強く表れ，実際には逆に脂溶性が低下する。アミド型の局所麻酔薬では炭素鎖の長さは局所麻酔薬のプロトン化に影響する。中間鎖の炭素鎖を長くすると脂溶性の低下とpKaの上昇のため，局所麻酔薬の力価が下がる[8]。

メプリルカイン，エチドカイン，プリロカインなどのように局所麻酔薬の中には中間鎖に含まれるアルキル鎖の側鎖にアルキル基が置換されているものがある（図4）。このようなアルキル側鎖が加水分解の速度を遅くし，作用時間を延長させる[7]。ただし局所麻酔薬の作用持続時間延長は全身的な毒性も高めることになるので注意が必要である。

c. アミン

第3級アミンの構造が局所麻酔作用に必要なのかについては議論が分かれているが[8]，臨床で使用される多くの局所麻酔薬は水溶性の第3級アミンをもつ。第3級アミンは水素イオンに親和性をもつため局所麻酔薬の陽イオン型を形成し，無機酸と速やかに水溶性の塩を形成する。この性質が第3級アミンの注射薬としての製剤化を容易にしている。

第3級アミンの周囲の構造が変わると，その局所麻酔薬分子の水素イオンへの親和性（pKa）が変化する。またピペリジン環の窒素の側鎖がメチル基，ブチル基，プロピル基に置換されたものが，それぞれメピバカイン，ブピバカイン，ロピバカインである（図4）。メピバカイン，ブピバカイン，ロピバカインのような第3級アミンの窒素がピペリジン環の類似である場合，優れた局所麻酔性を発揮する。この側鎖の炭素数が多いほど脂溶性は高まることが知られている。

4 局所麻酔薬の物理化学的性質について

局所麻酔薬により力価，作用発現，持続時間など薬理学的特徴に差が生じるのは，物理化学的性質，すなわち分子の大きさ（分子量），脂溶性，蛋白結合率，pKaが異なるからである（表1）[2)6]。これらについて簡単に説明を加える。

a. 分子量，分子の大きさ

化合物の分子量は溶液中で分子の動く速さに影響する。ナトリウムチャネルの構造や局所麻酔薬の作用経路などについては成書にゆずるが，一般的に分子量の小さいものほど，ナトリウムチャネル内の結合部位から離れるスピードが速いことが知られている。また分子の大きさや形態は，結合部位の情報を知る手がかりになる。

b. 脂溶性（力価について）

脂溶性の高さを決定する構造上の特徴は，先述したように第3級アミンを修飾するアルキル置換基，そして芳香環上のアルキル置換基の大きさ，すなわち炭素鎖の多さである。局所麻酔薬の作用するナトリウムチャネル蛋白は脂質2重膜である細胞膜を貫くような形で存在するが，局所麻酔薬レセプターは細胞質よりに存在するために局所麻酔薬は内側から結合しなければならない。よって一般的に脂溶性が高まるほど局所麻酔薬は細胞を

表1 局所麻酔薬の特性

局所麻酔薬	分子量 (塩基型)	脂溶性 (塩基型) pH 7.4	蛋白結合率 (%)	pKa (25℃)	塩基型の 割合 pH 7.4	作用発現	持続時間	麻酔力価 (A) (プロカインを1として)	全身毒性 (B)	Anesthetic Index (A)/(B)
エステル型										
コカイン	303			8.8		中等度	中等度	2～3	2～3	1
プロカイン	236	100	6	8.9	3	遅い	短い	1	1	1
テトラカイン	264	5822	76	8.5	14	遅い	長い	5～10	12	0.5
クロロプロカイン	271	810		8.7		速い	短い	2.4	0.5	5
アミド型										
リドカイン	234	336	64	7.9	25	速い	中等度	4	1.5	2～3
メピバカイン	246	130	78	7.6	39	速い	中等度	2～3	0.75	3～4
ブピバカイン	288	3420	96	8.1	15	やや遅い	長い	16	4	3～4
プリロカイン	220	129	55	7.9	24	やや遅い	中等度	2～3		
ジブカイン	343		94	8.5		遅い	長い	16	10～20	1.375
エチドカイン	276	7317	94	7.7	25	速い	長い	16		
ロピバカイン	275	775	94	8.1	15	やや遅い	長い	16		

透過しやすくなり，局所麻酔薬はチャネル蛋白内の脂溶性の部分に強く結合すると考えられている。脂溶性が高いとその部分への結合が強くなり，分解や代謝速度が遅くなる。このような理由から麻酔力価は増し，作用持続時間は延長すると考えられている。pKaが比較的低いうえに，脂溶性の高いものほど運動神経への浸透も強く，分離麻酔を起こしにくいということになる。また高い脂溶性を有する局所麻酔薬は容易に神経鞘や脂質である神経膜を通過するので，神経遮断は速やかである。しかし周辺に脂質が豊富であると局所麻酔薬が神経に到達せず効果が発現しにくいこともある。また脂溶性が高まると毒性も強くなり治療薬として使用できず，製品化が難しいことになる。

c. 蛋白結合率

蛋白結合率は神経遮断の持続時間に作用すると考えられている。局所麻酔薬は血漿中の蛋白や組織中の蛋白に結合して存在するが，血漿中の蛋白に結合した局所麻酔薬は薬理学的には不活性であり，非結合型として存在するものが薬理活性を有する。また蛋白結合率の高い局所麻酔薬は蛋白質であるナトリウムチャネルに長時間留まる。プロカインは蛋白結合率が低いので，神経から急速に洗い出されるため作用時間が短い。逆に蛋白結合率の高いブピバカインは局所麻酔薬としての作用時間は長くなる。胎児への局所麻酔薬の移行についても蛋白結合率が影響する。血漿から脳脊髄関門を通して胎児に到達する際に，あるいは母体の胎盤を通過して胎児に到達する際にも，血漿蛋白との結合率が高いブピバカインなどはリドカインに比べ通過率が低い。

d. 解離恒数（pKa）と発現速度

発現速度を決定する重要な因子である。塩基は細胞膜をよく透過し陽イオンは透過しにくいことが知られており局所麻酔薬の塩基比率が高ければ作用の発現が速くなる。一

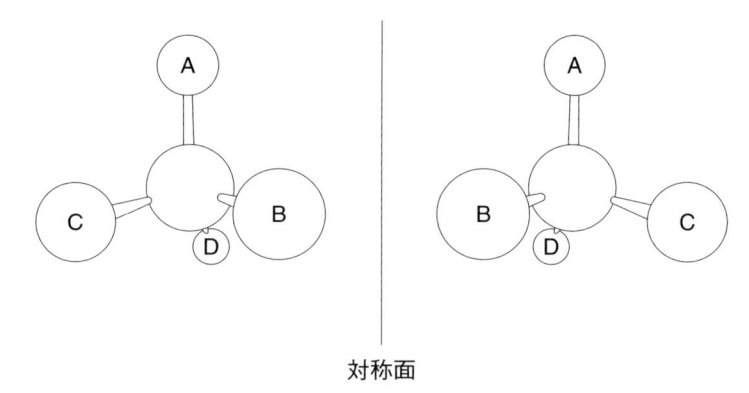

図5 光学異性体の模式図
(小田 裕. 薬理作用. 立体構造と薬理作用の相違. 浅田 章編. 局所麻酔 その基礎と臨床. 東京：克誠堂出版；2004. p.64 より引用)

方，局所麻酔薬のpKa値が低いほど局所麻酔薬は塩基の比率が高くなる。多くの局所麻酔薬のpKaは7〜9であるが，リドカインのpKaは7.9であり，身体の生理学的なpH 7.4において約30％が非イオン型として存在するので，発現時間は比較的早い。一方，ブピバカインのpKaは8.1であり，pH 7.4で非イオン型が15％のみなので，作用発現は遅くなる。詳細については他の章にゆずる。

e. 光学異性体と持続時間

光学異性体とは分子を構成する原子の組成および結合状態は同一であるが，立体構造のみが異なる異性体のことをいう。鏡像異性体と呼ばれることがあるが，これは異性体同士が互いに鏡に映したような対称型をしているためである。メピバカイン，ブピバカイン，エチドカイン，ロピバカイン，プリロカインには2つの鏡像異性体が存在し，一般的には局所麻酔薬の持続時間はS＞Rである。しかし毒性についてはS＜Rである。これらの特性の違いは蛋白結合率の違いが影響を与えていると考えられている（図5，表2)[9]。

代謝について

局所麻酔薬を使用する時，適量を使用すれば問題は少ないと考えられるが，過剰投与は多くの毒性，副作用を生じる可能性がある。またヒトに使用する場合には，個体の局所麻酔薬代謝の能力が異なり，健康人においては適量であると考えられる場合でも毒性，副作用を生じる可能性が十分に存在する。

局所麻酔薬も他の薬剤と同様に生体内で薬物代謝を受けて体外に排泄される。薬物代謝とは簡単にいうと化合物が生体内において酵素による変化を受け，化学構造の変化を受ける化学反応の1つである[5)10]。

投与された薬物は局所に分布した後に全身に分布する（図6)[11]。基本的に局所麻酔薬分子の体内での動きには3つの要素，すなわち，bulk flow，diffusion，vascular transport

表2 ラセミ体ブピバカインとS(−)ブピバカインの痙攣誘発量および痙攣発生時の血中濃度，脳内濃度

	ラセミ体ブピバカイン	S(−)ブピバカイン
痙攣誘発量（mg/kg）	5.0±1.2	6.3±1.4*
総血中濃度（μg/ml）	5.3±1.0	6.7±1.4*
蛋白非結合分画血中濃度（μg/ml）	0.8±0.3	1.3±0.4*
脳内濃度（μg/g）	10.9±3.1	14.6±3.6*

ラットにカテーテルを挿入後に覚醒させ，ラセミ体ブピバカインおよびS(−)ブピバカインを持続静脈内投与した．痙攣発生時に採血とともに脳を取り出し，血中濃度および脳内濃度を高速液体クロマトグラフで定量した．

n＝10，*P＜0.05 compared with racemic bupivacaine

（田中克明ほか，unpublished data）

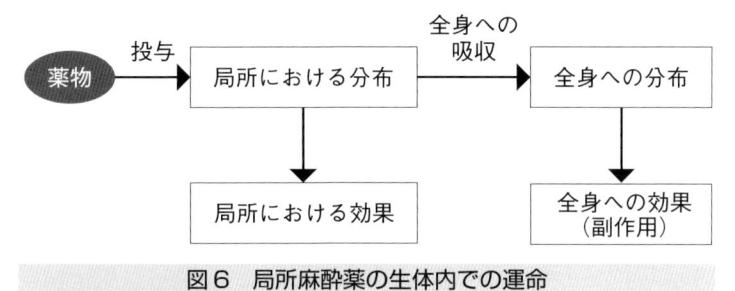

図6 局所麻酔薬の生体内での運命

（長谷一郎．薬理作用．6）代謝．浅田 章編．局所麻酔 その基礎と臨床．東京：克誠堂出版；2004. p.71より引用）

がある．この中でもdiffusionは最も物理化学的特性に依存するが，これらの物理化学的特性については構造のところで前述した通りである．つまり局所麻酔薬の薬物動態は物理化学的性質により異なり，そして代謝を受けることになる[11)12)]．

ここでは局所麻酔薬の代謝について簡単に説明し，局所麻酔薬中毒に影響を与える因子として代謝を左右する因子について解説を加える．

1 局所麻酔薬の代謝について

a. 投与された局所での代謝

局所における局所麻酔薬の代謝は非常にわずかである．例えば脳脊髄液中の偽コリンエステラーゼの活性は血漿の活性の1/100〜1/20であることが知られている．一方アミド型の局所麻酔薬についても局所での代謝はわずかである[11)]．

b. 全身性の代謝について

局所麻酔薬の全身性の代謝について構造の違いで分類して述べる

1）エステル型局所麻酔薬の代謝について
エステル型の局所麻酔薬は血液中と肝臓内で代謝される．エステル型の局所麻酔薬の

うちプロカイン，クロロプロカイン，テトラカインは，血漿の偽コリンエステラーゼによって代謝される。加水分解された代謝産物が血漿中に検出されるがそれぞれの物質の薬理活性は低く，臨床上問題になることは非常に少ないと言われている[11]。

アミド型局所麻酔薬のアミド結合は血液中で非常に安定しており，ほとんどが肝臓で代謝される。クリアランスの値は局所麻酔薬によってかなり幅が大きいが，これは麻酔薬の力価や水溶性，脂溶性，蛋白結合率などによる影響というよりも，むしろ肝血流量や肝臓における薬物代謝酵素の活性に依存していることが報告されている[10)11]。

2) アミド型局所麻酔薬の代謝産物について

生体内におけるアミド型局所麻酔薬は主に肝臓に存在する薬物代謝酵素チトクロームP450によって代謝される[13)~15]。チトクロームP450には多くの分子種が存在し，それぞれの薬物ごとに代謝に関与する分子種が異なる。これらの薬物代謝酵素によって局所麻酔薬が受ける化学反応は大きく分けて3種類あり，芳香族水酸化，N-脱アルキル化，加水分解がある。それぞれの局所麻酔薬の反応経路については後述する。

a) リドカイン

リドカインの代謝についてはヒトやラットなどで多くの報告が行われている。リドカインは他のアミド型局所麻酔薬と同様に肝臓で主に代謝されるが，他に腎臓においても代謝されることが分かっている。主要代謝酵素はCYP3A4とCYP1A2であり，代謝はおもにN-dealkylationとamidehydrolysisが行われる（図2）[13)16]。代謝されたリドカインは中間代謝物（monoethylglycinexylidide：MEGX）となる。そしてさらにglycinexylidide（GX）と2,6-xylidineとなりさらに代謝される。MEGXはリドカインと同等の毒性をもつことが報告されており，代謝産物の排泄が遷延すれば中毒は助長されることになると考えられる[17]。

b) ブピバカイン

ブピバカインも他のアミド型局所麻酔薬と同様に肝臓の薬物代謝酵素cytochromeP450のうちでCYP3Aによって代謝されpipecoloxylidide（PPX）に変化し，これがさらに代謝され数種類の代謝産物が産生されるといわれている。ヒトに静脈内投与されたブピバカインはその6％が代謝されることなく未変化体として尿中に排泄されることが確認されている。3-OH bupivacaineやPPXなど数種類の代謝産物が存在するが，PPXにブピバカインの半分程度の毒性があるといわれている以外は代謝産物の毒性などはよく知られていない[14)18]。

c) ロピバカイン

ロピバカインは主に肝臓において代謝され，10種類の代謝産物が産生されるといわれている。わずか1％のみが代謝されることなく尿中に排泄される。ロピバカインの主要代謝産物は薬物代謝酵素のうちCYP1A2によって37％産生される3-OH-ropivacaineである。その他の代謝産物としては4-OH-ropivacaine，2-OH-methyl-ropivacaine，2',6'-pipecoloxylidide（PPX），3-OH-PPXがあるが，CYP3A4で代謝されることが実験によって確認されている[15)19)20]。

2 代謝に変化を与える因子とその影響について

　薬物代謝能は実験動物と異なりヒトでは個体差が大きく，また心機能や腎機能，肝機能など各臓器の薬物処理能力の差によっても代謝や排泄の変化が起こる。局所麻酔薬を用いる際にはこれらの要素についても認識しておく必要がある。これらについて簡単に説明を行う。

a. 年　齢

　新生児のP450の代謝能力は成人に比べて活性が1/10～1/5と低い。しかし，生後1週間から3カ月でほぼ成人のレベルまで達し，幼児期，小児期の薬物代謝活性は成人の活性を上回るといわれている。

　CYP3A4によって代謝される薬物の多くは加齢によってクリアランスが大きく低下することが報告されている[21]。したがってCYP3A4活性の低下がクリアランス低下の大きな原因である。しかしクリアランスや排泄半減期については薬物代謝のみならず，分布容量や血漿蛋白結合率などに影響を受ける[10,11]。実際に高齢者においてはリドカインのクリアランスが青年の約50％に低下していることが報告されている。

b. 人種差と性差

　薬物代謝能について人種差があることは知られているが，局所麻酔薬の代謝についての人種差については明らかになっていない[11]。

　ヒトにおいては薬物代謝の性差による大きな違いは報告されていない。リドカインの半減期は，女性より男性の方が約50％長いことが報告されているが，これは男性の分布容量の違いが原因と考えられている[11]。

c. 各臓器障害

　肝臓は薬物代謝の最重要臓器である。当然，肝障害が局所麻酔薬の代謝に大きく影響を与えることは予想される。エステル型の局所麻酔薬の半減期が延長されることは，肝臓における偽コリンエステラーゼの合成が減少することから予想は容易である。一方，アミド型の局所麻酔薬については，肝臓の機能障害が代謝酵素の活性を低下させることから，クリアランスが低下することは理解される。しかしクリアランスについては疾患によって蛋白や組織結合の変化が起こり，これが大きく影響を与える[22]。

　腎機能障害が存在する患者においては，尿素窒素酸化物などの物質が偽コリンエステラーゼを不活性化し阻害するため，エステル型の局所麻酔薬の代謝が遅くなることが報告されている。しかしアミド型の局所麻酔薬の代謝は腎機能障害による影響を受けないと考えられている。

　心不全患者のリドカインのクリアランスが低下していることについては報告があり，循環不全が影響を与えていると考えられる[23]。

d. 薬物相互作用

　今日の医療においては，多くの薬物が開発され患者に投与されている．また高齢化社会をむかえ，合併症をもつ患者の治療にあたることが多くなってきた．合併症をもつ患者に薬物を新たに投与することになると，もともと投与されていた薬物との相互作用が問題となってくる．

　全身麻酔薬と局所麻酔薬は併用されることが多いが，吸入麻酔薬の多くは薬物代謝酵素のうちCYP2E1によって代謝され，局所麻酔薬を代謝する酵素とは異なり，吸入麻酔薬が局所麻酔薬の代謝に与える影響はないと考えられる．静脈麻酔薬ミダゾラムがリドカインの代謝を阻害することが報告されている．これは両者の薬物代謝酵素がともにCYP3Aであることに起因すると考えられる．チアミラール，フェノバルビタール，ジアゼパムはリドカインの代謝に若干影響すると報告されている．一方，一般的に筋弛緩薬はまったくリドカインの代謝に影響しないといわれている[24)25)]．

　近年，臨床上広く用いられている新世代の抗うつ薬の1つ，フルボキサミンがロピバカインの代謝を阻害することが報告されている．フルボキサミンがCYP1A2の阻害薬として働き，ロピバカインの代謝が阻害されると考えられる[26)]．

■参考文献
1) 兵頭正義，芥川知明，斉藤八郎．局所麻酔薬．稲田　豊，藤田昌雄，山本　亨編．最新麻酔科学．第2版．東京：克誠堂出版；1995. p.437-61.
2) Local anesthetics, regional anesthesia. In : Collins VJ, editor. Principles of anesthesiology. 3rd ed. Pennsylvania : Lee & Febiger ; 1993. p.1232-81.
3) 森　隆，浅田　章．局所麻酔薬の構造．浅田　章編．局所麻酔　その基礎と臨床．東京：克誠堂出版；2004. p.6-15.
4) Berde CB, Strichartz GR. Local anesthetics. In Miller RD, editor. Miller's anesthesia. 5th ed. New York : Churchill Livingstone ; 2000. p.1126-60.
5) 長谷一郎．薬理作用．6) 代謝．浅田　章編．局所麻酔　その基礎と臨床．東京：克誠堂出版；2004. p.71-7.
6) 浅田　章．局所麻酔薬．吉村　望監．熊澤光生，弓削孟文，古家　仁編．標準麻酔科学．第4版．東京：医学書院；2002. p.61-70.
7) Courtney KR, Strichartz GR. Structural elements which determine local anesthetic activity. In : Strichartz GR, editor. Local Anesthetics. Handbook of Experimental Pharmacology. Vol 81. Berlin : Springer-Verlag ; 1987. p.53-94.
8) Matthias CL. Local anesthetics. In : William DA, Lemke TL, editors. Foye's principles of medicinal chemistry. 5th ed. Philadelphia : Lippincott Williams & Wilkins ; 2002. p.338-56.
9) 小田　裕．薬理作用．立体構造と薬理作用の相違．浅田　章編．局所麻酔　その基礎と臨床．東京：克誠堂出版；2004. p.64-70.
10) 加藤隆一．薬物代謝概論．加藤隆一，鎌滝哲也編．薬物代謝学．第1版．東京：東京化学同人；1995. p1-18.
11) Tucker GT, Mather LE. Properties, absorption, and disposition of local anesthetic Agents. In : Cousins MJ, Bridenbaugh PO, editors. Neural blockade. third edition. New York : Lippincott-Raven ; 1998. p55-95.
12) 林田真和，花岡一雄．局所麻酔薬の薬理．花岡一雄編．局所麻酔マニュアル．第1版．東京：真

興交易医書出版部 ; 1998. p11-27.

13) Keenaghan JB, Boyes RN. The tissue distribution, metabolism and excretion of lidocaine in rats, guinea pigs and man. J Pharmacol Exp Ther 1972 ; 180 : 459-63.

14) Gantenbein M, Attolini L, Brugeurolle B, et al. Oxydative metabolism of bupivacaine into pipecolyxylidine in humans is mainly catalyzed by CYP3A. Drug Metab Dispos 2000 ; 28 : 383-5.

15) Ekstrom G, Gunnarsson UB. Ropivacaine, a new amide-type local anesthetic agent, is metabolized by cytochromes P450 1A and 3A in human liver microsomes. Drug Metab Dispos 1996 ; 24 : 955-61.

16) Oda Y, Imaoka S, Nakahara Y, et al. Metabolism of lidocaine by purified rat liver microsomal cytochrome P-450 isozymes. Biochem Pharmacol 1989 ; 38 : 4439-44.

17) Blumer J, Strong JM, Atkinson AJ Jr. The convulsant potency of lidocaine and its N-dealkylated metabolites. J Pharmacol Exp Ther 1973 ; 186 : 31-6.

18) Felicity R. Metabolism and excretion of bupivacaine in man : a comparison with mepivacaine. Br J Anaesth 1971 ; 43 : 33-7.

19) Oda Y, Furuichi K, Tanaka K, et al. Metabolism of a new local anesthetic, ropivacaine, by human hepatic cytochrome P450. Anesthesiology 1995 ; 82 : 214-20.

20) Halldin MM, Bredberg E, Angelin B, et al. Metabolism and excretion of ropivacaine in humans. Drug Metab Dispos 1996 ; 24 : 962-8.

21) Fujita S, Chiba M, Ohta M, et al. Alteration of plasma sex hormone levels associated with old age and its effect on hepatic drug metabolism in rats. J Pharmacol Exp Ther 1990 ; 253 : 369-74.

22) Thomson PD, Melmon KL Richrdson JA, et al. Lidocaine pharmacokinetics in advanced heart failure, liver disease, and renal failure in humans. Ann Intern Medi 1973 ; 78 : 499-508.

23) Nation RL, Triggs EJ, Selig M. Lignocaine kinetics in cardiac patients and aged subjects. Br J Clin Pharmacol 1977 ; 4 : 439-48.

24) Nagashima A, Tanaka A, Inomata S, et al. A study of the *in vitro* clinical interaction between lidocaine and premedications using rat liver microsomes. Hum Exp Toxycol 2002 ; 21 : 453-6.

25) Hase I, Oda Y, Tanaka K, et al. IV fentanyl decreases the clearance of midazolam. Br J Anaesth 1997 ; 79 : 740-3.

26) Arlander E, Ekstrom G, Alm C, et al. Metabolism of ropivacaine in humans is mediated by CYP1A2 and to a minor extent by CYP3A4 : an interaction study with fluvoxamine and ketoconazole as *in vivo* inhibitors. Clin Pharmacol Ther 1998 ; 64 : 484-91.

（長谷　一郎）

> 基礎編
> ## 2 局所麻酔薬中毒発現にかかわる因子

B 局所麻酔薬の薬物動態

　薬物動態（pharmacokinetics）とは，薬物の濃度の経時変化，すなわち生体が薬物に及ぼす影響である．一方，薬力学（pharmacodynamics）とは，薬物が生体に及ぼす効果である．局所麻酔薬は基本構造の違いからエステル型（コカイン，プロカイン，テトラカイン，ほか）とアミド型（リドカイン，メピバカイン，ロピバカイン，ブピバカイン，ほか）に分類されるが，前者に比べて後者が圧倒的に使用頻度が高いため，ここでは主にアミド型局所麻酔薬について述べる．投与された薬物は，吸収，分布，代謝，排泄の4段階を経て体外に排泄されるため，本項ではまずこれらの過程について概説し，次に薬物動態について述べる．

薬物動態に関する基本事項

1 吸収

　投与部位から血管に吸収される過程で，投与部位によって吸収速度や吸収の度合いが異なる．したがって，同じ局所麻酔薬を同量投与しても，皮下，硬膜外，静脈内など，投与経路の違いによって血中濃度の経時変化や最高血中濃度が異なる．正常状態では静脈内投与および経口投与（局所麻酔薬の場合は頻度が低い）の場合，投与量のほぼ100％が血中に吸収されるが，それ以外の投与法ではすべてが吸収されるとは限らない．しかし硬膜外麻酔や伝達麻酔などで多量（おおむねリドカインで100 mg以上）の局所麻酔薬を使用する場合は，血管内への誤注入がなくとも血中濃度の上昇には気をつけるべきである．

2 分布

　投与局所から吸収されて血管内に入った局所麻酔薬は，まず肝臓，腎臓，肺，脳，筋肉など血流量が多い部位に分布し，その後に脂肪などに分布する．薬物が分布する場所を仮想の大きな容器と考えた場合，その容積が"分布容量"である．静脈内投与された

薬物の投与直後の血中濃度は，投与量÷初期分布容量で表される。同量のリドカインとブピバカインを硬膜外投与しても血中濃度は異なることが予測されるが，これは両者の分布容量が異なるからである。

投与経路が変われば分布する部位が変わるので，分布容量も変化する。硬膜外腔に投与された局所麻酔薬は，硬膜外腔の血管から血液中に吸収されるのみならず，硬膜を通じて脳脊髄液内にも分布する。したがって，分布容量は静脈内投与の場合とは異なる。

多くの薬物の脳への流入は血液脳関門によって阻害されるため，脳への薬物の分布は血流量の多い他の臓器とは異なる可能性がある。従来は脳内の薬物の濃度は末梢静脈と等しいとされてきたが，最近になって麻薬を含めた一部の薬物については，脳内の濃度が他の臓器よりも低いことが明らかになった[1]。これは血液脳関門に存在する糖蛋白質（P-glycoprotein）がefflux transporterとして関与していることが原因であると考えられている。脳内の局所麻酔薬の濃度が上昇した結果，興奮や痙攣などの中枢神経系の中毒症状が生ずるが，これは主に蛋白非結合分画の局所麻酔薬の濃度が関与していると考えられる。

3 代　謝

薬物動態に影響を与える因子の中で，代謝については灌流肝，培養細胞，ミクロゾームなどを用いて最も多くの研究がなされている。エステル型の局所麻酔薬は，血中の偽コリンエステラーゼで代謝を受ける。一方，アミド型の局所麻酔薬は，まず肝臓に運ばれた後に，ミクロゾームに存在する酸化酵素であるチトクロームP450（以下P450）によって代謝を受け，不活化される。詳細は他項に譲る。

4 排　泄

局所麻酔薬は上述のように代謝を受けた後に腎臓から排泄される。腎不全の際には当然排泄が行われなくなるが，局所麻酔薬は肝臓での代謝によりすでに不活性化が生じているため，腎不全の患者でも局所麻酔薬の作用が延長することはない[2]。

局所麻酔薬の薬物動態

薬物動態の重要なパラメーターとして，①半減期，②分布容量，③クリアランスが挙げられる。また静脈内投与以外の場合は「どれだけが全身循環に入ったか」を示す生体内利用率（bioavailability，F）が重要である。なお，薬物動態に最も大きな影響を及ぼすのは，吸収および代謝である。

局所麻酔薬に限らず，薬物動態を求める際には，経時的な採血→血中濃度の定量→薬物動態のパラメーターの算出を行う必要がある。血中濃度の定量後に薬物動態パラメーターを求める過程では専用のコンピュータソフトウェアを用いる必要がある。通常はい

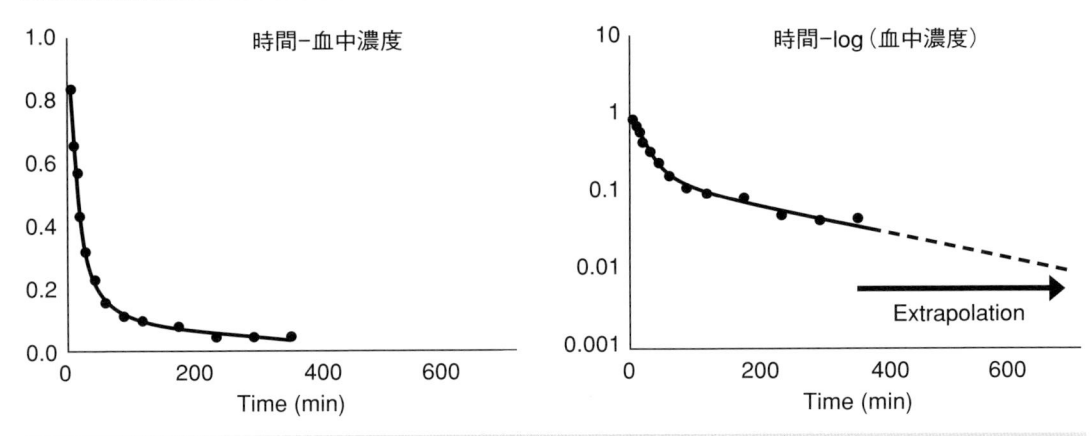

2. 局所麻酔薬中毒発現にかかわる因子

図1　時間-血中濃度曲線

左：縦軸を実数，右：縦軸を対数で示す。対数で示した場合は排泄相が直線化され，データの外挿（extrapolation）および曲線下面積（AUC）の算出が可能になる。

くつかのモデル（2コンパートメントモデル，3コンパートメントモデル，ノンコンパートメントモデル）を用いてこれらのパラメーターを算出し，予測値と実測値の差が最も小さくなるモデルを選ぶ。さらにこれに基づいて新たに投与計画を作成することができる。薬物動態を算出するためのソフトウェアとして多くが市販されているが，代表的なものとしてWinNonlin（Pharsight, CA）がある。これはNONMEM（nonlinear mixed effect model，非線形混合効果モデル）などを用いたpopulation pharmacokinetics（母集団薬物動態）解析を行う際にも便利である。

1 薬物動態のパラメーターおよび算出法

①半減期は血中濃度が1/2になるのに要する時間で，通常はminを単位として表記される。注意しなくてはならないことは，単に「半減期」といえば「排泄半減期」を意味し，これは時間-濃度曲線の縦軸を対数目盛りにし，血中濃度の何点かが一直線上に並ぶ部分の傾きを求めることによって得られる（図1）。したがって，「投与直後の薬物の血中濃度が半分になるまでの時間（分布半減期）」や「持続投与を中止した後に血中濃度が半分になるまでの時間（context-sensitive half-time）」とは異なる。半減期を含めた薬物動態の算出には，薬物の投与後，血中濃度の変化の激しい時期のみならず，半減期の少なくとも2倍の時間にわたって採血を行い，血中濃度を算出する必要がある。

②分布容量には初期分布容量（Vd）と定常状態（steady state）での分布容量（Vd_{ss}）があり，両者は異なる概念である。単位はいずれもmlやl（あるいはl/kg）である。初期分布容量は薬物の投与量Dを初期の血中濃度C_0で除したもの，すなわち$Vd = D/C_0$で表される。

③クリアランスは文字通り体内からの薬物の消失速度であるが，「単位時間あたり（体重あたり）どれだけの容量の血液から一定濃度の薬物を除去できるか」を示す。l/kg/minで表記されることが多い。クリアランスは"投与量/血中濃度の曲線下面積（area under the curve：AUC）"で表され，投与量が変化してもほぼ一定の値をとる。その算出には血中濃度の曲線下面積を濃度が0になるまで外挿したうえで曲線下面積

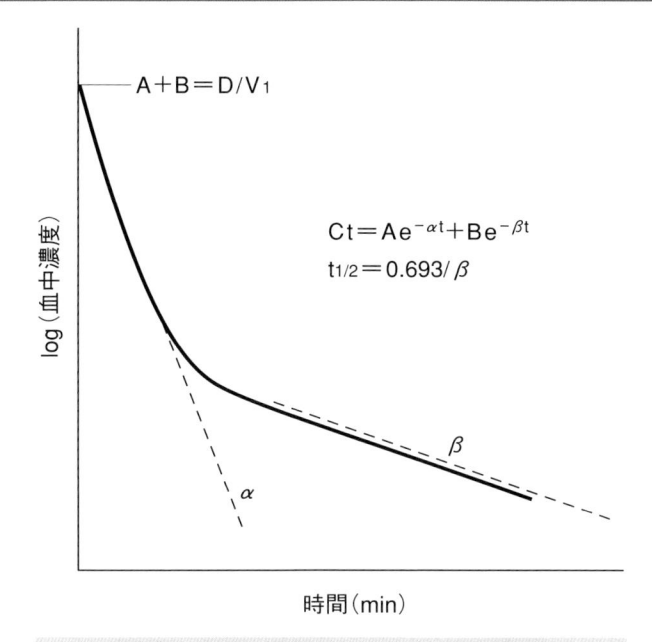

図2 静脈注射後のリドカイン血中濃度
静脈注射後のリドカインの血中濃度は，対数で表示した場合，2つの傾きを有する直線から構成される。

（AUC_∞）を求める必要があるため，正確な値を得るためには薬物の投与後できるだけ長時間にわたって血中濃度を求める必要がある。可能であれば，投与直後-最終採血ポイントまでのAUCが，外挿によって求められたAUC_∞の95％以上であることが望ましい。

2 静脈内投与

局所麻酔薬の中ではリドカインのみが不整脈の治療目的で静脈内投与がなされる。したがって，ヒトでの薬物動態もリドカインでのみ明らかになっている。治療域の血中濃度は2～5 μg/mlであるが，この範囲の血中濃度でも耳鳴りや舌のしびれなど，自覚的な中枢神経症状が生ずる場合があることに留意すべきである。不整脈の治療に用いられるプロカインアミドはエステル型局所麻酔薬プロカインの誘導体であるが，抗不整脈作用のみを有し，局所麻酔作用はほとんどない。

a. 静脈内単回投与

静脈内投与されたリドカインの初期分布容量は体重あたり0.5 l である。したがって，体重50 kgの成人のリドカインの分布容量は約25 l であるから，リドカイン50 mgの静注直後の血中濃度は，50 mg/25 l ＝2 mg/l ＝2 μg/mlである。一般に単回投与されたリドカインの血中濃度は分布相，排泄相の2相からなる変化を示し，（排泄）半減期は約120分である。静脈内投与後のリドカインの血中濃度Ctは，2項からなる$C_t = Ae^{-\alpha t} + Be^{-\beta t}$で最もよく近似される（図2）。t＝0で$C_0 = A + B$である。

なお，リドカインの主要代謝産物としてモノエチルグリシンキシリダイド（monoethyl-

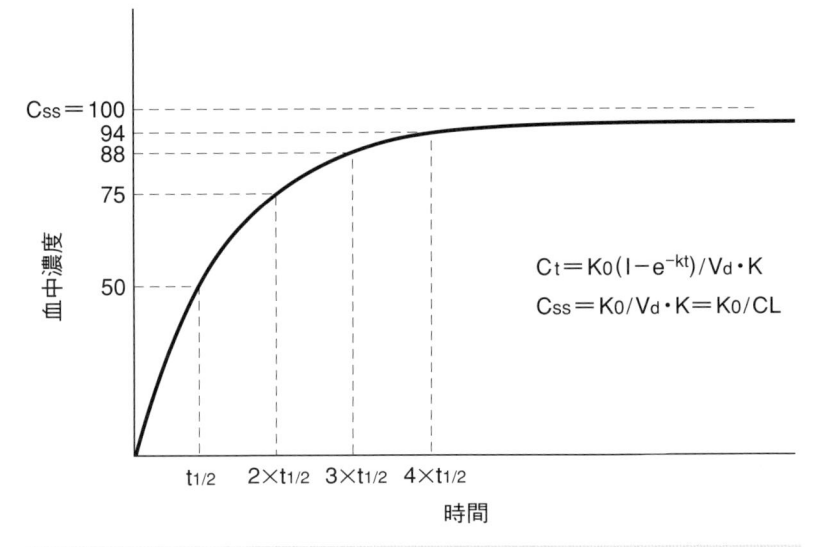

2. 局所麻酔薬中毒発現にかかわる因子

図3 持続投与時の血中濃度変化

C_t：時間tでの血中濃度，K_0：持続投与速度，CL：クリアランス，Vd：分布容量。

目標血中濃度C_{ss}に近づけるには，半減期$t_{1/2}$の約3倍の時間が必要である。

$$C_t = K_0(1-e^{-kt})/V_d \cdot K$$
$$C_{ss} = K_0/V_d \cdot K = K_0/CL$$

glycinexylidide：MEGX)が存在し，これにもリドカインとほぼ同程度の抗不整脈作用や痙攣誘発作用が存在する．ただし，通常の静脈内投与後はMEGXの血中濃度は低く，その効果はほとんど無視できる．

b. 持続静脈内投与

持続静脈内投与の場合に重要なことは，定常状態の濃度（C_{ss}）は投与速度（Rinf）とクリアランス（Cl）から決定され，$C_{ss} = $ Rinf/Clとなる点である．リドカインのクリアランスは10 ml/kg/minであるから，体重が50 kgの症例に90 mg/h（1.5 mg/min）で投与すると，定常状態に達した際の血中濃度は，

$$(1.5\,\text{mg/min}) / (10\,\text{ml/kg/min} \times 50\,\text{kg}) = 3 \times 10^{-3}\,\text{mg/ml} = 3\,\mu\text{g/ml}$$

になる．心不全などでリドカインのクリアランスが低下している場合はより少量でこの血中濃度に達する．このように，クリアランスが明らかになっていると目標血中濃度を定めることにより持続投与量が決定される．クリアランスは多くの薬物について明らかにされているため，本法は広く応用可能である．ただしこの場合には，血中濃度が目標値の90％に達するには少なくとも半減期の3倍の時間にわたって持続投与が必要である点に留意する必要がある（図3）．なお，もっと急速に血中濃度を目標値まで上昇させたければ，この目標血中濃度に初期分布容量を乗じて得られた量を初期投与量として投与した後に持続投与を開始するとよい．この場合は循環動態に注意する必要がある．

(a) 静脈内投与　　　　　　　　　　　　(b) 硬膜外投与

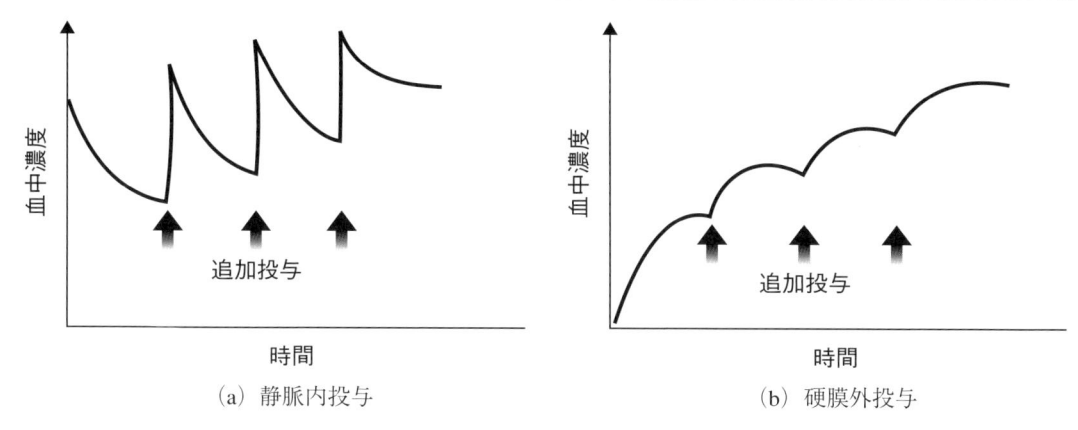

図4　間欠投与時の血中濃度の変化
静脈内投与の場合は投与直後に血中濃度が最も高くなるが，硬膜外投与の場合は投与後しばらくしてから血中濃度が最高に達する点に注意する。

3 硬膜外投与

　最も多量の局所麻酔薬が用いられるため，硬膜外投与された局所麻酔薬の血中濃度の変化を知っておくことは重要である。硬膜外投与後は静脈叢からの血液内への持続的な吸収と同時に硬膜を通じてのくも膜下腔への移行（後述），肝臓での代謝，排泄が生ずるため，血中濃度の変化は静脈内投与とは異なり，複雑である[3]。また，最高血中濃度やそれに達する時間とも報告により大きなばらつきがあるが，これは総投与量のみならず，分布容量や蛋白結合なども薬物動態に関与していることが原因であると考えられる。特にbolusで繰り返し投与を行う場合の血中濃度の変化は，静脈内投与の場合と大きく異なることに留意すべきである（図4）。

　硬膜外投与の場合，最高血中濃度は同量の薬物を静脈内投与した場合より低いが，血中濃度の上昇は緩やかであるため，投与開始後相当の時間が経過してから中枢神経症状や循環器症状が発現する場合があり，十分な注意が必要である。

　また，硬膜外投与された薬物の多くは硬膜を通過してくも膜下腔に達することが知られている。脳脊髄液の量は限られているため，少量の局所麻酔薬を硬膜外腔に投与した場合も，脳脊髄液中の局所麻酔薬の濃度は非常に高くなる[4]。それでも局所麻酔薬中毒が生じないのは，脳脊髄液から脳実質内へは移行しにくいからであると考えられる。

　なお，硬膜外麻酔に用いられるリドカイン以外のアミド型局所麻酔薬，すなわちメピバカイン，ロピバカイン，ブピバカインは共通の代謝産物である2,6-ピペコロキシリダイド（pipecoloxylidide：PPX）を生ずるが，これにはリドカインにおけるMEGXとは異なり，薬理活性はないと考えられている。次に硬膜外投与時の局所麻酔薬の薬物動態に関する代表的な報告例を示す。

　婦人科手術を受ける症例を対象に，第2～3腰椎間より硬膜外腔に2％リドカイン20ml，計400mgを投与すると，15～40分後に最高血中濃度は2～3μg/mlに達し，その後緩やかに低下する。半減期は約3時間である。代謝産物であるMEGXの濃度はリドカインよ

り遅れて2～3時間後にピークに達し，その濃度は約1μg/mlである[3]。

また，整形外科術後症例を対象に，第2～3または第3～4腰椎間よりロピバカイン75mgを1回硬膜外投与した後に30mg/hで持続硬膜外投与を続けると血中濃度は上昇を続け，最高血中濃度は約3μg/mlに達する。この際の蛋白非結合分画は15％以下で，ロピバカインの半減期は約5.5時間である[5]。

4 その他の投与法

くも膜下腔から血液中への局所麻酔薬の移動は生じにくいため，脊髄くも膜下麻酔に用いた局所麻酔薬の血中濃度は極めて低い。また，従来は肋間神経ブロックの後に局所麻酔薬の血中濃度が最も上昇しやすいとされてきたが，近年の研究では，星状神経節ブロック後の血中濃度は硬膜外ブロックおよび肋間神経ブロック後に比べて有意に高く，硬膜外ブロックと肋間神経ブロックの後は有意差がないことが判明した[6]。

リドカインの脳内の濃度について

静脈内投与されたリドカインは，血中濃度の上昇に伴って局所麻酔薬中毒を生ずる。中枢神経毒性の指標の1つである痙攣波（spike wave）は，海馬，扁桃核など大脳辺縁系で最も最初に生ずるため，辺縁系が局所麻酔薬中毒に最も大きく関与していると考えられた。しかし脳の辺縁系に多量に直接リドカインを投与しても決して痙攣は生じないことから，中枢神経毒性の発現には，血中濃度の上昇に伴って脳の広い範囲で局所麻酔薬の濃度が上昇し，それに伴ってGABA作動性抑制系ニューロンの抑制が生じ，毒性発現につながると考えられる。

静脈から投与された薬物の脳内の濃度を求めることは従来は不可能であったが，マイクロダイアライシス法，中でも内部標準物質の消失率から回収率を求めるレトロダイアライシスを用いることによって正確に定量することができる。本法を用いた研究によれば，リドカインを持続静脈内投与した場合，脳細胞外液中のリドカインの濃度は血液中のリドカイン濃度に遅れて上昇し，また投与中止後も緩やかに減少する。また脳細胞外液中の濃度は，血液中の蛋白非結合分画とほぼ等しいことが明らかになった（図5）[7]。

薬物動態に影響を与える因子

リドカインは肝臓での代謝率が約70％と高いため，クリアランスに最も大きな影響を及ぼすのは，代謝酵素であるP450活性ではなく肝血流量である[8]。開腹手術や人工呼吸の際には静脈還流量が低下した結果，心拍出量，肝血流量とも低下し，リドカインのクリアランスは低下することが予測される。他のアミド型局所麻酔薬は静脈内投与がなされないため，薬物動態に関する研究はリドカインに比べて少ないが，ロピバカインやブ

(a) 血中濃度（蛋白結合＋非結合）

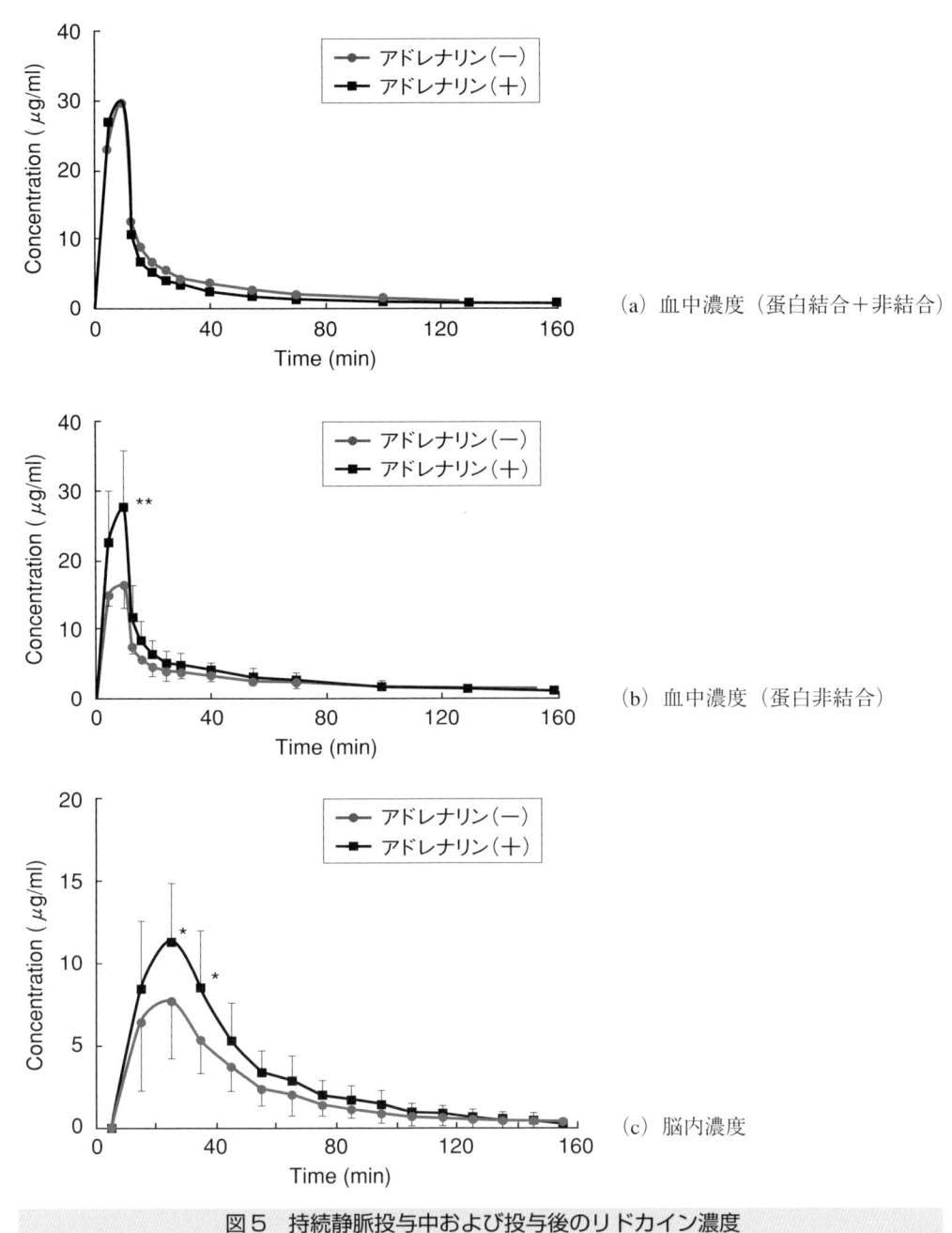

(b) 血中濃度（蛋白非結合）

(c) 脳内濃度

図5　持続静脈投与中および投与後のリドカイン濃度
10分間の静脈投与後，血中濃度は即座に低下するが，脳内濃度の低下は緩徐である。

ピバカインは肝代謝率（抽出率，extraction ratio）が低く，そのクリアランスには肝代謝酵素活性（チトクロームP4501A2および3A4）が大きく影響し，個体差が大きいと考えられる。

局所浸潤麻酔や脊髄麻酔，硬膜外麻酔の際にリドカインにアドレナリンを追加すると，血管収縮の結果投与部位からの吸収が遅れて投与部位に長く留まり，作用時間が延長し，血中濃度の上昇が抑制されるのは前述の通りである。しかし静脈内投与するリドカイン

にアドレナリンを追加すると中枢神経毒性が増強し，より少量で興奮，痙攣などを生ずることに注意すべきである[9]．この原因として脳血流量の増加や，血圧上昇による血液脳関門の破壊などが示唆されているが，血中の蛋白非結合分画の濃度が上昇した結果，中枢神経内の濃度の上昇が毒性の増強に関与していることが最近の研究から示された（図5）[7]．したがって，血管収縮作用を有するブピバカインの場合は，アドレナリンの添加による作用時間の延長は生じにくい．

光学異性体について

　光学異性体とは，「同じ化学構造でありながら立体構造が異なるもの」で，2つの光学異性体はお互いを鏡に映した構造をしているため，鏡像異性体とも呼ばれる．
　リドカイン以外のメピバカイン，ロピバカイン，ブピバカインについては不斉炭素原子が存在し，光学異性体が存在する．光学異性体の存在する条件は，不斉炭素原子に結合する4つのリガンド（すなわち化学構造群）がすべて異なることである．単一偏光面を有する光を通すと，光学異性体の一方は偏向面を右回旋，他方は左回旋させる（必ず）．前者の性質をもつものを$d(+)$体，後者を$l(-)$体と呼ぶ．R(rectus)体，S(sinister)体はこれとは別の「絶対命名法」によって定められている．すなわち不斉炭素原子と繋がる4つのリガンドに優先順位をつけ，その並びの順序で命名する．R体とS体は，代謝の度合いや薬物動態には大きな違いはないが[10]，中枢神経毒性や心毒性には最も大きな違いがあり，R体がS体に比べて痙攣誘発作用，不整脈誘発作用などの毒性が強い[11]．

■参考文献

1) Kharasch ED, Hoffer C, Whittington D, et al. Role of P-glycoprotein in the intestinal absorption and clinical effects of morphine. Clin Pharmacol Ther 2003 ; 74 : 543-54.
2) McEllistrem RF, Schell J, O'Malley K, et al. Interscalene brachial plexus blockade with lidocaine in chronic renal failure–a pharmacokinetic study. Can J Anaesth 1989 ; 36 : 59-63.
3) Inoue R, Suganuma T, Echizen H, et al. Plasma concentrations of lidocaine and its principal metabolites during intermittent epidural anesthesia. Anesthesiology 1985 ; 63 : 304-10.
4) Clement R, Malinovsky JM, Le Corre P, et al. Cerebrospinal fluid bioavailability and pharmacokinetics of bupivacaine and lidocaine after intrathecal and epidural administrations in rabbits using microdialysis. J Pharmacol Exp Ther 1999 ; 289 : 1015-21.
5) Burm AG, Stienstra R, Brouwer RP, et al. Epidural infusion of ropivacaine for postoperative analgesia after major orthopedic surgery : pharmacokinetic evaluation. Anesthesiology 2000 ; 93 : 395-403.
6) Yokoyama M, Mizobuchi S, Nakatsuka H, et al. Comparison of plasma lidocaine concentrations after injection of a fixed small volume in the stellate ganglion, the lumbar epidural space, or a single intercostal nerve. Anesth Analg 1998 ; 87 : 112-5.
7) Takahashi R, Oda Y, Tanaka K, et al. Epinephrine increases the extracellular lidocaine concentration in the brain : a possible mechanism for increased central nervous system toxicity. Anesthesiology 2006 ; 105 : 984-9.
8) Stenson RE, Constantino RT, Harrison DC. Interrelationships of hepatic blood flow, cardiac

output, and blood levels of lidocaine in man. Circulation 1971 ; 43 : 205-11.
9) Yokoyama M, Hirakawa M, Goto H. Effect of vasoconstrictive agents added to lidocaine on intravenous lidocaine-induced convulsions in rats. Anesthesiology 1995 ; 82 : 574-80.
10) Mather LE, Huang YF, Veering B, et al. Systemic and regional pharmacokinetics of levobupivacaine and bupivacaine enantiomers in sheep. Anesth Analg 1998 ; 86 : 805-11.
11) Santos AC, Arthur GR, Wlody D, et al. Comparative systemic toxicity of ropivacaine and bupivacaine in nonpregnant and pregnant ewes. Anesthesiology 1995 ; 82 : 734-40.

(小田　裕)

| 基礎編 2 | 局所麻酔薬中毒発現にかかわる因子 |

C ロピバカインとレボブピバカイン

はじめに

　1979年Albrightら[1]は，ブピバカインの血管内誤注入による心停止と，その後の蘇生が困難であることを警告した。ブピバカインは，鏡像異性体（enantiomers）であるR(＋)体とS(−)体とを1：1の比で含むラセミ体（racemic mixture）である。ブピバカインのR(＋)体とS(−)体のうち，S(−)体の毒性はR(＋)体より低いことから，S(−)体のみから構成されるレボブピバカインが製剤化されている。

　レボブピバカインとロピバカインは，ともに長時間作用性のアミド型局所麻酔薬であり，R(＋)とS(−)の光学異性体（optimal isomers：enantiomersと同義）のうちS(−)体のみを選択的に合成したものである。表1に光学異性体についての用語を示す[2]。また図1には，乳酸を例に挙げて立体配置の命名法（絶対配置表示法）を示す。R(＋)は立体配

表1　光学異性体についての用語

stereoisomer	三次元空間上で，どう移動しても重なり合えない構造異性体。立体異性体。
chiral	2つの鏡像体を立体的に重ね合わすことができない状態。
enantiomers	立体異性体である2体が物理化学的性質の中で偏光軸の回転方向（旋光性）のみ異なるもの。鏡像異性体。optimal isomer 光学異性体と同義。
racemic mixture	旋光性の異なる光学異性体を1：1の比で含み，旋光性を示さなくなった混合体。ラセミ体。
dextrorotatory(＋) or (＋)	偏光が溶液を通過した時，偏光面を右回転させる（右旋性）光学異性体。
levorotatory(−) or (−)	偏光が溶液を通過した時，偏光面を左回転させる（左旋性）光学異性体。
sinister or S	光学異性体の中心となる不斉炭素原子に結合する4つの置換基をその原子番号順に順番をつけ，4を頂点1,2,3でできる三角形を底面とする三角錐を底面より見る時に，1→2が反時計回転をする物質。
rectus or R	光学異性体の中心となる不斉炭素原子に結合する4つの置換基をその原子番号順に順番をつけ，4を頂点1,2,3でできる三角形を底面とする三角錐を底面より見る時に，1→2が時計回転をする物質。

（McLeod GA, Burke D. Levobupivacaine. Anaesthesia 2001；56：331-41より改変引用）

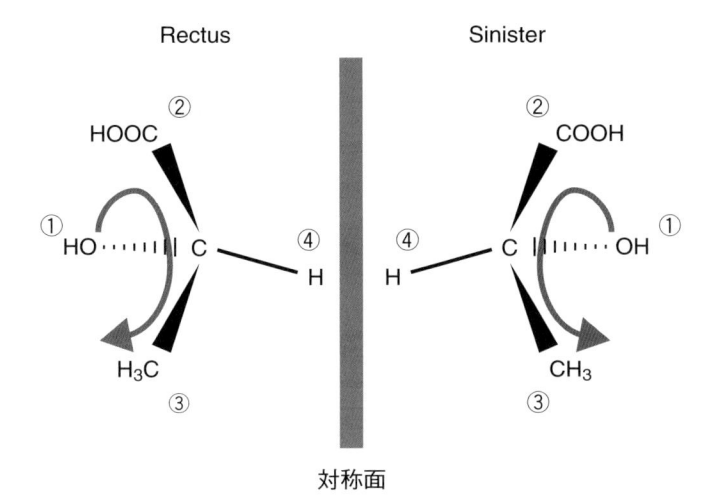

図1 乳酸の光学異性体

中心の番号のない炭素原子が不斉炭素原子。不斉炭素原子に直接結合している原子に，原子番号の大きい順に番号をつける。同じ原子番号の時は，置換基内の次の原子で比較する。例えば乳酸の不斉炭素原子には4つの置換基（水酸基，カルボキシル基，メチル基，水素原子）がついている。この4つの置換基のうち，水酸基の酸素原子が最も原子番号が大きいので①になる。カルボキシル基とメチル基はともに炭素原子が不斉炭素原子に直接結合していて同順位であるが，カルボキシル基は酸素原子が，メチル基は水素原子が置換基内の次の原子になるため，カルボキシル基が②，メチル基が③，水素原子が④となる。このようにして①〜④の順位を決めたのち，④を頂点，①，②，③でできる三角形を底面とする三角錐を底面より見る時に，①→②が時計回転ならrectusまたはR，反時計回転ならsinisterまたはSとする。この命名法は旋光性とは異なる分類法なので，R(+)，R(−)，S(+)，S(−)のいずれの組み合わせも存在する。

置上rectusで，旋光性は右旋性を示す物質であり，S(−)は立体配置上sinisterで，旋光性は左旋性を示す物質である。

心筋イオンチャネルと局所麻酔薬

薬物の多くは，レセプターを介して薬理学的効果を発揮する。このレセプターと薬物との反応には，それぞれの立体構造が深く関与している。一般にレセプターと親和性の高い薬物は，レセプターによる立体選択性（stereoselectivity）に優れている[3]。このために，立体構造の異なるR(+)体とS(−)体は，局所麻酔薬のレセプターであるイオンチャネルに及ぼす影響が異なると考えられる。

局所麻酔薬の血管内への誤注入は，心筋や中枢神経系など末梢神経以外の電位依存性Naチャネルをもブロックすることで，全身症状（局所麻酔薬中毒）を引き起こす。ここでは心筋のイオンチャネルを中心に，レボブピバカインとロピバカインの作用について解説する。

1 ブピバカインのS(−)体は心筋の電位依存性Naチャネル親和性が低い

電位依存性Naチャネルは，細胞膜電位に依存して，活性化状態（Na透過性をもつ状態），不活性化状態（いかなる膜電位の変化によっても活性化しない状態），安静状態（細胞膜の脱分極によって活性化状態に変化しうる状態）の3つの状態に変化する。電位依存性Naチャネルは，心筋の収縮期には活性化状態または不活性化状態にあり，拡張期には安静状態にある。局所麻酔薬は活性化状態または不活性化状態のNaチャネルに強い親和性をもち，安静状態のNaチャネルには低い親和性しかもたない[4)5)]。つまり局所麻酔薬は心筋細胞の収縮期にNaチャネル（活性化状態または不活性化状態）と結合し，拡張期にNaチャネル（安静状態）から解離する（図2）。図2に示すように，2回目の活動電位発生時には1回目のNaチャネルブロックから完全には回復していないので，さらにブロックが蓄積（use-dependent block）することになる。Naチャネルブロックからの回復時間の違いをブピバカインとリドカインで比較すると，ブピバカインはリドカインに比べて約10倍の回復時間を要する（1,500 ms vs 150 ms）[6)]。つまり規則的に活動電位を発する心筋細胞では，ブピバカインは強いNaチャネルブロックの蓄積を起こすことになる。このことがブピバカインの強い心抑制に関係しているのかも知れない。

ブピバカインのR(+)体とS(−)体は，心筋電位依存性Naチャネルに対して異なった親和性を示す。Valenzuelaら[7)]の報告では，不活性化状態のNaチャネルの50％がブロックされる局所麻酔薬濃度（effective concentration 50：EC_{50}）は，R(+)体ブピバカイン2.9 μM，S(−)体ブピバカイン4.8 μMとS(−)体のほうが有意に高い濃度を要する。これに対して，活性化状態のNaチャネルへの親和性や，安静時のNaチャネルブロックからの回復時間には，R(+)体とS(−)体に差がみられなかった。すなわち，ブピバカインのS(−)体がR(+)体に比べて低い心毒性を示す理由は，S(−)体が不活性化状態のNaチャネルに低親和性を示すためであると考えられる。

2 ブピバカインのS(−)体は心筋のKチャネル親和性も低い

Valenzuelaら[8)]は，心筋の遅延整流Kチャネル（delayed rectifier K channel）を用いてブピバカインのR(+)体とS(−)体の親和性の違いを研究した。この遅延整流Kチャネルは，心筋活動電位の第3相（図2）に電位依存性に活性化され，外向きにK^+イオンを排出することで心筋細胞膜電位を再分極させる[9)]。このKチャネルがブロックされると，活動電位持続時間は延長する。Valenzuelaらが報告しているブピバカインの遅延整流Kチャネルブロックに対するEC_{50}は，S(−)体27 μMに対してR(+)体4 μMであり，遅延整流Kチャネルがブピバカインに対して立体構造選択性をもつことが分かる。すなわちR(+)体のほうがS(−)体よりも約1/7の濃度で遅延整流Kチャネルをブロックすることにより，活動電位持続時間を延長させ，この活動電位持続時間の延長が電位依存性Naチャネルのブロックを増強（time-dependent block）することになる。また活動電位持続時間の延長は心電図上ではQT時間の延長として現れ，それ自体が不整脈（期外収縮や *torsades de*

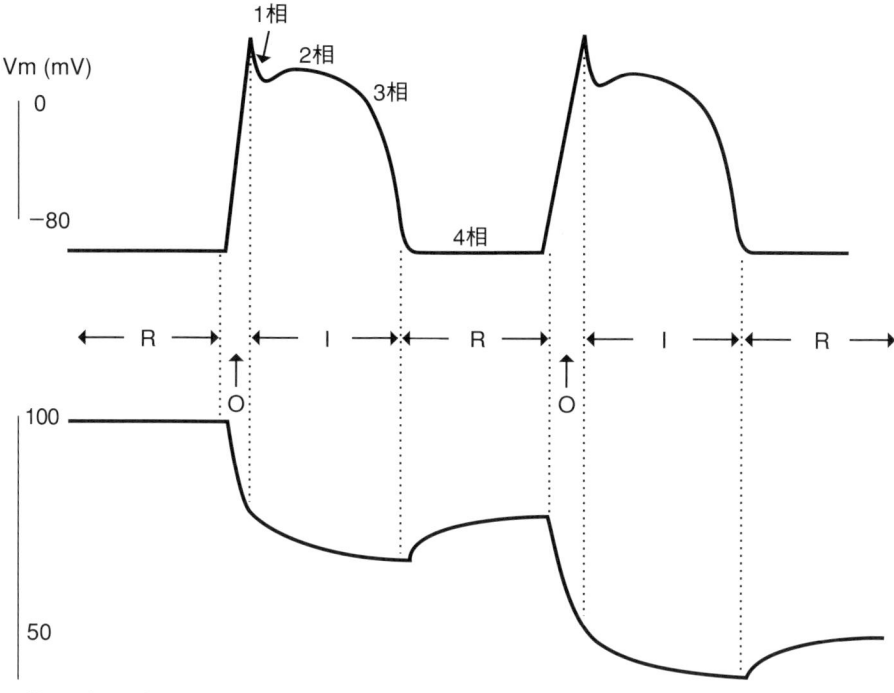

図2 電位依存性Naチャネルの状態と局所麻酔薬によるNaチャネルブロック

上段は心筋活動電位波形，中段はNaチャネルの状態，下段はNaチャネルのブロック率を示す。0（ゼロ）相：Na^+の流入による脱分極相，1相：再分極期の初期，2相：Ca^{2+}のゆっくりとした流入によって生じるプラトー相，3相：遅延整流Kチャネルを介してK^+が細胞外へ流出する再分極相，4相：安静時。Vm：transmembrane voltage，R：rested state（安静状態），O：open state（活性化状態），I：inactivated state（不活性化状態）。局所麻酔薬と心筋電位依存性Naチャネルとの結合は，活性化状態と不活性化状態で親和性が高く，安静状態では親和性が低い。したがって，局所麻酔薬は心筋の収縮期（活性化状態と不活性化状態）にNaチャネルと結合し，拡張期（安静状態）に解離する。種々の理由で活動電位持続時間が延びると，Naチャネルの不活性化状態が遷延し，time-dependentにブロックが増強する。

（Clarcson CW, Hondeghem LM. Mechanism for bupivacaine depression of cardiac conduction : fast block of sodium channels during the action potential with slow recovery from block during diastole. Anesthesiology 1985 ; 62 : 396-405より改変引用）

pointes）を誘発する。Longobardoら[11]は，ロピバカインおよびメピバカインが遅延整流Kチャネルに与える影響を比較している。すなわちR(+)ロピバカインとS(−)ロピバカインの遅延整流Kチャネルブロックに対するEC_{50}はそれぞれ32 μM，81 μMであり，ブピバカインと同様，R(+)体のほうが高い親和性を示した。しかしメピバカインでは，光学異性体間に明らかなチャネル親和性の差はなかったと報告している。

Kawanoら[12]の報告によると，心筋のATP感受性Kチャネル（SUR2A/Kir6.2）も局所麻酔薬に対する立体構造選択性をもち，そのEC_{50}はブピバカイン（ラセミ体）52 μM，レボブピバカイン168 μM，ロピバカイン249 μMであった。このATP感受性Kチャネルは，種々のストレス負荷時（虚血，低酸素，アシドーシス，高カリウム血症など）に発

現し，心筋細胞の静止膜電位を保ち，活動電位持続時間を短縮する役割をもつ[9]。ATP感受性Kチャネルブロックに対するEC$_{50}$はブピバカインで52 μM（15.5 μg/ml）とかなり高い濃度であるので，ブピバカインの心毒性の主役ではないかも知れないが，遅延整流Kチャネルとともにブロックされることによって，活動電位持続時間を延長させ，Naチャネルの不活性化状態でのブロックを促進し，心毒性を増強させている可能性がある。実際，ATP感受性Kチャネル開口薬が，ブピバカインによって生じた房室ブロックを減弱させたとの報告[13]がある。

全身への影響（動物実験データ）

1 レボブピバカインおよびロピバカインの中枢神経毒性は，ブピバカイン（ラセミ体）に比べて低い

中枢神経毒性の研究では，多くの論文が痙攣閾値（痙攣を誘発するのに必要な局所麻酔薬投与量もしくは局所麻酔薬の血中濃度）を比較している。表2はブピバカイン（ラセミ体），レボブピバカイン，ロピバカイン，リドカインの痙攣閾値である。一般にリドカインとブピバカインの力価は1：4といわれているが，痙攣閾値はおよそ力価と反比例する[14]。またS(−)体のみからできているレボブピバカインならびにロピバカインと，ラセミ体であるブピバカインとの比較では，S(−)体のほうが1.5〜2.5倍痙攣閾値が高い（中枢神経毒性が低い）。レボブピバカインとロピバカインとの間には，痙攣閾値に有意な差

表2　ブピバカイン，レボブピバカイン，ロピバカインの痙攣閾値

実験動物	投与方法	投与経路	意識，呼吸	ブピバカイン（ラセミ体）	レボブピバカイン	ロピバカイン	リドカイン
マウス	単回投与	腹腔内	意識下	58 mg/kg			111 mg/kg
ラット	持続投与	静脈内	意識下	2.8 mg/kg		4.5 mg/kg	
ラット	持続投与	静脈内	全身麻酔＆人工呼吸下	9.3 mg/kg	12.8 mg/kg	13.2 mg/kg	
イヌ	間欠投与	静脈内	意識下	5 mg/kg			22 mg/kg
イヌ	間欠投与	静脈内	意識下	4.3 mg/kg		4.9 mg/kg	20 mg/kg
ヒツジ	持続投与	静脈内	意識下	0.014 mmol/kg 2.49 μg/ml	0.018 mmol/kg 5.59 μg/ml	0.021 mmol/kg 4.7 μg/ml	
ヒツジ	単回投与（3分）	静脈内	意識下	1.6 mg/kg 69 mg 10 μg/ml		3.5 mg/kg 155 mg 17 μg/ml	6.8 mg/kg 320 mg 54 μg/ml
ヒツジ	単回投与（3分）	静脈内	意識下	69〜85 mg	103〜127 mg		

mg, mg/kg, mmol/kgは総投与量，μg/mlは血漿中濃度
（Groban L. Central nervous system and cardiac effects from long-acting amide local anesthetic toxicity in the intact animal model. Reg Anesth Pain Med 2003；28：3-11より改変引用）

はない．したがって中枢神経毒性の強さは，リドカイン＜ロピバカイン＝レボブピバカイン＜ブピバカイン（ラセミ体）の順であると考えられる．

2 レボブピバカインおよびロピバカインの心毒性は，ブピバカイン（ラセミ体）に比べて低い

　局所麻酔薬の心毒性については，主に催不整脈作用，心収縮力の変化および循環虚脱後の蘇生の観点から，多くの研究が行われている．ここでは催不整脈作用と循環虚脱後の蘇生について述べる．

　心電図上のQRS波形は，心室筋の多発同時脱分極波形の総和である．正常では，洞房結節から房室結節を経由して出た興奮はヒス束→左右の脚→プルキニエ線維の高速回路によって速やかに心室のすみずみまで伝導される．局所麻酔薬中毒では，局所麻酔薬分子が心筋電位依存性Naチャネルをブロックすることによって，興奮伝導を抑制する．その結果，種々の伝導ブロックを生じ，心室全体への伝導が遅れることでQRS波形が広くなる．また不均一なブロックや不完全なブロックが心室の各所で生じるためにリエントリー回路ができ，心室頻拍，心室細動を誘発しうる[13]．

　Morrisonら[15]は，全身麻酔下のブタ冠動脈内に局所麻酔薬を注入し，ブピバカイン（ラセミ体），レボブピバカイン，ロピバカインによるQRS幅の延長作用は，2.1：1.4：1の比であったと報告している．またMazoitら[16]によるウサギ摘出心での報告では，QRS延長幅は，ブピバカイン（ラセミ体），レボブピバカイン，ロピバカインでそれぞれ86±14ms*，41±15ms，29±8msであったとしている．（*$P<0.001$ vs レボブピバカイン＆ロピバカイン）．

　当講座の大村ら[17]は，イソフルラン麻酔下のラットにブピバカイン（ラセミ体），レボブピバカイン，ロピバカインを持続静脈内投与した．最初に不整脈が出現するまでの総投与量は，それぞれ13.2±3.0mg/kg*，43.7±8.3mg/kg，91.8±29.6mg/kg†（*$P<0.05$ vs レボブピバカイン＆ロピバカイン，†$P<0.05$ vs レボブピバカイン）であった．この後さらに心静止まで持続投与を続け，心静止状態からの蘇生率を検討したが，蘇生率そのものは3剤とも80〜90％前後で有意差は見られなかった．しかし蘇生に要したアドレナリンの総量は，ロピバカインが有意に少なかった．以上より，局所麻酔薬の心毒性は，ロピバカイン≦レボブピバカイン＜ブピバカイン（ラセミ体）の順であると考えられる．

　局所麻酔薬の血管内誤注入では，局所麻酔薬は肺循環を経て心臓（冠循環）に達する．急速静注後の初回肺通過効果の影響を調べるために，大村ら[18]は，イソフルラン麻酔下のウサギにレボブピバカインあるいはロピバカインを0.5mg/kg急速静注し，動脈血中濃度を測定した．その結果，ロピバカインとレボブピバカインの初回肺取り込み率はそれぞれ22.9％，31.4％（$P<0.05$）で，動脈血中の最大濃度は，ロピバカインとレボブピバカインでそれぞれ21.2μg/ml，18.6μg/ml（$P<0.05$）であった．これはロピバカインがレボブピバカインの1/3の脂溶性しかもたないため，肺への取り込み率が低くなるものと考えられる．静脈内への急速誤注入時には，この肺への取り込み率の違いによって，静

2. 局所麻酔薬中毒発現にかかわる因子

脈内持続投与モデルで認められたロピバカインの低い心毒性が相殺される可能性もある。

静注用脂肪乳剤投与による重症局所麻酔薬中毒の治療

　Weinbergら[19]は，ラットに前処置として脂肪乳剤を投与しておくと，心静止を起こすのに必要なブピバカインの量が著増することを報告した。またイヌでの実験で，ブピバカインによる心静止後に20％脂肪乳剤4ml/kgを2分かけて急速静注し，さらに10分間の持続静注（0.5ml/kg/min）を胸骨圧迫心臓マッサージに併用することで，100％の蘇生率を得た[20]。同じ条件で脂肪乳剤の代わりに生食を投与した対照群は0％の蘇生率であった。またWeinberg[21]は，実際の臨床での使用量について，胸骨圧迫心臓マッサージを行いながら20％脂肪乳剤1ml/kgを1分以上かけ静脈内投与（総量3ml/kgまで3〜5分ごとに蘇生できるまで追加）し，その後血行動態が安定するまで0.25ml/kg/minで持続投与することを勧めている。

　最近，通常の二次救命処置に反応しないブピバカインやロピバカインによる心停止症例に20％脂肪乳剤を投与し，完全回復した症例報告が2例報告された[22][23]。これらは長時間作用性局所麻酔薬によるヒトでの難治性心停止を治療するうえで脂肪乳剤が有効であることを示す初めての報告であり，今後の研究が待たれる。

■参考文献

1) Albright GA. Cardiac arrest following regional anesthesia with etidocaine or bupivacaine. Anesthegiology 1979 ; 51 : 285-7.
2) McLeod GA, Burke D. Levobupivacaine. Anaesthesia 2001 ; 56 : 331-41.
3) Weiskopf RB, Nau C, Strichartz GR. Drug chirality in anesthesia. Anesthesiology 2002 ; 97 : 497-502.
4) Hille B. Local anesthetics : hydrophilic and hydrophobic pathways for the drug-receptor reaction. J Gen Physiol 1977 ; 69 : 497-515.
5) Hondeghem LM, Katzung BG. Time- and voltage-dependent interactions of antiarrhythmic drugs with cardiac sodium channels. Biochem Biophys Acta 1977 ; 472 : 373-98.
6) Clarcson CW, Hondeghem LM. Mechanism for bupivacaine depression of cardiac conduction : fast block of sodium channels during the action potential with slow recovery from block during diastole. Anesthesiology 1985 ; 62 : 396-405.
7) Valenzuela C, Snyders DJ, Bennett PB, et al. Stereoselective block of cardiac sodium channels by bupivacaine in guinea pig ventricular myocytes. Circulation 1995 ; 92 : 3014-24.
8) Valenzuela C, Delpon E, Tamkun MM, et al. Stereoselective block of a human cardiac potassium channel (Kv1.5) by bupivacaine enantiomers. Biophys J 1995 ; 69 : 418-27.
9) 山下武志. 多彩なK$^+$チャネル：応用編. 山下武志編. ベッドサイドのBasic Cardiology　心筋細胞の電気生理学―イオンチャネルから，心電図，不整脈へ―. 東京：メディカル・サイエンス・インターナショナル；2002. p.35-41.
10) 山下武志. 異常自動能とTriggered activity. 山下武志編. ベッドサイドのBasic Cardiology　心筋細胞の電気生理学―イオンチャネルから，心電図，不整脈へ―. 東京：メディカル・サイエンス・インターナショナル；2002. p.102-8.
11) Longobardo M, Delpon E, Caballero R, et al. Structural determinants of potency and stereose-

lective block of hKv1.5 channels induced by local anesthetics. Mol Pharmacol 1998 ; 54 : 162-9.

12) Kawano T, Oshita S, Takahashi A, et al. Molecular mechanisms of the inhibitory effects of bupivacaine, levobupivacaine, and ropivacaine on sarcolemmal adenosine triphosphate-sensitive potassium channels in the cardiovascular system. Anesthegiology 2004 ; 101 : 390-8.

13) Boban M, Stowe DF, Gross GJ, et al. Potassium channel openers attenuate atrioventricular block by bupivacaine in isolated hearts. Anesth Analg 1993 ; 76 : 1259-65.

14) Groban L. Central nervous system and cardiac effects from long-acting amide local anesthetic toxicity in the intact animal model. Reg Anesth Pain Med 2003 ; 28 : 3-11.

15) Morrison SG, Dominguez JJ, Frascarolo P, et al. A comparison of the electrophysiologic cardiotoxic effects of racemic bupivacaine, levobupivacaine, and ropivacaine in anesthetized swine. Anesth Analg 2000 ; 90 : 1308-14.

16) Mazoit JX, Decaux A, Bouaziz H, et al. Comparative ventricular electrophysiologic effect of racemic bupivacaine, levobupivacaine and ropivacaine on the isolated rabbit heart. Anesthegiology 2000 ; 93 : 784-92.

17) Ohmura S, Kawada M, Ohta T, et al. Systemic toxicity and resuscitation in bupivacaine-, levobupivacaine-, or ropivacaine-infused rats. Anesth Analg 2001 ; 93 : 743-8.

18) Ohmura S, Sugano A, Kawada M, et al. Pulmonaly uptake of ropivacaine and levobupivacaine in rabbits. Anesth Analg 2003 ; 97 : 893-7.

19) Weinberg G, VadeBoncouer T, Ramaraju GA, et al. Pretreatment or resuscitation with a lipid infusion shifts the dose-response to bupivacaine-induced asystole in rats. Anesthegiology 1998 ; 88 : 1071-5.

20) Weinberg G, Ripper R, Feinstein DL, et al. Lipid emulsion infusion rescues dogs from bupivacaine-induced cardiac toxicity. Reg Anesth Pain Med 2003 ; 28:198-202.

21) Weinberg G. Reply to Drs. Goor, Groban, and Butterworth-Lipid Rescue : Caveats and Recommendations for the "Silver Bullet". Reg Anesth Pain Med 2004 ; 29 : 74-5.

22) Rosenblatt MA, Abel M, Fischer GW, et al. Successful use of a 20% lipid emulson to resucitate a patient after a presumed bupivacaine-related cardiac arrest. Anesthegiology 2006 ; 105 : 217-8.

23) Litz RJ, Popp M, Stehr SN, et al. Successful resuscitation of a patient with ropivacaine-induced asystole after axillary plexus block using lipid infusion. Anaesthesia 2006 ; 61 : 800-1.

（栗田　昭英，山本　　健）

基礎編 2

局所麻酔薬中毒発現にかかわる因子

D 酸塩基平衡

はじめに

　局所麻酔薬中毒が生じた時の血液ガスの変化をMooreら[1]は自験例で詳細に報告している。0.75％のブピバカインを硬膜外腔に注入した直後に生じた局所麻酔薬中毒例では，痙攣中から痙攣発生後3〜5分でPa_{CO_2}は70〜80mmHgに上昇し，pHは7.00前後まで低下する。これは痙攣によって十分な換気が損なわれることに加えて，痙攣によって脳および末梢組織での酸素消費量が急激に増加したことによるものであるが，このアシドーシスが持続することによってさらに局所麻酔薬中毒が悪化する可能性がある。本項では血液の酸塩基平衡が局所麻酔薬の中毒作用にどのように影響するかについて述べる。

局所麻酔薬の物理化学的性質

　局所麻酔薬中毒の発現に対して，血液の酸塩基平衡がどのように影響するか理解するには，局所麻酔薬の構造や物理化学的な性質を理解する必要がある。

　局所麻酔薬の一般的な構造は〔芳香族部分-中間連鎖-3級アミン〕となっており，芳香族部分は脂溶性を有し細胞膜を通過するには必須であり，3級アミン部分は水溶性を示す。局所麻酔薬はそのままの形では水に溶解しにくいので，塩酸塩として4級アミンの製剤で用いられている。投与された局所麻酔薬はイオン化型（cation）となる分子と非イオン化型（base）のままの分子に分かれて存在する。局所麻酔薬自体は弱アルカリ性であり，周囲の体液環境によってイオン化型で存在するものと非イオン化型になるものの比が決まる。局所麻酔薬のイオン化型と非イオン化型の濃度が同じになるpHを解離定数と呼び，pKaと表記される（表1）。局所麻酔薬は周囲のpHが高いほど非イオン化型の割合が高くなり，逆に周囲のpHが低いとイオン化型が多くなる。神経細胞の細胞膜を通過して細胞内へ入る時には非イオン化型の局所麻酔薬として入るが，細胞質内で再びイオン化型と非イオン化型に解離する。局所麻酔薬は神経細胞の内側からNaチャネルに結合して作用するといわれているが，このときNaチャネルに作用するのがイオン化型の局所麻酔薬である。つまり，神経細胞の外にある局所麻酔薬はアルカリ性側ではイオン化していない

表1　局所麻酔薬の特性

	pKa	塩基型の割合 (at pH 7.4)	蛋白結合率
プロカイン	8.9	3％	6％
テトラカイン	8.5	14％	76％
リドカイン	7.9	25％	64％
メピバカイン	7.6	39％	78％
ブピバカイン	8.1	15％	96％
プリロカイン	7.9	24％	55％
エチドカイン	7.7	25％	94％
ロピバカイン	8.1	15％	94％

ものが多くなり神経細胞内に入りやすくなるが，いったん神経細胞内に入り込んだ局所麻酔薬は細胞質が酸性側になるとイオン化型の局所麻酔薬が多くなり，Naチャネルに結合するものが多くなるため作用が増強する。また，細胞質内にあるイオン化型の局所麻酔薬は細胞膜を通過して外に出にくくなるために細胞外へ流出しにくくなり（イオントラッピング）局所麻酔薬の濃度が保たれ，神経細胞に対する局所麻酔薬の作用が持続し増強する。pKaは局所麻酔薬の作用の発現速度と関係し，リドカイン（pKa 7.9）は，生理的な pH 7.4 では 25％が非イオン化型として存在するので作用発現時間は比較的早いが，ブピバカイン（pKa 8.1）は pH 7.4 で 15％だけが非イオン化型として存在し，作用発現は遅くなる。

　炎症が生じている局所では組織のpHが低くなっているため外部から投与した局所麻酔薬はイオン化したものが多くなり，細胞膜を通過しやすい非イオン化型局所麻酔薬が少ないので神経細胞内に移行しにくくなる。したがって，炎症のある局所では局所麻酔作用が弱くなるといわれている。

歴史的な研究報告

　古くから局所麻酔薬の痙攣誘発に関わる因子として，血液のpHや動脈血中のPa_{CO_2}との関係について実験動物で調べられている。Pa_{CO_2}と局所麻酔薬の痙攣誘発量について，ネコとイヌを使った研究ではPa_{CO_2}が高くなるほどリドカインやプリロカインによる全身痙攣誘発量は少なくなること[2)3)]が分かっている。Pa_{CO_2}と痙攣誘発量の対数はこれらの局所麻酔薬で逆相関することが報告されている[4)]。Englesson[5)]は，血中のPa_{CO_2}の上昇による毒性の増強（つまり痙攣誘発量の低下）は，当時調べられたすべての局所麻酔薬（プロカイン，リドカイン，メピバカイン，プリロカイン，ブピバカイン，エチドカイン）に共通する性質であることを報告した。一方，Pa_{CO_2}が低いと痙攣を誘発するのに局所麻酔薬を多量に必要とし，皮質痙攣閾値が上昇する[4)]。中毒反応が生じて全身痙攣が起こった時には自発呼吸が障害されるが，呼吸補助を早急に行い過換気状態とすることが急性期の対処法として重要である。

2. 局所麻酔薬中毒発現にかかわる因子

表2　リドカインの痙攣誘発量と酸塩基状態（リドカイン mg/kg）

P_{CO_2}	pH 7.10	pH 7.20	pH 7.30	pH 7.40
30	—	—	27.5	26.6
40	—	20.6	21.4	22.0
60	13.2	15.4	17.5	—
80	11.3	14.3	—	—

ネコのpHとPa_{CO_2}を変化させた時にリドカインを5 mg/kg/minで持続投与し痙攣が起こるまでの投与量（mg/kg）を調べた。
(Englesson S. The influence of acid-base changes on central nervous system toxicity of local anesthetic agents. II. Acta Anaesth Scand 1974 ; 18 : 88-103 より引用)

　またEnglessonは酸塩基平衡の影響について，代謝性の因子と呼吸性の因子でどちらの影響が大きいかを調べた。pHの低下が生じてもPa_{CO_2}が上昇しても痙攣誘発量は減少するが，Pa_{CO_2}の上昇による影響の方が大きいことを報告した（表2）。炭酸ガスは容易に細胞膜を通過して細胞内環境を酸性側に変えてイオン化型局所麻酔薬の解離に影響するためと考えた。毒性はpH低下とPa_{CO_2}の上昇によって指数関数的に上昇するが，これらの2つの変数に痙攣誘発量を三次元軸に加えてプロットするとらせん状の曲線パターンが描かれるが，各種の局所麻酔薬でそのパターンが少しずつ異なることを報告している[4]。

　pHが低下すると，血液中ではイオン化型局所麻酔薬の解離が多くなって血液-脳関門を通過しにくくなるため[6]，毒性は低下するように思われるが，実際には逆の現象が生じる。Englessonら[7]は，脳内にすでに流入している局所麻酔薬は細胞外のpHの変化によってもほとんど解離に影響を受けないが，炭酸ガスは細胞内に急速に拡散するので脳細胞内でイオン化型の局所麻酔薬の解離が増加して中枢神経系への毒性を増加させると考察した。

酸塩基平衡が関係する他の影響

　局所麻酔薬は血液中で蛋白と結合して存在するが，プロカイン（結合率6％）以外の大部分の局所麻酔薬は60～95％と高い結合率を有している（表1）。蛋白と結合していない遊離の局所麻酔薬だけが薬理作用を生じる。血中のCO_2の上昇とアシドーシスは，血液中での局所麻酔薬の蛋白結合を弱くする[8)9]ため，脳内に拡散可能な遊離薬物（局所麻酔薬）の絶対量を増加させる。

　生体はCO_2の上昇によって脳血管が拡張し脳血流が増加する。このため局所麻酔薬の脳への流入量が増加することも局所麻酔薬中毒に影響すると考えられる。また，二酸化炭素による脳の興奮性の上昇など[2]が加わることも局所麻酔薬の毒性が強くなる理由と考えられる。

局所麻酔薬の重炭酸化と炭酸化

　局所麻酔薬は塩酸塩となっており，低いpH（3.5～5）になっているが，これらに重炭酸を加えるとpHが上昇し，神経膜を通じての拡散に重要な非イオン化型局所麻酔薬の比率が上昇する[10]。局所麻酔作用の増強を目的として試みられることもある。

　また，局所麻酔薬に二酸化炭素を添加しても作用発現を早くすることができる。Bromage[11]は炭酸ガスを封入した局所麻酔薬を使用すると硬膜外麻酔の作用発現が速くなり麻酔効果も強くなることを報告した。二酸化炭素は素早く神経膜を拡散し，軸索原形質のpHを低下させる。これが受容体結合，ひいては神経ブロックに重要な局所麻酔薬の細胞内でのイオン化型局所麻酔薬の濃度の増加を引き起こす[12]。

　炭酸ガスやHCO_3^-イオンによる局所麻酔薬作用の増強は，イオントラッピングだけではなく，ナトリウム（Na^+）チャネルにある局所麻酔薬の結合部位を修飾することなども関与していると指摘する報告もある[13]。

■参考文献

1) Moore DC, Crawford RD, Scurlock JE. Severe hypoxia and acidosis following local anesthetic-induced convulsions. Anesthesiology 1980 ; 53 : 259-60.
2) de Jong R.H, Wagman IH, Prince DA. Effect of carbon dioxide on the cortical seizure threashold to lidocaine. Exp Neurol 1967 ; 17 : 221-32.
3) Englesson S, Paymaster NJ, Hill TR. Electrical seizure activity produced by Xylocaine and Citanest. Acta Anaesth Scand (Suppl) 1965 ; 16 : 47-50.
4) Englesson S. The influence of acid-base changes on central nervous system toxicity of local anesthetic agents. II. Acta Anaesth Scand 1974 ; 18 : 88-103.
5) Englesson S. The influence of acid-base changes on central nervous system toxicity of local anesthetic agents. I. Acta Anaesth Scand 1974 ; 18 : 79-87.
6) Kniffen FJ, Lomas TE, Nobel-Allen NL, et al. The comparative antiarrhythmic actions of lidocaine and its quarternary derivative, methyl lidocaine. Circulation 1974 ; 49 : 264-71.
7) Englesson S. The influence of acid-base changes on central nervous system toxicity of local anesthetic agents (Dissertation, Uppsala Faculty of Medicine). Acta Univ Upsaliensis 1973 ; 166 :
8) Burney RG, DiFazio CA, Foster JA. Effects of pH on protein binding of lidocaine. Anesth Analg 1978 ; 57 : 478-80.
9) Apfelbaum JL, Shaw LM, Gross JB, et al. Modification of lidocaine protein binding with CO_2. Can Anaesth Soc J 1985 ; 32 : 468-71.
10) DiFazio CA, Carron H, Gosslight KR, et al. Comparison of pH-adjusted lidocaine solutions for epidural anesthesia. Anesth Analg 1986 ; 65 : 760.
11) Bromage PR. A comparison of the hydrochloride and carbon dioxide salts of lidocaine and prilocaine in epidural anesthesia. Acta Anaesthsiol Scand (Suppl) 1965 ; 16 : 55.
12) Catchlove RFH. The influence of CO2 and pH on local anesthetic action. J Pharmacol Exp Ther 1972 ; 181 : 291.
13) Wong K, Strichartz GR, Raymond SA. On the mechanisms of potentiation of local anesthetics by bicarbonate buffer : drug structure-activity studies on isolated peripheral nerve. Anesth Analg 1993 ; 76 : 131-43.

〔立川　茂樹〕

基礎編 2 局所麻酔薬中毒発現にかかわる因子

E α1-acid glycoprotein

構造と性質

　血漿蛋白は，アルブミン以外のほとんどが糖蛋白質であり，その中でも α1-acid glycoprotein（α1-酸性糖蛋白質：以下，AAG）は，分子量が41〜43kDa，ポリペプチド部分は55％で，糖含量は分子量の45％と高い。183のアミノ酸残基からなる2つのS-S結合をもったペプチド部分に，5つのN結合型糖鎖（アスパラギン酸結合型糖鎖）が結合した構造をもっている[1]（図1）。AAGは血漿のα1-グロブリン分画に含まれ，定量は免疫拡散板法やネフェロメトリー法により行われる。シアル酸含量が多いことから，等電点は酸性

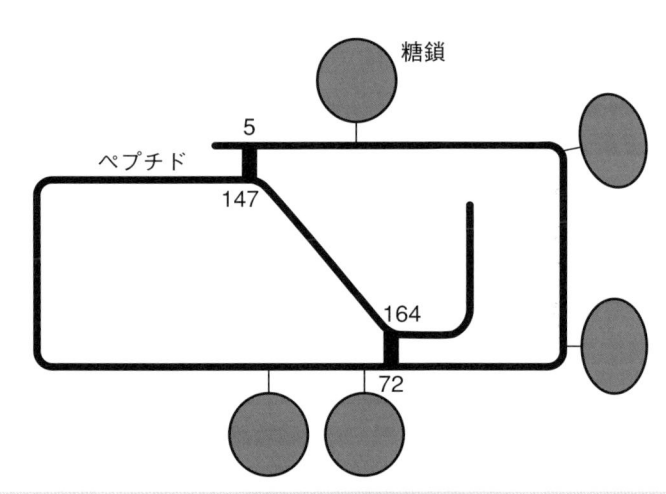

図1　AGPの分子構造の模式図
2つのS-S結合と5つの炭化水素部分をもっている。15位，38位，54位，75位，85位のAsn残基に糖鎖が結合するN-結合型複合糖鎖である。
〔Agneray J. Glycan microheterogeneity forms of alpha 1-acid glycoprotein (AGP): Their identification in biological fluids and variations in their relative proportions in disease states. In : Baumann P, Eap CB, Müller WE, et al, editors. Alpha1-acid glycoprotein. Genetics, Biochemistry, Physiological Functions, and Pharmacology. Progress in clinical research. Vol 300. New York : AlanR.Liss ; 1988. p.47-65 より引用〕

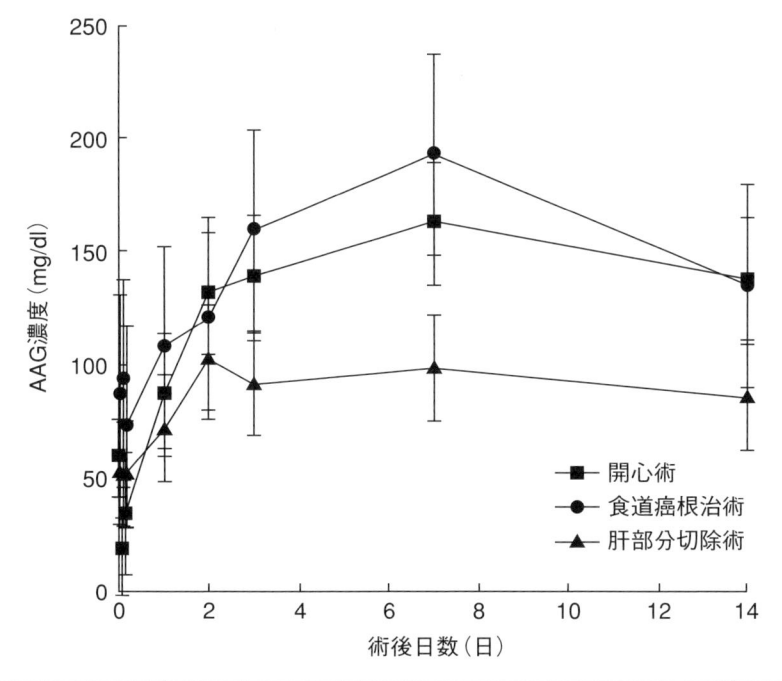

図2 開心術,食道癌根治術,肝部分切除術における術後の血漿AAG濃度の変動
(安部順子,吉田範子,西 信一ほか.開腹,開胸手術の術中,術後の血漿中α1-acidgly-coprotein,総蛋白およびアルブミンの変動について.臨床薬理 1991;22:63-4より引用)

(pH2.8〜3.8)で,水に対する溶解度が高い。電気泳動やイオン交換クロマトグラフィにより血漿中から分離,精製され,長年その構造が研究されており[2],遺伝子により決定されるペプチド部分の遺伝的不均一性体(variant)と,糖鎖構造の違いに起因する微視的不均一性体(microheterogeniety)が存在することが明らかにされている。健常人における血漿中AAG濃度は42〜93mg/dlで,年齢や性別による差はあまりない。AAGは急性相蛋白として炎症性疾患(リウマチ性関節炎,SLE),敗血症,熱傷,外傷,癌,循環器系疾患(心筋梗塞,不整脈など),腎不全,臓器移植など,多くの疾患時にその濃度が著しく増大することが知られている[1,2]。肝硬変においては肝での合成能低下とともに減少し,ネフローゼ症候群では尿中への排泄亢進により著しく低下する[3]。急性相蛋白のうち,CRPは6〜8時間で上昇し,血中半減期は5〜7時間で,急激な日内変動を示すが,AAGは約1日遅く,4〜7日でピーク値となり,血中半減期は約5日である。著者らが手術侵襲後のAAG血中濃度の推移を調べてみたところ,術後1日目から上昇し,術後7日目には開心術後で2.58倍,食道癌根治術後で2.28倍,肝部分切除術後では2.33倍に上昇した[4](図2)。侵襲時においては,生体防御のための急性相蛋白の合成促進とアルブミンなどの緊急性のない蛋白の低下という肝での蛋白合成の優先権の移動が起こる。侵襲によりマクロファージが刺激を受けて,まずIL-1,TNFαが分泌され,これらのサイトカインが標的細胞を刺激してIL-6やIL-8などの炎症性サイトカインが産生される。さらに,IL-6が肝細胞における急性相蛋白の遺伝子の転写を促進させることで,急性相蛋白の産生が誘導されることが明らかにされている[5,6]。

AAGの役割

1 薬物のAAGへの蛋白結合について

　血漿において、酸性の薬物は主にアルブミンと結合するが、塩基性の薬物はAAGと結合することが知られている[7)～9)]。AAGと結合する薬物としては、リドカインのほか、ブピバカイン、コカイン、ロピバカインなどの局所麻酔薬、ベラパミル、ジソピラミド、ピルジカイニドなどの循環器用薬、三環系抗うつ薬、フェノチアジン類、一部のベンゾジアゼピン類などの精神神経系用薬、性ステロイドホルモンなどが挙げられる。

　著者らがリドカインの血漿蛋白に対する結合について、HPLC（高速液体クロマトグラフィ）の移動相にリドカインを添加し、ゲル濾過のカラムにより血漿蛋白を分離するという方法により、リドカインの血漿蛋白への結合を調べたところ、リドカインはAAGに最も多く結合した。しかし、一部はアルブミンやリポプロテインの分画にも結合することが明らかとなった[11)]（図3）。ピルジカイニド、コカインも、AAGだけでなくアルブミンにも結合することが明らかにされている[10)]。結局、薬物は血漿において1つの蛋白にのみ結合しているのではなく、薬物ごとに異なった割合でAAG、アルブミン、リポプロテインなどの血漿蛋白に結合して存在しているものと考えられる。炎症過程においては、AAGの血漿濃度は上昇するためAAGに結合する薬物の遊離型の割合は減少すると考えられるが、AAGの濃度はアルブミンの約1/60と低いので、薬物により飽和することも考えられ、薬物濃度の上昇や蛋白濃度の上昇により、蛋白結合率が容易に変化することになる[12)]。腎不全患者においては、アルブミンは減少するが、AAGは増加する。したがって主にアルブミンに結合する薬物の蛋白結合率は低下し、遊離型分率が高くなるが、主にAAGに結合する薬物であるジソピラミド、タムスロシン、ピルメノール、リドカインの蛋白結合率は上昇することが報告されている[13)]。

　一般に、血液中において薬物は血漿蛋白と結合している結合型と、結合していない遊離型の間で、動的平衡関係にあり、遊離型薬物のみが血管壁を通過して細胞外液中に分布することができる。薬物が脂溶性であれば濃度勾配により細胞膜を透過し（脂溶性でなくても透過する場合もある）、細胞内で、薬物はさらに細胞内の蛋白と結合する薬物と結合しない薬物の間で平衡状態となり、最終的に血液中の遊離型薬物と細胞中の遊離型薬物が速やかに平衡化する。このように遊離型のみが作用部位へ到達し、効果を発現するため、血漿中遊離型濃度の変動は臨床的効果に影響すると予測されるが、血漿中遊離型濃度の変動要因としては、結合する蛋白濃度の変動および結合蛋白への競合による結合定数の変化が考えられる。

　アルブミンは通常、生理的変動として減少するため、アルブミンに主に結合する薬物は、アルブミン濃度の減少により遊離型の割合（以下 fuB）が上昇することが多い。蛋白結合率の低い薬物の場合、結合型の割合が低下しても、遊離型の割合の上昇は大きくなく、薬物動態への影響も少ないが、蛋白結合率の高い薬物の場合（80～90％以上）、蛋

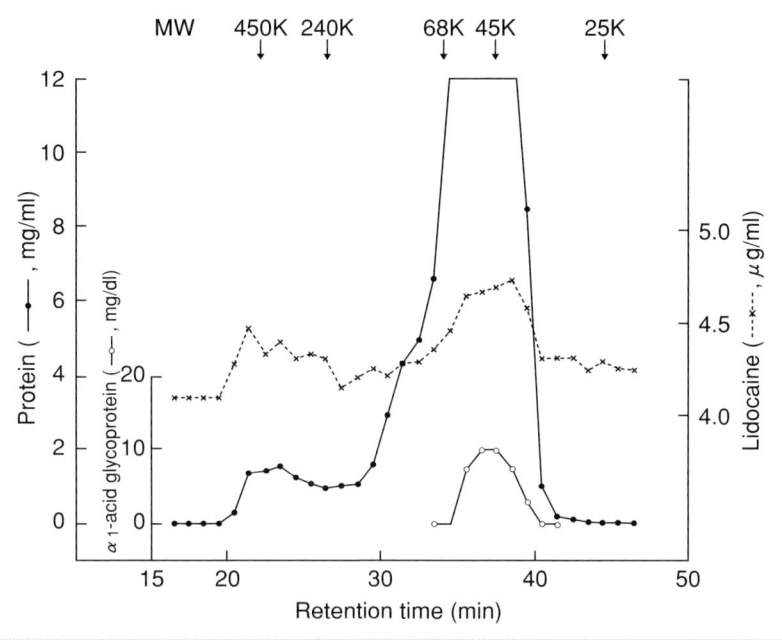

図3 リドカインを添加した血漿のHPLCプロファイル

リドカインを添加した血漿500μlを分離カラムTSK-G3000SWのHPLCに注入した。HPLCの移動相は5μg/mlリドカインを含有する0.1Mリン酸緩衝液，pH 7.4で，流速は0.5 ml/minとした。標準血漿蛋白マーカーの分子量はフェリチン450,000，カタラーゼ240,000，BSA 68,000，オバルブミン45,000，キモトリプシノーゲンA 25,000で，各蛋白の溶出位置は図に示す通りである。AAG濃度の高い部分で，リドカインの濃度が高く，さらに分子量450,000の蛋白付近もリドカイン濃度が高くなっているのが分かる。

(Abe J, Akira A, Mitsugu F, et al. Binding of lidocaine to plasma protein resolved by high performance liquid chromatopraphy. Journal of Chromatography. Biomedical Applications 1990 ; 526 : 562-8より引用)

白濃度の減少により結合型の割合の少しの低下が，遊離型の割合の大きな上昇につながる。一般的に，蛋白結合率が80％以上の薬物をbinding sensitive（蛋白結合依存性薬物）という。薬物の体内動態は，その消失能を有する臓器により腎排泄型と肝代謝型に分けることができるが，臓器が有する薬物消失能によって消失する過程が全身循環から血液によって臓器に運ばれる過程より遅く，臓器が有する消失能が律速過程となる薬物を，一般に消失能依存性薬物（低クリアランス薬物）といい，臓器が有する薬物消失能によって消失する過程が，全身循環から血液によって臓器に運ばれる過程より早い薬物を血流依存性薬物（高クリアランス薬物）という[14]。低クリアランスで，分布容積（投与した薬物が体内で組織に分布する容積）が小さい薬物は，蛋白結合率が下がると全身クリアランスが非常に増加するが，分布容積はあまり増加しないので，半減期が短縮する。一方，高クリアランスで，分布容積が大きい薬物の場合は，蛋白結合率が低下すると，全身クリアランスは血流依存性のためほとんど変化しないが，分布容積は増加し，半減期が延長することがある[13]。

AAG濃度の変動が臨床的に影響を与える例として，Fukumotoら[15]は，ピルジカイニドのC/D（体重あたりの投与量に対する血清ピルジカイニド濃度）がCRP濃度の上昇と

相関することを示し，CRPとともに上昇したAAGに結合するピルジカイニドの蛋白結合率の増加がクリアランスを低下させたとしている。

　Takahashiら[16]は，ラットにおいてリドカインによる痙攣がアドレナリンにより増強した際，投与直後に，リドカインの血漿中遊離型濃度とともに脳細胞外液中リドカイン濃度が上昇することをmicrodialysis法を用いて明らかにした。Maratheら[17]が，犬の脳脊髄液へのリドカインの移行が，蛋白結合に依存することを明らかにしていることから，脳へのリドカインの移行が，遊離型濃度の上昇とともに増加したことが示唆される。リドカインは肝消失型の薬物で，蛋白結合率は50〜60％であり，そのクリアランスは血流依存性であるため蛋白結合率の影響を受けにくいと考えられるが，分布容積は210lと非常に大きいため，遊離型薬物濃度の変動の影響を受けやすい。リドカインの遊離型分率が増加した理由としては，リドカインのAAGへの親和性がそれほど高くなく[20]，アドレナリンもまたAAGに結合することから[18]，リドカインとアドレナリンの競合による置換によりリドカインの結合定数が変化した可能性が示唆される。

　AAGのポリペプチド部分のvariantは，A，F1，Sの3種類で，これまでにF1/S体，A体として単離されている[19]。A variantには，特に三環系抗うつ薬，プロパフェノン，ジソピラミド，ジアゼパムなどが結合し，F$_1$/S variantに結合しやすい薬物にはロピバカイン，ジピリダモール，ワルファリン，プラゾシンなどがある。また，リドカイン，クロルプロマジン，クロルフェニラミン，キニジン，プロゲステロンなどは両variantに同程度に結合することが知られている[20]。Jolliet-Riantら[21]は，AAGのうちA variantに選択的に結合するジソピラミド，イミプラミン，メサドンは脳への移行が制限されており，部分的にではあるがF$_1$/S variantに結合するプロプラノロール，クロルプロマジンなどは，脳へ移行することを明らかにした。このことから，薬物を血漿に留めておくAAGの役割はそのvariantにより異なることが示唆され，病態によるAAGのvariantの組成の変化により遊離型濃度が増加し，脳への移行が増大することによって中毒症状が発現する可能性も考えられる。石崎ら[22]は，健常人10名によるロピバカインのAAG結合特性をAAG variantと薬物相互作用の面から検討し，ロピバカインのAGP結合はF$_1$/S variantに対する結合親和性が高く，ジピリダモール，ジソピラミドおよびリドカインの順に競合的阻害を受けることを明らかにした。今後，さらに病態によるAAGのvariantの組成の変化や，それによる薬効や副作用への影響が明らかにされることが期待される。また，最近では，薬物と結合したAAGが細胞膜に結合することによってAAGの構造が変化し，結合していた薬物が遊離して膜を通過するメカニズムが提唱されており[23]，AAGに対する蛋白結合だけでは説明できない薬物の動態も，今後，さらに明らかにされていくものと思われる。

2 AAGの糖鎖構造と臨床的意議

　糖鎖構造の解析は，レクチンとの親和性を利用した二次元交叉免疫電気泳動による分離分析法，糖鎖を酵素法またはヒドラジン分解によりペプチドから切り離した後蛍光標識し，逆相の高速液体クロマトグラフィにより分離するHPLCマップ法，NMRなどが用いられる[24]。AAGのmicroheterogenietyは，糖鎖の分岐鎖数，シアル酸の数や結合位置，

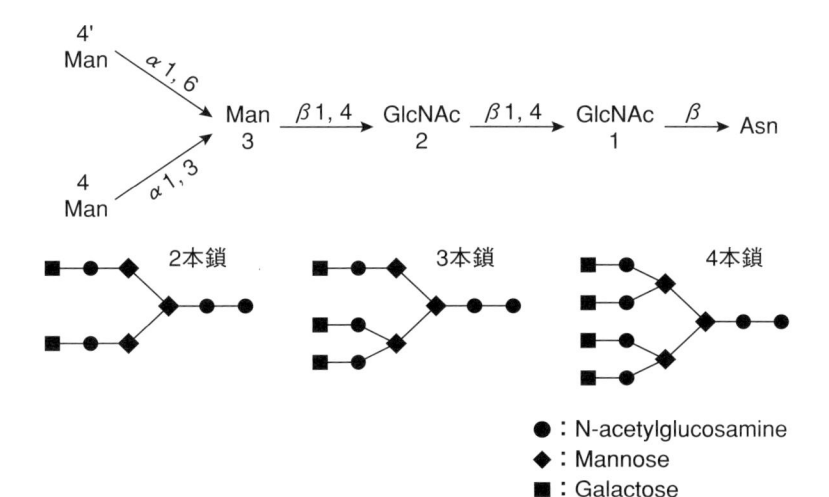

図4 すべてのN-結合型糖鎖の核となる部分の構造（上）とAAGに見られるManから2～4本に枝分かれした糖鎖の模式図（下）

さらに，末端のGalに結合する1シアル酸（N-acetylneuraminic acid）の結合配置やフコース（Fucose）の有無によりmicroheterogenietyが生じる。

（Agneray J. Glycan microheterogeneity forms of alpha 1-acid glycoprotein (AGP) : Their identification in biological fluids and variations in their relative proportions in disease states. In : Baumann P, Eap CB, Müller WE, et al, editors. Alpha1-acid glycoprotein. Genetics, Biochemistry, Physiological Functions, and Pharmacology. Progress in clinical research. Vol 300. New York : AlanR.Liss ; 1988. p.47-65より引用）

フコースの有無，すなわちglycosylationにより決まる。アスパラギン酸に結合した5本の糖鎖はおのおの2本鎖，3本鎖，4本鎖に分岐した構造をもっており[1]（図4），糖鎖の末端のGal（ガラクトース）にシアル酸すなわちNeuAc5Ac（N-acetylneuraminic acid：N-アセチルノイラミン酸）が結合し，分岐鎖のGlcNAc（N-アセチルグルコサミン）にFuc（フコース）をもつものもある。その中でも特にGalのC-3にシアル酸が結合し，GlcNAcのC-3にFucが結合した構造はシアリルルイスX（sLe^x）構造として知られている（図5）。健康な状態では，sLe^{x}はほとんど検出されない。エストロゲンを経口投与した女性あるいは妊娠中の健康な女性では，分岐の増加が認められ，分岐鎖は3本または4本である。急性の炎症においては，2本鎖をもつAAG濃度が上昇する。特に火傷や敗血症のような急性の炎症では，2分岐鎖をもつAAGの増加とともに，高度にフコシル化したsLe^{x}をもつAAG濃度が上昇し，1つのAAGの分岐鎖の中のsLe^{x}が増加する。それは数週間続くこともある[25]。一方，リウマチの初期はAAG分岐鎖が少ないが，長期のリウマチの慢性炎症になると，分岐の程度が増加するとともに，sLe^{x}が著しく増加する。

蛋白質はDNAにより合成された後，糖鎖やリン酸や脂質などが付加される翻訳後修飾という現象が起きるが，そのうちの約半数が糖鎖の付加とされる。これら糖鎖は"細胞の顔であり，荷札（tag）になる"といわれ，蛋白質の立体構造と機能をコントロールするキーとなっていることが明らかになってきた。AAGの多様な糖鎖構造も糖鎖認識分子により識別され，その機能をコントロールしていると考えられる。その1つが，白血球の炎症反応におけるローリング（rolling）における役割である。白血球が血管から炎症組織

2. 局所麻酔薬中毒発現にかかわる因子

```
                        Fucα1
                          │
                          3
NeuAcα2──3 Galβ1──4 GlcNAcβ1
                              ＼6
                               Manα1
NeuAcα2──6 Galβ1──4 GlcNAcβ1／2  ＼
                                   ＼6
                                    Manβ1──4 GlcNAcβ1──4 GlcNAc
                                   ／3
NeuAcα2──3 Galβ1──4 GlcNAcβ1   ／
                      Fucα1─3  ＼4
                                Manα1
NeuAcα2──6 Galβ1──4 GlcNAcβ1／2
```

図5　シアリルルイスＸ構造をもつ４本鎖

〔Agneray J. Glycan microheterogeneity forms of alpha 1-acid glycoprotein (AGP) : Their identification in biological fluids and variations in their relative proportions in disease states. In : Baumann P, Eap CB, Müller WE, et al, editors. Alpha1-acid glycoprotein. Genetics, Biochemistry, Physiological Functions, and Pharmacology. Progress in clinical research. Vol 300. New York : AlanR.Liss ; 1988. p.47-65 より引用〕

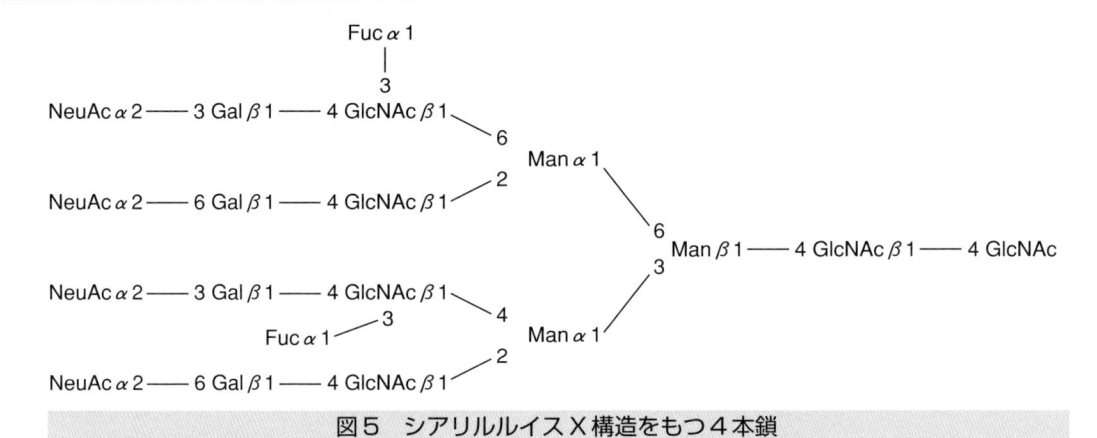

に浸潤していく過程においては，さまざまな細胞接着因子が関与しているが，血管内皮に接着する前段階として血管壁に沿って転がるローリング現象が観察され，糖と結合性の高いレクチン様のドメインをもつ接着分子セレクチンと，そのリガンドである白血球表面上の糖鎖との相互作用によって媒介されていることが明らかにされている。接着分子のリガンドとなるのはsLe^{x}で，好中球上のLーセレクチンは血管内皮上のsLe^{x}と接着し，好中球上のsLe^{x}は血管内皮上のEーセレクチンおよびPーセレクチンと接着する[26]。これらのことから炎症時に増加したAAGのもつsLe^{x}が好中球および血管内皮上のセレクチン分子に結合する可能性がある。Van Dijk[27]，De Graafら[28]は，術後の急性相反応においてヒトAAGのsLe^{x}の発現量が増大することを明らかにし，AAGが炎症局所における白血球のローリングに対しフィードバック反応を行うという仮説を提唱した。彼らはまた，健常人のAAGはEーセレクチンと結合しないが，外傷患者の，高度にフコシル化しsLe^{x}をもったAAGはヒトEーセレクチンーFcキメラ分子に濃度依存的およびCaイオン依存的に結合することを明らかにした。sLe^{x}を発現したAAGを腸管虚血後に投与し再還流したラットの例では，sLe^{x}を発現していないAAGを投与した例に比べ，肺の損傷が少なかったと報告している[29]。今後，AAGの産生やglycosylationを調節することにより，炎症過程をコントロールできる可能性も示唆され，AAGの糖鎖構造とその機能がさらに解明されることが期待される。

■参考文献

1) Agneray J. Glycan microheterogeneity forms of alpha 1-acid glycoprotein (AGP) : Their identification in biological fluids and variations in their relative proportions in disease states. In : Baumann P, Eap CB, Müller WE, et al, editors. Alpha1-acid glycoprotein. Genetics, Biochemistry, Physiological Functions, and Pharmacology. Progress in clinical research. Vol 300. New York : AlanR.Liss ; 1988. p.47-65.

2) Schmid K, et al. Structure of α 1-acid glycoprotein. The complete amino acid sequence, multiple amino acid substitutions, and homology with the immunogloblins. Biochemistry 1972 ; 12

: 2711-24.
3) Schmid K. α 1-acid glycoprotein. In : Putnam FW, editor. The Plasma Proteins. Structure, function, and genetic control. Vol 1. Second ed. New York : Academic Press ; 1975. p.214.
4) 安部順子, 吉田範子, 西 信一ほか. 開腹, 開胸手術の術中, 術後の血漿中 α 1-acidglycoprotein, 総蛋白およびアルブミンの変動について. 臨床薬理 1991 ; 22 : 63-4.
5) 齋藤英昭, 福島亮治, 橋口陽二郎ほか. 手術侵襲時におけるサイトカインの役割―とくに in vivo での反応を中心に―. 日消外会誌 1992 ; 25 : 2585-9.
6) Geger T, Andus T, Klapproch J, et al. Induction of rat acute-phase proteins by interleukin 6 in vivo. Euro J Immminol 1988 ; 18 : 717-21.
7) Piafsky KM, Borga O. Plasma protein binding of basic drugs. II. Importance of alpha 1-acid glycoprotein for interindividual variation. Clin Pharmacol Ther 1977 ; 2 2: 545-9.
8) Routledge PA. The plasma protein binding of basic drugs. Br J Clin Pharmacol 1986 ; 22: 499-506.
9) Jokinen MJ. The pharmacokinetics of ropivacaine in hepatic and renal insufficiency. Best Pract Res Clin Aneaesthesiol 2005 ; 19 : 269-74.
10) Abe J, Akira A, Mitsugu F, et al. Binding of lidocaine to plasma protein resolved by high performance liquid chromatopraphy. Journal of Chromatography. Biomedical Applications 1990 ; 526 : 562-8.
11) Pike E, Kierulf P, Skuterud B, et al. Drug binding in sera deficient in lipoproteins, albumin or orosomucoid. Br J Clin Pharmacol 1983 ; 16 : 233-9.
12) Piafsky KM. Disease-inducsd changes in the plasma binding of basic drugs. Clin Pharmacokinet 1980 ; 5 : 246-62.
13) 平田純生. 腎不全患者の薬物動態的変化（1). 平田純生編. 腎不全と薬の使い方 Q&A. 東京 : じほう ; 2006. p.142-64.
14) 緒方宏康. 薬物動態パラメーターの変動要因からみた薬物の特徴づけ. 臨床薬物動態学―薬物治療の適正化のために. 緒方宏康編. 東京 : 丸善 ; 2000. p.17-21.
15) Fukumoto K, Tanemura M, Tsuchisihta Y, et al. Effects of protein binding of pilsicainide on the pharmacokinetics. Drug Metab Pharmacokinet 2005 ; 20 : 183-6.
16) Takahashi R, Oda Y, Tanaka K, et al. Epinephrine increases the extracellular lidocaine concentration in the brain. Anesthesiology 2006 ; 105 : 984-9.
17) Marathe PH, Shen DD, Artru AA, et al. Effect of serum protein binding on the entry of lidocaine into brain and cerebrospinal fluid in dogs. Anesthesiology 1991 ; 75 : 804-12.
18) Sager G, Bratlid, Little C. Binding of catecholamines to alpha 1-acid glycoprotein, albumin and lipoproteins in human serum. Biochem Pharmacol 1987 ; 36 : 3607-12.
19) Eap CB, Baumann P. The genetic polymorphism of human alpha1-acid glycoprotein. In : Baumann P, Eap CB, Müller WE, et al, editors. Alpha1-acid glycoprotein. Genetics, Biochemistry, Physiological Functions, and Pharmacology. Progress in clinical research . Vol 300. New York : AlanR.Liss ; 1988. p.111-25.
20) Herve F, Caron G, Duche JC, et al. Ligand specificity of the genetic variants of human alpha1-acid glycoprotein : generation of a three-dimensional quantitative structure-activity relationship model for drug binding to the A variant. Mol Pharmacol 1998 ; 54 : 129-38.
21) Jolliet-Riant P, Boukef MF, Duche JC, et al. The genetic variant A of human alpha 1-acid glycoprotein limits the blood to brain transfer of drugs it binds. Life Sci 1998 ; 62 : 219-26.
22) 石崎純子, 下村祥子, 福和千恵ほか. 局所麻酔薬 ropivacaine の α 1－酸性糖タンパク結合動態と薬物相互作用の検討. 医療薬学 2005 ; 31 : 445-50.
23) Nishi K, Mruyama T, Halsall H, et al. Binding of alpha 1-acid glycoprotein to membrane results in a unique structural change and ligand release. Biochemistry 2004 ; 43 : 10513-9.
24) 高橋禮子. 生物化学実験法23. 糖蛋白質糖鎖研究法. 高橋禮子編著. 学会出版センター. 1990.

25) Van Dijk W, Brinkman-Van der L, Els CM, et al. Glycosylation of α1-acid glycoprotein(orosomucoid)in health and disease : occurrence, regulation and possible functional implications. Trends in Glycoscience and Glycotechnology 1998 ; 10 : 235-45.
26) Von Andrian UH, Chambers JD, Berg EL, et al. L-selectin mediates neutrophil rolling in inflamed venules through sialyl LewisX-dependent and -independent recognition pathways. Blood 1993 ; 82 : 182-91.
27) Van Dijk W. α 1-acid glycoprotein a natural ocurring anti-inflammatory molecule? In : Alavi A, Axford JS, editors. Glycoimmunology. New York : Plenum Press ; 1995. p.223-9.
28) De Graaf TW, Van der Selt ME, Anbergen MG, et al. Inflammation-induced expression of sialyl Lewis X-containing glycan structures on α 1-acid glycoprotein (orosomucoid) in human sera. J Exp Med 1993 ; 177 : 657-66.
29) Wiliam JP, Weiser MP, Pechet TTV, et al. α 1-Acid glycoprotein reduces local and remote injuries after intesinal ischemia in the rat. The American Physiologyical Society 1997 ; G1031-5.

〈安部　順子〉

基礎編
2 局所麻酔薬中毒発現にかかわる因子

F 全身麻酔薬，鎮痛薬

総論

　この項においては，局所麻酔薬の中毒発現に影響を及ぼしうる全身麻酔薬，鎮痛薬の作用について述べる。局所麻酔薬の中毒発現に関して，全身麻酔薬，鎮痛薬が与える影響は複雑である。全身麻酔薬，鎮痛薬は，呼吸器系，循環器系，中枢神経系に多大な影響を及ぼすため，局所麻酔薬中毒に及ぼす影響を単一の原因に帰すことは困難である。例えば，痙攣閾値は血圧によって大きな影響を受ける。ニカルジピンなどの降圧薬は痙攣閾値を上げ[1]，アドレナリンなどの昇圧薬は痙攣閾値を下げる[2]。全身麻酔薬は一般的には降圧作用をもつため，従来動物実験で示されてきた全身麻酔薬による痙攣閾値の上昇は降圧作用による二次的な影響を除外できていないものが多い。この場合，適切な循環補助がなされなければ，全身麻酔薬が痙攣発生閾値に与える本来の影響を的確に評価したことにはならない。また，全身麻酔薬，鎮痛薬によって呼吸抑制が生じうるが，その結果生じるアシドーシスもまた，痙攣閾値に影響を与えることが知られている[3]。したがって，この場合は何らかの呼吸補助が必要となる。本項では局所麻酔薬中毒に対して，全身麻酔薬，鎮痛薬によってもたらされる一次的な影響を中心に記載する。二次的な影響，すなわち全身麻酔薬，鎮痛薬によって生じる呼吸抑制や循環抑制による局所麻酔薬中毒への影響に関しては，他項の記載を参考にされたい。

　全身麻酔薬，鎮静薬，鎮痛薬は局所麻酔薬の中毒症状に大きな影響を与えるが，その機序はあまり明らかにされていない。根拠となる研究に乏しいからである。その理由としては，まず中毒症状発現に関するヒトでの研究には倫理的制約が大きいことが挙げられる。したがって，動物実験の結果をヒトに敷衍することが必要となる。第二の理由としては，先述の二次的な影響を除外した実験条件（呼吸，循環抑制がない）を動物で満たすことが困難であるためである。第三の理由としては，仮に何らかの薬剤によって局所麻酔薬中毒への影響が認められたとしても，その用量が臨床的な治療域からかけ離れたものであっては，実験結果が信頼に値しないからである。

　以下に述べる薬剤の中には，局所麻酔薬の中毒症状を軽減するものもある。しかしながら，あくまでも局所麻酔薬中毒発生予防のために，この項の記載を役立てていただき

たい．万が一，局所麻酔薬中毒が発生した場合は，人工呼吸管理が必要となることもあり，その際の鎮静薬の選択の一助として本項が役立てば幸いである．抗痙攣作用をもつ全身麻酔薬を併用しているからといって，局所麻酔薬の極量を上げるような試みはなされるべきではない．麻酔薬，鎮静薬の中には，局所麻酔薬による痙攣の発生閾値を上昇させるものはあるが，局所麻酔薬による最も重篤な中毒症状である循環虚脱に対しては，明らかな有用性を示した報告はない．むしろ麻酔薬，鎮静薬は多かれ少なかれ循環系に対して抑制的に作用することから，循環虚脱を増悪させる可能性がある．局所麻酔薬中毒は，循環器系症状に先行して中枢神経症状が現れることが多いため，局所麻酔薬中毒の早期発見には意識状態の慎重な観察が有用である．しかしながら，全身麻酔薬が投与されている場合は意識の評価が困難である．局所麻酔薬中毒による循環虚脱は蘇生が困難であることから，中毒の初期症状発見の手段を奪う全身麻酔下で，短時間に大量の局所麻酔薬を用いることに対しては慎重であるべきである．全身麻酔薬は，一般的に痙攣閾値を上げる．その一方で局所麻酔薬中毒による循環虚脱に対しては，その循環抑制作用から増悪因子として作用する．したがって，もし，全身麻酔中に局所麻酔薬中毒によると考えられる中枢神経刺激症状，とりわけ痙攣が発生した場合には，より重篤な中毒症状である循環虚脱の危機が迫っていることを認識すべきである．

　局所麻酔薬の中毒症状は，興奮，鎮静，痙攣，不整脈など，多彩である．全身麻酔薬や麻薬性鎮痛薬投与下では，局所麻酔薬中毒による興奮や鎮静を評価・比較することが困難である．従来，比較的よく研究されてきたのは，中枢神経系に関しては診断が容易な痙攣である．循環器系に関しては，不整脈，低血圧，循環虚脱などが挙げられるが，局所麻酔薬の種類と投与速度によって現れる循環器系症状が異なり，また，その発生機序も未解明の部分が多い．個々の麻酔薬が，局所麻酔薬中毒によって生じる循環器系症状に与える影響もまた未解明の部分が多いため，本項各論では主として全身麻酔薬，鎮痛薬が痙攣閾値に与える影響について述べることとする．

各 論

1 吸入麻酔薬（セボフルラン，イソフルラン，エンフルラン，ハロタン）

　局所麻酔薬投与に際して，痙攣閾値を上昇させる，すなわち抗痙攣作用をもつとの報告が一般的である[4)5)]．エンフルランは少なくとも局所麻酔薬による痙攣の閾値を下げることはないとされる[6)]．また，セボフルラン，イソフルランはブピバカインによる痙攣だけでなく，不整脈も抑制する[7)]．しかしながら，以上の結果はいずれも吸入麻酔薬による麻酔を中止して，筋弛緩薬のみ，もしくは亜酸化窒素併用によって不動化された対照群に対してのものである．このことから，吸入麻酔薬による全身麻酔中に局所麻酔薬中毒として痙攣もしくは不整脈が出現した場合は，局所麻酔薬投与は中止すべきであるが，吸入麻酔薬は中止しないか，他の薬剤に変更した方がよいかもしれない．

2 ベンゾジアゼピン（ミダゾラム，ジアゼパム）

鎮静作用に加えて抗痙攣作用を有し，マウスにおいて局所麻酔薬による痙攣をも抑制する[8)9)]。ヒトにおいては，ブピバカイン中毒による痙攣の治療にはジアゼパムが使用されてきた[10)〜12)]。しかし，循環器系副作用については，ラットにおいて，ジアゼパムはブピバカインによる重篤な不整脈を生じやすくするという報告がある[13)]。イヌにおいては，リドカイン誘発痙攣に対してジアゼパムよりミダゾラムのほうが抗痙攣作用は強力であったという[14)]。ジアゼパムよりもミダゾラムのほうが作用が迅速であるため，ヒトの局所麻酔薬中毒による痙攣に対してもジアゼパムよりミダゾラムを勧める意見がある[15)]。なお，興味深いことに，近年本邦の小児科領域では，ジアゼパムなどに対して抵抗性の痙攣重積の治療薬として，リドカインやミダゾラムが用いられるようになってきている[16)17)]。

3 プロポフォール

ラットにおいて，ブピバカインによる痙攣に対して有効性が示されている[18)]。ブピバカインの血管内持続注入モデルにおいては，その抗痙攣作用のため，中毒症状として不整脈が痙攣に先行する（通常はほぼ同時）。また，不整脈が惹起されてから，重篤な血圧低下を生じるまでの時間が亜酸化窒素やセボフルランよりも長い，すなわち安全域が広いとされる[19)]。しかしながら，他の麻酔薬に比して比較的強い循環抑制作用が，局所麻酔薬中毒による循環器系症状にどのような影響を及ぼすのかに関しては十分な検討がなされているとはいいがたい。

4 バルビツレート（チアミラール，チオペンタール）

麻酔薬，抗痙攣薬として用いられてきた長い歴史があり，局所麻酔薬による痙攣に対しても有効である[18)20)]。局所麻酔薬中毒症状としての不整脈，循環虚脱に与える影響は明らかではない。

5 デクスメデトミジン

ラットにおいて，コカイン過量投与による痙攣をデクスメデトミジンは抑制する。その機序は中枢におけるドパミン濃度の上昇をデクスメデトミジンが抑制するためであるとされている[21)]。同様に，ブピバカイン，レボブピバカインの血管内投与による痙攣もデクスメデトミジンは抑制する（図1）。この抑制作用はα_2拮抗薬であるヨヒンビンで拮抗されたことから，デクスメデトミジンの抗痙攣作用はα_2受容体を介するものであることが示唆されている（図2）。また，ブピバカイン，レボブピバカインは血管内持続注入により，血圧上昇をもたらすが，デクスメデトミジンはこれに有意な影響を与えなかった[22)]。

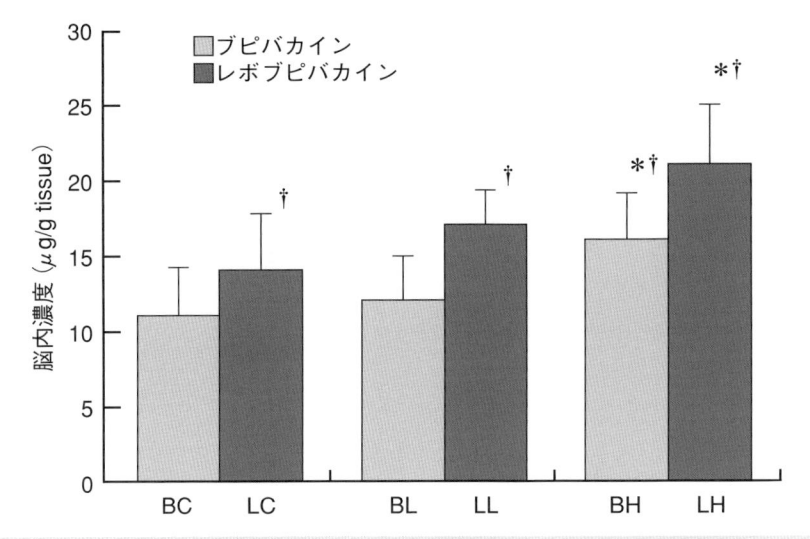

2. 局所麻酔薬中毒発現にかかわる因子

図1　ブピバカイン（またはレボブピバカイン）誘発痙攣発生にデクスメデトミジンが及ぼす影響

BC：ブピバカイン対照群，BL：ブピバカイン＋低用量デクスメデトミジン群（血中デクスメデトミジン濃度 0.6 ± 0.3 ng/ml），BH：ブピバカイン＋高用量デクスメデトミジン群（血中デクスメデトミジン濃度 1.8 ± 0.2 ng/ml），LC：レボブピバカイン対照群，LL：レボブピバカイン＋低用量デクスメデトミジン群（血中デクスメデトミジン濃度 0.7 ± 0.2 ng/ml），LH：レボブピバカイン＋高用量デクスメデトミジン群（血中デクスメデトミジン濃度 1.8 ± 0.2 ng/ml）

N＝10，†：$p<0.05$（BC vs. LC，BL vs. LL，BH vs. LH），＊：$p<0.01$（BC vs. BH，LC vs. LH）

血中デクスメデトミジン濃度はいずれもラットにおける（ヒトとおよそ同じ）鎮静に必要な範囲内にある。ブピバカインまたはレボブピバカインによってラットに痙攣を誘発し，その時の脳内の局所麻酔薬濃度を測定した。比較的高用量のデクスメデトミジンを投与すると，痙攣誘発には，より高濃度のブピバカインまたはレボブピバカインを必要とした。

（Tanaka K, Oda Y, Funao T, et al. Dexmedetomidine decreases the convulsive potency of bupivacaine and levobupivacaine in rats : involvement of alpha2-adrenoceptor for controlling convulsions. Anesth Analg 2005 ; 100 : 694 より引用）

6 ドロペリドール

近年，心電図上QT間隔が延長している患者に致死的不整脈をもたらしうるとして注目されている[23]。ブタやウサギにおいて，高用量のロピバカインやブピバカインがQT間隔の延長をもたらす[24)25)]ことは念頭にとどめておいてよいであろう。局所麻酔薬中毒の痙攣閾値に与える影響は明らかではない。

7 オピオイド（モルヒネ，フェンタニル，レミフェンタニル）

局所麻酔薬と併用されることが多いにも関わらず，局所麻酔薬中毒に与える影響については知られていることが少ない。近年になってようやく，マウスにおいてフェンタニルはリドカインによる痙攣を用量依存性に増強する[26)]との報告もなされたが，フェンタ

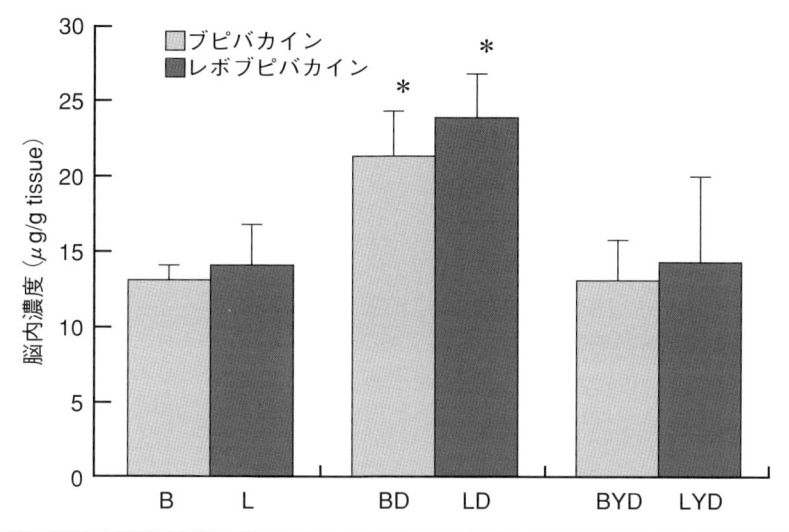

図2 ブピバカイン（またはレボブピバカイン）誘発痙攣へのデクスメデトミジンの作用はヨヒンビンで拮抗される

B：ブピバカイン対照群，BD：ブピバカイン＋デクスメデトミジン群，BYD：ブピバカイン＋デクスメデトミジン＋ヨヒンビン群，L：レボブピバカイン対照群，LD：レボブピバカイン＋デクスメデトミジン群，LYD：レボブピバカイン＋デクスメデトミジン＋ヨヒンビン群

N＝5，＊：$p < 0.05$（BD vs. BC and BYD，LD vs. LC and LYD）

図1と同様のプロトコールで痙攣を誘発した。デクスメデトミジン単独投与時，それぞれ痙攣発生には，より高濃度のブピバカイン（またはレボブピバカイン）を必要としたが，ヨヒンビン前投与後にデクスメデトミジンを投与すると，痙攣誘発に必要な局所麻酔薬の濃度は変化しなかった。

（Tanaka K, Oda Y, Funao T, et al. Dexmedetomidine decreases the convulsive potency of bupivacaine and levobupivacaine in rats：involvement of alpha2-adrenoceptor for controlling convulsions. Anesth Analg 2005；100：695より引用）

ニルによる呼吸・循環抑制によってもたらされた二次的な影響を除外できていない。今後のさらなる研究が待たれる。

8 ケタミン

マウスにおいて，リドカインによる痙攣を抑制するとされる[27]。局所麻酔薬中毒時の循環器系症状に与える影響については，明らかになっていない。

9 非ステロイド性抗炎症薬

キノロン系薬剤との併用による痙攣が有名である。臨床的に局所麻酔薬と併用されることが多いと考えられるが，局所麻酔薬中毒に与える影響に関しては，ほとんど分かっていない。痙攣閾値に関しては，互いに有意な影響を与えたという報告は見あたらない。

■参考文献

1) Oda Y, Funao T, Tanaka K, et al. Vasodilation increases the threshold for bupivacaine-induced convulsions in rats. Anesth Analg 2004 ; 98 : 677-82.
2) Yokoyama M, Hirakawa M, Goto H. Effect of vasoconstrictive agents added to lidocaine on intravenous lidocaine-induced convulsions in rats. Anesthesiology 1995 ; 82 : 574-80.
3) Englesson S. The influence of acid-base changes on central nervous system toxicity of local anaesthetic agents. I. An experimental study in cats. Acta Anaesthesiol Scand 1974 ; 18 : 79-87.
4) Badgwell JM, Heavner JE, Kytta J. Bupivacaine toxicity in young pigs is age-dependent and is affected by volatile anesthetics. Anesthesiology 1990 ; 73 : 297-303.
5) Murao K, Shingu K, Tsushima K, et al. The anticonvulsant effects of volatile anesthetics on lidocaine-induced seizures in cats. Anesth Analg 2000 ; 90 : 148-55.
6) Heavner JE, Amory DW. Lidocaine and pentylenetetrazol seizure thresholds in cats are not reduced after enflurane anesthesia. Anesthesiology 1981 ; 54 : 403-8.
7) Fukuda H, Hirabayashi Y, Shimizu R, et al. Sevoflurane is equivalent to isoflurane for attenuating bupivacaine-induced arrhythmias and seizures in rats. Anesth Analg 1996 ; 83 : 570-3.
8) Vatashsky E, Zaroura S, Aronson HB. A comparison of flunitrazepam and diazepam in the prevention of local anesthetic-induced convulsions. Isr J Med Sci 1983 ; 19 : 256-9.
9) de Jong RH, Bonin JD. Benzodiazepines protect mice from local anesthetic convulsions and deaths. Anesth Analg 1981 ; 60 : 385-9.
10) Yan AC, Newman RD. Bupivacaine-induced seizures and ventricular fibrillation in a 13-year-old girl undergoing wound debridement. Pediatr Emerg Care 1998 ; 14 : 354-5.
11) Moore DC, Balfour RI, Fitzgibbons D. Convulsive arterial plasma levels of bupivacaine and the response to diazepam therapy. Anesthesiology 1979 ; 50 : 454-6.
12) Bhate H. Cerebral seizures during peridural anaesthesia (systemic reaction following bupivacaine 0.75%). Reg Anaesth 1983 ; 6 : 66-8.
13) Gregg RV, Turner PA, Denson DD, et al. Does diazepam really reduce the cardiotoxic effects of intravenous bupivacaine? Anesth Analg 1988 ; 67 : 9-14.
14) Horikawa H, Tada T, Sakai M, et al. Effects of midazolam on the threshold of lidocaine-induced seizures in the dog–comparison with diazepam. J Anesth 1990 ; 4 : 265-9.
15) d'Athis F. How should a toxic accident be treated? Ann Fr Anesth Reanim 1988 ; 7 : 227-32.
16) Sugai K. Treatment of convulsive status epilepticus in infants and young children in Japan. Acta Neurol Scand Suppl 2007 ; 186 : 62-70.
17) Yamamoto H, Aihara M, Niijima S, et al. Treatments with midazolam and lidocaine for status epilepticus in neonates. Brain Dev 2007 ; 29 : 559-64.
18) Heavner JE, Arthur J, Zou J, et al. Comparison of propofol with thiopentone for treatment of bupivacaine-induced seizures in rats. Br J Anaesth 1993 ; 71 : 715-9.
19) Ohmura S, Ohta T, Yamamoto K, et al. A comparison of the effects of propofol and sevoflurane on the systemic toxicity of intravenous bupivacaine in rats. Anesth Analg 1999 ; 88 : 155-9.
20) Cherng CH, Wong CS, Ho ST. Ropivacaine-induced convulsion immediately after epidural administration–a case report. Acta Anaesthesiol Sin 2002 ; 40 : 43-5.
21) Whittington RA, Virag L, Vulliemoz Y, et al. Dexmedetomidine increases the cocaine seizure threshold in rats. Anesthesiology 2002 ; 97 : 693-700.
22) Tanaka K, Oda Y, Funao T, et al. Dexmedetomidine decreases the convulsive potency of bupivacaine and levobupivacaine in rats: involvement of alpha2-adrenoceptor for controlling convulsions. Anesth Analg 2005 ; 100 : 687-96.
23) FDA strengthens warnings for droperidol.

http://www.fda.gov/bbs/topics/ANSWERS/2001/ANS01123.html.
24) Lefrant JY, de La Coussaye JE, Ripart J, et al. The comparative electrophysiologic and hemodynamic effects of a large dose of ropivacaine and bupivacaine in anesthetized and ventilated piglets. Anesth Analg 2001 ; 93 : 1598-605.
25) Bariskaner H, Tuncer S, Ulusoy H, et al. Effects of bupivacaine and ropivacaine on hemodynamic parameters in rabbits. Methods Find Exp Clin Pharmacol 2001 ; 23 : 89-92.
26) Cherng CH, Wong CS. Effect of fentanyl on lidocaine-induced convulsions in mice. Pharmacology 2005 ; 75 : 1-4.
27) Guler G, Erdogan F, Golgeli A, et al. Ketamine reduces lidocaine-induced seizures in mice. Int J Neurosci 2005 ; 115 : 1239-44.

（田中　克明）

基礎編 2 局所麻酔薬中毒発現にかかわる因子

G 術後痛とオピオイド

　P-glycoprotein (P-gp) は1970年代に多剤耐性を示すChinese hamsterの卵巣細胞で同定されたATP (adenosine triphosphate) 依存性の膜輸送蛋白である[1]。1980年代に入り，P-gpが発現した腫瘍細胞では投与された抗癌剤をP-gpが能動的に細胞外に輸送することにより，細胞内での抗癌剤の濃度が上昇しないため，その薬効が十分に発揮されないことが分かった（図1）。その後，P-gpは腫瘍細胞にのみ発現するものではなく，正常な細胞にも存在していることが明らかになった。P-gpの生理的局在は腸管上皮，尿細管上皮，骨髄，肝細胞，脳血管内皮などである[2]。このなかでも脳の毛細血管内皮に存在するP-gp

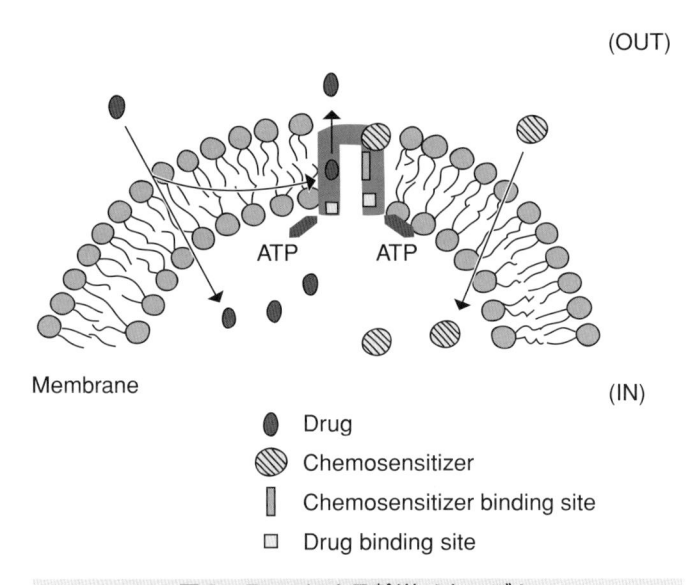

図1　P-gpによる輸送メカニズム

　P-gpは細胞内に浸透した薬物をATPのエネルギーを使用し，能動的に細胞膜外へと排出していると考えられている。P-gp阻害薬の作用はP-gp内の基質結合部位に結合する競合阻害や阻害薬の結合部位に結合し，P-gpの機能を低下させる非競合阻害と考えられている。
　(Krishna R, Mayer LD. Multidrug resistance (MDR) in cancer. Mechanisms, reversal using modulators of MDR and the role of MDR modulators in influencing the pharmacokinetics of anticancer drugs. Eur J Pharm Sci 2000 ; 11 : 265-83より引用)

表1 CYP3AとP-gpの基質，阻害薬

CYP3A substrate	P-gp	CYP3A substrate (unless indicated)	P-gp
Antiarrhythmics		Flavonoids	
Amiodarone	I	Kaempferol (I)	E
Lidocaine	I	Quercetin (I)	E
Quinidine	I	Hormones	
Antifungals		Dexamethasone	S
Itraconazole	I	Estradiol	S
Ketoconazole	I	Hydrocortizone	S, I
Calcium-channel blockers		Progesterone	I
Diltiazem	S, I	Testosterone	I
Felodipine	I	Immunosuppressants	
Nicardipine	S, I	Cyclosporine	S, I
Nitrendipine	I	FK506	S, I
Nifedipine	I	Rapamycin	S
Verapamil	S, I	Other	
Chemotherapeutic agents		Digitoxin	S
Etoposide	S	Erythromycin	I
Morpholino	S	RU486	I
doxorubicin		Tamoxifen	I
Paclitaxel	S	Terfenadine	I
Vinblastine	S		
Vincristine	S		
Vindesine	S		

*S：基質，I：阻害薬，E：誘導薬．

(Wacher VJ, Wu CY, Benet LZ. Overlapping substrate specificities and tissue distribution of cytochrome P450 3A and P-glycoprotein : implications for drug delivery and activity in cancer chemotherapy. Mol Carcinog 1995 ; 13 : 129-34 より引用)

は中枢神経系への薬物の移行を阻害する血液脳関門の重要な構成要素であると考えられ，麻酔科医にとって非常に興味深い存在である．

P-gpに輸送される物質

　P-gpによって輸送される物質を基質と呼ぶ．基質という用語を使用すると，cytochrome P450などの酵素により代謝される物質を考えがちであるが，P-gpはあくまで膜輸送蛋白であり，薬物の代謝には関与しない．どのような物質がP-gpによって輸送されるのか．P-gpの基質（P-gpによって輸送される物質）にはドキソルビシン，ビンクリスチン，エトポシドなどの抗癌剤，デキサメサゾン，エストラジオールなどのホルモン剤，ジルチアゼム，ニカルジピンなどのカルシウム拮抗薬，ジゴキシンが知られている．また，モルヒネやフェンタニルといったオピオイドもP-gpの基質である[3]．これらの特徴としてcytochrome P4503A（CYP3A）によって代謝を受ける物質（CYP3Aの基質）であるとい

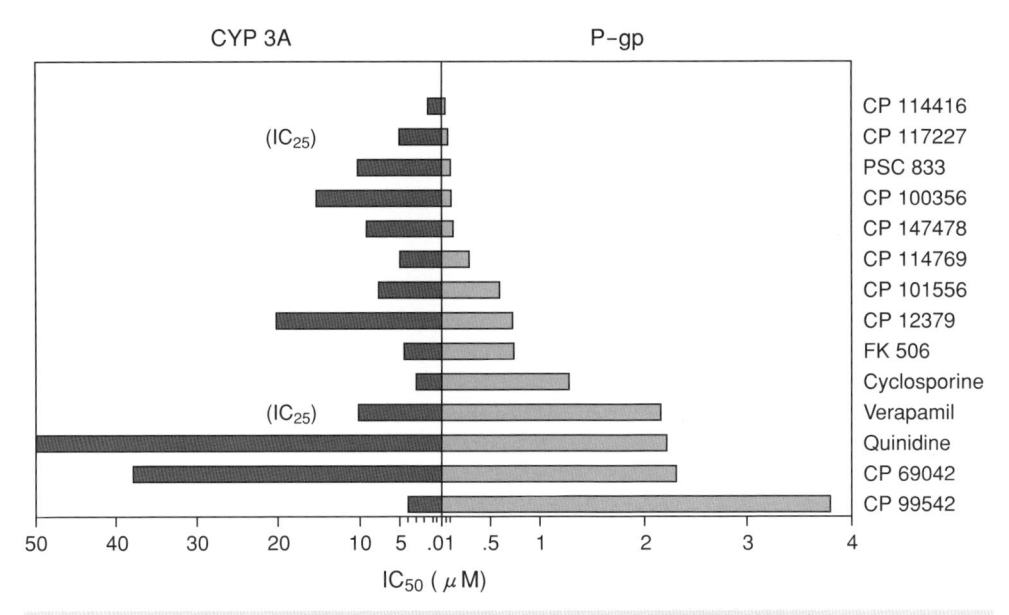

2. 局所麻酔薬中毒発現にかかわる因子

図2 各薬物におけるCYP3A，P-gpの半抑制濃度（IC$_{50}$）
ただし，CP117227, VerapamilにおけるCYP3Aの抑制濃度は25 %（IC$_{25}$）。
(Wandel C, Kim RB, Kajiji S, et al. P-glycoprotein and cytochrome P-450 3A inhibition : Dissocistion of inhibitory potencies. Cancer Research 1999 ; 59 : 3944-8 より引用)

うことが挙げられる（表1）。すなわちCYP3Aによって代謝を受ける物質はP-gpによって輸送される可能性が高いと考えられるのである。

P-gpの働きを阻害する物質

P-gpの働きを阻害する物質（P-gp阻害薬）としてキニジン，サイクロスポリン，ベラパミルが知られている。これらの物質はP-gpの働きを阻害するだけでなく，CYP3Aの働きも阻害することが多い[4]。in vitroにおいて，P-gpとCYP3Aを阻害する力価をいくつかの阻害薬で調べられている（図2，図3）。近年では，薬物代謝にあまり影響を与えず，P-gp阻害の選択性の高い物質が発見されている。

P-gpとオピオイドの関係

オピオイドは麻酔科医が日常臨床の場において頻用する薬物であるが，P-gpとの関係はどのようなものであろうか。前述のようにin vitroでは，オピオイドはCYP3Aの基質であるとともにP-gpの基質でもあることが知られている[5]。in vivoにおいても，P-gpノックアウトマウスにオピオイドを投与した場合，野生マウスに比べ熱刺激に対する反応閾値が高いことが報告されている。また，この研究では野生マウスにP-gp阻害薬であるサ

基礎編

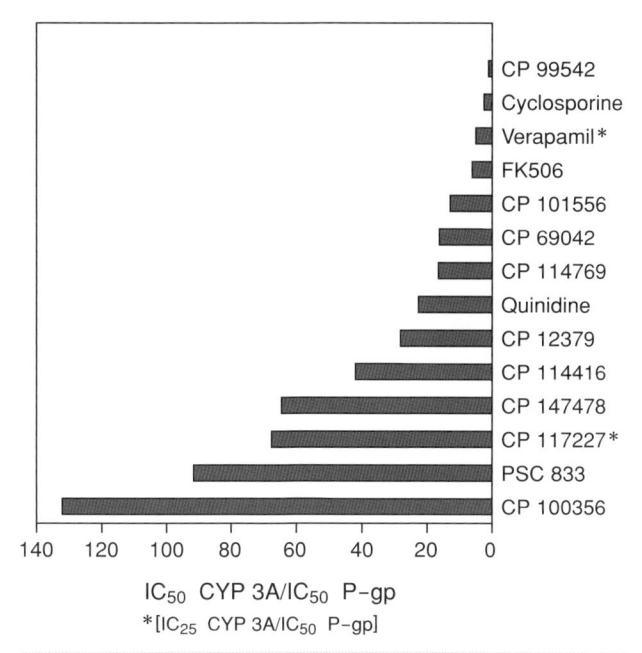

図3 CYP3A, P-gpの半抑制濃度比
下に示す薬物ほど，CYP3Aによる薬物代謝に影響を与えず，P-gpの働きを阻害する力価が大きい。
(Wandel C, Kim RB, Kajiji S, et al. P-glycoprotein and cytochrome P-450 3A inhibition : Dissocistion of inhibitory potencies. Cancer Research 1999 ; 59 : 3944-8 より引用)

イクロスポリンを投与したのちにオピオイドを投与すると，サイクロスポリンを投与しなかった野生マウスに比べ熱刺激に対する反応閾値が高くなったことを示している[6]。このことからもオピオイドはP-gp，特に脳血管内皮に発現しているP-gpによって輸送を受ける物質であることが分かる。

他にも，ロペラミドは止瀉薬としてよく知られている薬物であるが，その構造は合成麻薬と類似しており，腸管に存在するオピオイド受容体を介して腸蠕動抑制と水分の腸組織への吸収促進により止瀉作用を示すと考えられている。ロペラミドは通常量では中枢神経系に存在するオピオイド受容体には影響を与えず，鎮静作用もないことが分かっている。健康な男性ボランティアに対しP-gp阻害薬であるキニジンを投与したのち，ロペラミドを投与するとキニジンを投与しなかった時に比べCO_2に対する換気反応が低下したという研究もある[7]。これは本来，P-gpの働きによって血液脳関門を通過することのできない薬物がP-gp阻害薬を併用投与することにより血液脳関門を通過し中枢神経系に移行したことを示唆している。

P-gpと局所麻酔薬の関係

局所麻酔薬は脊髄くも膜下麻酔や硬膜外麻酔などに使用される麻酔科医にとってなく

2. 局所麻酔薬中毒発現にかかわる因子

表2 アミド型局所麻酔薬の薬物動態因子

Drugs	Protein binding (%)	V_{dss} (l/kg)	Clearance (ml/kg/min)	Elimination half-life (hr)	Elimination in unchanged form (%)
リドカイン	55〜65	0.2〜1.0	11〜15	1.0〜2.2	0.02
メピバカイン	75〜80	0.6〜1.5	10〜13	1.7〜6.9	0.04
ブピバカイン	85〜95	0.8〜1.6	7〜9	IV：1.2〜2.9 Epidural：5〜10	0.03
ロピバカイン	94	1.1±0.25	10〜13	2.41±0.52	1

IV：intravenous, V_{dss}：distribution volume at the steady state.
(Dalens BJ. Regional anesthesia in children. In：Miller RD, editor. Miller's anesthesia. 6th ed. New York：Elisevier Churchill Livingstone；2005. p.1723 より引用)

てはならない薬物といえる。また，痙攣・循環虚脱といった局所麻酔薬中毒症状には留意するべきであることは言うまでもない。局所麻酔薬による中枢神経毒性に対する生体の防御機構として，薬物代謝，蛋白結合が挙げられる。具体的にはCYP3Aによる薬物代謝により局所麻酔薬の毒性を減弱させる[8]。結合率は局所麻酔薬により異なる（表2）が α1-acid glycoproteinによる局所麻酔薬との結合により血液脳関門の通過を阻害する（蛋白非結合局所麻酔薬のみ血液脳関門を通過できる）。これに加え，最後の砦としてP-gpが脳血管内皮に存在し蛋白非結合局所麻酔薬の脳内への流入を妨げていると考えられる。しかし，局所麻酔薬とP-gpとの関係について言及している研究はほとんどみられない。リドカイン，ブピバカインといったアミド型局所麻酔薬はCYP3Aによって代謝を受けることから，これらはP-gpによって輸送される（P-gpの基質）可能性が考えられた。もし局所麻酔薬が脳血管内皮に発現する（血液脳関門の）P-gpによって脳内への流入が妨げられているのであれば，P-gpの働きを阻害することで脳内の局所麻酔薬の濃度が上昇し局所麻酔薬による痙攣閾値が低下すると推測された。そこで著者らはラットにキニジンを投与したのち，リドカイン，ブピバカインを持続静注し痙攣誘発閾値に変化が生じるか検討した。結果はリドカインについてはキニジン投与の有無にかかわらず，痙攣発生時の血漿リドカイン濃度に変化はなかった。これに対しブピバカインはキニジン投与によって痙攣発生時の血漿ブピバカイン濃度は減少した（図4）。P-gp阻害薬であるキニジン投与により，低濃度の蛋白非結合ブピバカインでも脳内のブピバカイン濃度が上昇し痙攣が発生したと考えられる。これによりブピバカインはP-gpの基質であることを示唆される[9]。

今後の展望

抗癌剤とP-gpについての研究は盛んに行われているが，麻酔薬とP-gpについての研究，特に局所麻酔薬とP-gpについての研究はあまりなされていない。したがって数多く存在する局所麻酔薬のなかでも，どれがP-gpの基質であるのか明確ではないのが現状である。

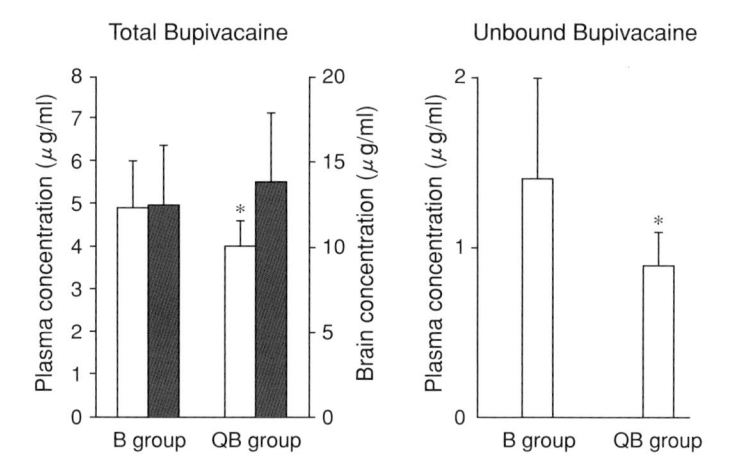

Total Bupivacaine　　　Unbound Bupivacaine

B group：ブピバカイン単独投与群
QB group：キニジン＋ブピバカイン投与群

図4　痙攣時の血漿・脳内ブピバカイン濃度
（Funao T, Oda Y, Tanaka K, et al. The P-glycoprotein inhibitor quinidine decreases the threshold for bupivacaine-induced, but not lidocaine-induced, convulsions in rats. Can J Amesthesia 2003 ; 50 : 805-11 より引用）

今後，P-gpによって輸送を受ける麻酔薬を明確にすることが必要であると思われる。P-gpの基質である麻酔薬が明確になれば，P-gpの賦活薬や阻害薬を使用することで中枢神経系への副作用を最小限に抑えたり，中枢神経系への影響を増強させたりすることが将来的に可能となるのではないかと思われる。

■参考文献

1) Juliano RL, Ling V. A surface glycoprotein modulating drug permeability in Chinese hamster ovary cell mutants. Biochim Biophys Acta 1976 ; 455 : 152-62.
2) Krishna R, Mayer LD. Multidrug resistance (MDR) in cancer. Mechanisms, reversal using modulators of MDR and the role of MDR modulators in influencing the pharmacokinetics of anticancer drugs. Eur J Pharm Sci 2000 ; 11 : 265-83.
3) Wacher VJ, Wu CY, Benet LZ. Overlapping substrate specificities and tissue distribution of cytochrome P450 3A and P-glycoprotein : implications for drug delivery and activity in cancer chemotherapy. Mol Carcinog 1995 ; 13 : 129-34.
4) Wandel C, Kim RB, Kajiji S, et al. P-glycoprotein and cytochrome P-450 3A inhibition : dissocistion of inhibitory potencies. Cancer Research 1999 ; 59 : 3944-8.
5) Wandel C, Kim R, Wood M. Interaction of morphine, fentanyl, sufentanil, alfentanil, and loperamide with the efflux drug transporter P-glycoprotein. Anesthesiology 2002 ; 96 : 913-20.
6) Thompson SJ, Koszdin K, Bernards CM. Opiate-induced analgesia is increased and prolonged in mice lacking P-glycoprotein. Anesthesiology 2000 ; 92 : 1392-9.
7) Sadeque AJ, Wandel C, He H, et al. Increased drug delivery to the brain by P-glycoprotein inhibition. Clin Pharmacol Ther 2000 ; 68 : 231-7.
8) Imaoka S, Enomoto K, Oda Y, et al. Lidocaine metabolism by human cytochrome P-450s purified from hepatic microsomes : comparison of those with rat hepatic cytochrome P-450s. J

Pharmacol Exp Ther 1990 ; 255 : 1385-91.
9) Funao T, Oda Y, Tanaka K, et al. The P-glycoprotein inhibitor quinidine decreases the threshold for bupivacaine-induced, but not lidocaine-induced, convulsions in rats. Can J Amesthesia 2003 ; 50 : 805-11.

（舟尾　友晴）

基礎編

3 アレルギー

A アレルギーの発生機序

はじめに

　過敏反応は，本来外来抗原に向けられた免疫反応が逆に宿主側への障害となってしまうために生じる。免疫反応による抗原除去の過程で炎症反応が起こり，宿主側にも組織の浮腫や痛みが生じる。また，ウイルスに感染した細胞は細胞障害性T細胞により細胞融解が起こる。宿主への障害があまりにも大きくなると，生死にかかわることもありうる。過敏反応は組織の損傷のメカニズムに基づいて4つのタイプに分類される。一般的に"アレルギー"と呼ぶ場合，IgEがアレルゲンと呼ばれる抗原に応じて作り出され，その結果として生じる1型の即時型過敏反応のことをさすことが多い。

免疫グロブリンE

　1型の，すなわち即時型の過敏反応は主としてIgEおよびマスト細胞がかかわる。IgEで仲介されたアレルギー反応には，鼻粘膜における花粉症，皮膚の蕁麻疹，消化管の食物アレルギー，呼吸器においては喘息が生じ，また即時型アレルギーが全身に及ぶとアナフィラキシーとなる。1型の過敏反応を生じる危険性は，家族歴に同様の過敏症がある場合が多く，また血清IgE濃度が高いと起こりやすい。

　血清IgEは，マスト細胞および好塩基球の細胞膜表面に存在するFcεRIと結合するためのCH_2領域がある。このIgEのレセプターへの結合にはあらかじめ，IgEと抗原とが結合しておく必要がない。一方，IgGの場合は，効果的にFcγRIと結合するためにはIgGがあらかじめ抗原を結合していなければならない。ほとんどのIgEは結合組織のマスト細胞の細胞膜表面にある。IgEの生成にはT細胞の助けが必要で，とりわけTh2細胞から産生されるIL-4を必要とする。FcεRIに結合しているIgEに特異抗原が結合すると好酸球は活性化する。これは寄生虫への最も有効な免疫反応となる。現代ではIgEはアレルギーの犯人としての"悪者"扱いされがちであるが，これまで寄生虫疾患が多い状況の中にあっては，IgEを産生しやすい個体は，"選択的利点"をもっていたものともいえる。つまり，IgEを産生しやすい"アトピー体質"のヒトは寄生虫疾患の多い状況の中を有利に生き延

びてきたのである。

　ある特定の分子がアトピー体質の人たちにいかにしてアレルゲンとなるのか，そのメカニズムは明らかでない。アレルゲンとなる分子としては，花粉，動物の落屑，食物などがある。これらはすべて蛋白質分子であり，T細胞に抗原提示されることが可能となって，その後のT細胞性免疫の活性化が生じる。寄生虫は多くの場合蛋白分解酵素を分泌することにより，周囲結合組織を分解し宿主に進入する。蛋白分解酵素に対するIgEの反応は寄生虫から身を守るための，基本的に備わっている正常な防御反応である。アレルギー反応を引き起こす酵素としては，寄生虫によるものの他には，ハウスダスト，パパイヤに含まれるパパイン，洗濯洗剤に含まれる細菌由来の酵素などがある。

　アレルゲンへの曝露は，ふつう気管および消化管の粘膜に起こる。抗原の量は，一般にきわめて少量でTh2応答の活発化を引き起こす。アレルゲンは通常分子量が小さく，しかも非常に可溶性である。したがって粘膜を通って容易に拡散できる。アトピー体質の人はアレルゲンとなるペプチドを強固に結合させ，ヘルパーT細胞に効率的に抗原提示できる特定のクラスII MHCの対立遺伝子をもっているのかもしれない。

　抗原刺激によってIgEが生成されると，IgE分子はマスト細胞膜表面にあるFcεRIに結合する。免疫反応が収束し抗原が除去された後にも，膜表面のレセプターに結合したIgEのいくつかは，結合したまま残ることがある。最初の抗原刺激によって，IgEが平滑筋，血管および粘膜におけるマスト細胞表面のFcεRIと結合するが，この最初の抗原刺激は"感作"と呼ばれ，通常この最初の段階ではアレルギーの症状を呈してこない。2度目以降の抗原曝露により，抗原がマスト細胞膜表面のIgEに結合し，IgE分子のクロスリンクが生じると，即時型のアレルギー反応が生じることとなる。

1型過敏反応

　抗原がマスト細胞表面のIgE分子に結合し，FcεRIがクロスリンクを起こすと，マスト細胞の細胞質に蓄えられていたさまざまな化学物質が放出され，即時型の過敏反応の症状を呈することとなる。ヒスタミンはその代表的な化合物で，平滑筋を収縮させ，粘液分泌を亢進させ，血管は拡張し毛細血管の透過性は亢進する。トリプターゼやキマーゼなどの蛋白分解酵素は結合組織を分解させ，PAR1（protease activated receptor-1）やPAR2（protease activated receptor-2）などの受容体を活性化させることにより組織における炎症を惹起させる。TNFαは血管内皮細胞の接着分子の発現を亢進させ，白血球の血管外遊出を促す。これらさまざまなケミカルメディエーターの作用により，血流は増加し，粘膜表面の粘液は増加するため，抗原を洗い流し，貪食され，あるいは抗体と結合されることを容易にしている。

　抗原がマスト細胞表面のIgEと結合し，そのレセプターがクロスリンクを起こすと，"遅発型反応（late phase response）"と呼ばれる，抗原刺激後数時間から生じる症状に関与するまた別の一群のケミカルメディエーターを放出する。ケモカインや血小板活性化因子は白血球を引き寄せる働きがあり，IL-4を含むサイトカインは好酸球を活性化し骨髄

での好酸球の産生を促進させる。SRS-Aはロイコトリエンの1つであるが，血流を増加させ，平滑筋は収縮し，粘液産生を促す。

気道粘膜が過敏なヒトは喘息を生じる。遅発型反応により気道の収縮がひどくなると，窒息してしまうこともありうる。全身的にアレルギー反応を生じることもある。これは短時間の間に生命をおびやかす全身性のアナフィラキシーである。血管性のショック，心臓の不整脈，気道閉塞など非常に重篤な状態となる。

即時型の過敏反応の検査には，in vitro試験として，IgE抗体（RAST），ヒスタミン遊離試験，in vivo検査としてはプリックテスト，スクラッチテスト，皮内テスト，負荷試験がある。アレルギーに対する最も有効な対処方法は，アレルゲンを完全に避けること，すなわち予防につきる。治療薬としては，マスト細胞からのメディエーター遊出を抑制させる薬剤，抗ヒスタミン剤，アドレナリン，Th2反応を抑制するステロイドなどがある。

脱感作療法といって，非常に少量のアレルゲンから開始し，徐々に投与量を増やしながら数カ月にわたって原因アレルゲンを皮下注射していく方法がある。この脱感作療法は，すべてのアレルゲンに有効であるわけではなく，また有効性には個人差があってあまり効かないヒトもあるようだ。この脱感作療法の作用機序も明らかではないが，以下のような仮説が現在のところ受け入れられている。つまり，注射を繰り返すことにより，免疫グロブリンのIgEからIgGへのクラススイッチが生じ，抗原がマスト細胞表面のIgEに結合する前に，IgGと結合するという仮説である。もう1つの仮説は，脱感作療法はサプレッサーT細胞を誘導し，アレルゲンに対するIgEを産生するB細胞の働きを抑制するというものである。

2型過敏反応と3型過敏反応

2型と3型の過敏反応はIgGによって生じる。時にIgM抗体も関与することがある。2型の過敏反応は抗体が細胞表面に結合する結果として生じる。細胞膜の抗原-抗体結合物は補体を活性化する。あるいはFcγRIに結合して細胞に対してADCC（antibody-dependent cell-mediated cytotoxicity）を発揮する。いずれの場合も，ターゲットとなった細胞は細胞融解に陥る。

補体を介した細胞融解およびADCCを介した細胞融解はともに，もともと病原体に対する免疫反応として重要な基本的な機転である。IgGによる補体の古典的経路の活性化は炎症を惹起するアナフィラトキシンを放出させ，膜攻撃複合体（membrane attack complex：MAC）を形成し，抗体が結合した細胞を融解させる。ADCCにより細胞融解に参加する細胞としてはNK細胞，好中球，好酸球，およびマクロファージがある。これらの細胞には，抗原と結合したIgGに特異的なFcγRIが存在する。この反応にMHCは関与しない。細胞融解にかかわるメカニズムとしては，NK細胞はperforinという蛋白が関与するのに対し，マクロファージと顆粒球はプロテアーゼと活性酸素が関与する。

2型の過敏反応に属する病気は多数ある。急性移植片拒絶反応はこの典型的な例である。あらかじめ保持していた血液型に対する抗体あるいは移植関連抗原に対する抗体は，急

性の重篤な非可逆的な障害を移植片に与えることになる。アスピリンやペニシリンは赤血球の膜表面の蛋白質と複合体を形成し、時にそれに対するIgG抗体ができると、赤血球は融解し、溶血性貧血を起こすことがある。重症筋無力症ではアセチルコリン受容体に対する抗体ができる。Graves病では甲状腺ホルモン受容体に対する抗体ができ、自己免疫性溶血性貧血では赤血球膜蛋白に対する抗体ができる。

　3型の過敏反応は免疫複合体が組織に沈着し、その結果補体の古典的経路が活性化することによって生じる。通常の免疫複合体はサイズが小さいためにFcRと結合することがなく、赤血球の膜表面に存在する補体受容体と結合することにより、流血中よりのぞかれる。しかしながら、抗原が長期間体内に存在する場合、あるいは大量の抗原が一度に侵入してきた場合は、免疫複合体が不溶性になることがある。不溶性の免疫複合体は血管壁、腎臓、関節などに沈着し組織障害を引き起こす。いったん、細胞が傷害され、免疫反応が始まると、細胞内の酵素が遊出し、炎症細胞の流入が起こって、過敏反応は遷延する。

　感作された抗原に対する抗体をもっているヒトの皮膚にはArthus反応と呼ばれる局所皮膚炎症反応が生じる。皮膚に注射された抗原は抗体と結合し、その複合体がマスト細胞のFcγRIIIと結合する。マスト細胞からケミカルメディエーターが分泌されると局所の浮腫と発赤がみられるようになる。

4型過敏反応

　4型の過敏反応は、遅延型過敏反応とも呼ばれ、抗原曝露から48〜72時間後に生じる。この反応には抗原特異的Th1細胞と活性化マクロファージが関与する。うるしかぶれや金属かぶれなどがこれにあたる。しかし、同じ反応が細胞内の寄生虫に対する正常な自己防御のための免疫反応として機能している。遅延型過敏反応では、Th1細胞がケモカインを分泌してマクロファージを動員し、INFγがマクロファージを活性化する。TNFαとTNFγは血管の接着因子の発現を亢進させ、IL-3とGM-CSFは骨髄から単球を動員させる。マクロファージは抗原特異的に働くものではないが、抗原で活性化されたT細胞の近傍でのみ働く。感作過程における抗原との接触により、Th1 memory細胞が生じる。タイプ1過敏反応と同様にこの過程では症状はでない。

　臨床で経験する遅延型反応の例としては、虫さされのあと2日して起こる皮膚の反応、あるいはツベルクリン反応がある。うるしやゴム製品、硬貨や貴金属に含まれるニッケルなどによるかぶれなどもそうである。小さな蛋白でない抗原はそのまま皮膚に侵入するか、あるいはひっかくことにより真皮に入る。それらは皮膚の蛋白質と複合体を形成し、それをとりこんだランゲルハンス細胞は所属リンパ節まで遊走して樹枝状細胞となる。樹枝状細胞はTh1細胞やTc細胞を活性化し、メモリーT細胞を形成して、皮膚に戻ってくる。2度目の抗原接触はメモリーT細胞を活性化し、INFγとIL-17を分泌させる。これらのサイトカインに呼応して、皮膚ケラチノサイトはIL-1、IL-6、TNFα、GM-CSFやマクロファージやもっと多くのT細胞を炎症の場所に引き寄せるケモカインを分泌する。

遅延型過敏反応は皮膚テストによって検査できる。ツベルクリン反応は結核菌に対する遅延型過敏反応をみる検査である。結核菌に曝露されたことのあるヒトは結核菌の蛋白に反応するメモリーTh1細胞ができあがっているため，皮膚に精製ツベルクリンを注射するとメモリーT細胞はサイトカインを分泌し，マクロファージと顆粒球をおびき寄せ硬結と紅斑を生じる。陽性反応は過去に結核菌に対する曝露があったことを意味するのであって，現在結核に感染しているということではない。

　臨床的に接触皮膚炎が疑われる場合，病歴と臨床症状，発症部位などから原因物質を予想し，それらそのもの，あるいは標準化された濃度に調製されたパッチテスト試薬を用いて，48時間クローズドパッチテストを施行する。普通，背部に48時間貼付し，72時間後にも判定する。遅延型アレルギーの存在は，貼付部位における紅斑，浮腫，丘疹，浸潤，水疱形成によって証明される。遅延型過敏反応によって生じる接触皮膚炎の原因検索としては，48時間クローズドパッチテストは最も有用な検査方法である。

　遅延型過敏反応は抗原を回避することが大事で，治療薬としては抗炎症薬および免疫抑制剤がある。

〈深井　和吉，曽和　順子〉

基礎編

3 アレルギー

B アナフィラキシー，アナフィラキシー様反応の発生機序

はじめに

　アナフィラキシーは感作状態にあるヒトに生じた全身性の1型過敏反応で，皮膚粘膜，心臓血管系，呼吸器系に症状を呈し，しばしば致死的となる。アナフィラキシーは1902年にPorteirとRichetが初めて報告した。彼らはイソギンチャク毒素に対するトレランスを誘導しようと犬を使って実験をしていたが，トレランスは誘導されずに，逆に致死的なアナフィラキシー反応が生じることを観察した。毒素に対する予防的効果を期待していたのに，まったく反対の結果が出たことより，prophylaxis（予防）という言葉に対して当初aphylaxisという単語をあてたが，すぐanaphylaxisという言葉に置き換えられた。この先駆的な報告に対してRichetは1913年のノーベル医学生理学賞を受賞している。アナフィラキシーはあらゆる年齢層に起こり，原因もさまざまである。最もよくある原因としては，食物，薬剤，ラテックスであるが，免疫療法に対する副反応として生じることもある。しかし，検査をしても原因の特定ができない場合も多い。

　アナフィラキシー様反応は，あらゆる点でアナフィラキシーに似ているが，免疫グロブリンEが発症に関与しないものをいい，非アレルギー機序により，ケミカルメディエーターが全身的に放出されるために生じる。アナフィラキシー様反応のよくある原因として，造影剤，抗生物質，非ステロイド抗炎症薬，カゼインや塩化リゾチームなどの蛋白質がある。

　症状は大きく，皮膚粘膜系，呼吸器系，心臓血管系，消化器系に分けられる。皮膚粘膜系以外の症状はすべて重症で生命にかかわる。症状は，皮膚粘膜が最初にくるというわけではなく，他の症状が先にでてくることがあるのでやっかいである。皮膚粘膜系の症状として，蕁麻疹，血管浮腫，顔面潮紅がある。呼吸器系の症状としては，呼吸困難，のどが締め付けられるような感覚，喘鳴，ヒュー音，鼻汁，しわがれた声，咳嗽などである。心臓血管系の症状としては，血圧低下，頻脈，失神である。消化器系の症状は悪心，嘔吐，腹部痙攣，下痢である。

発症頻度

　アナフィラキシーの発症頻度が不明であるのにはいくつかの理由がある。特に重篤なアナフィラキシー症例については報告されにくい有害事象であるという事情がある。アナフィラキシーについては，標準化された診断基準がないうえに，誤った診断というのもかなりあって，アナフィラキシーの発症頻度や重症度の統計をとることを難しくしている。アナフィラキシーと間違われやすい病態としては，迷走神経反射，肥満細胞腫，褐色細胞腫，重篤な不整脈，パニック発作，痙攣などがある。

　このような中でも，ロチェスター疫学調査は，アナフィラキシーの頻度を知るのによい参考となる。これは，ミネソタ州のオルムステッド郡の住民についての診療記録データベースに基づいて，疫学的調査が行われたものである[1]。オルムステッド郡は95％が白人で，ほとんどが病院関係者であるというところが特殊ではある。しかし逆に，病院関係者が多いという状況があるからこそ，信頼性の高い疫学的調査ができるということも言える。この1983年から1987年の5年間での疫学調査によると，133人の住人に156回のアナフィラキシー反応がみられた。1年間に10万人あたりでどのくらいの発症率があるかについて換算すると，21人の住人に30回の反応がみられたことになる。症状別にみてみると，皮膚粘膜系は100％，呼吸器系69％，消化器系24％，心臓血管系41％となっている。アナフィラキシーは夏に多く，男女差はなかった。疑われる原因物質との曝露から，早いものでは数分後，遅いものでは2時間後に症状が発症している。53％にアトピー体質がみられた。入院治療を行ったのが7％で，死亡率は0.91％（133人中1人）であった。

　日本におけるアナフィラキシーに関する信頼できる統計データは乏しい。単純にロチェスター疫学調査を日本全体にあてはめて考えてみると，年間で2,600人に3,900回のアナフィラキシー反応がみられる計算になる。薬疹情報11版は，1980年から2004年までの日本における薬剤アレルギーの皮膚科領域での学会発表，論文発表のデータベースである。表1にこのデータベースに掲載されているアナフィラキシーの報告例を列挙した[2]。

　皮膚科領域における局所麻酔薬によるアナフィラキシーの報告は，塩酸リドカインの6例，その添加物であるピロ亜硫酸ナトリウムの2例，合計8症例である。皮膚科領域では，キシロカインに含まれる保存料としてのパラベンに対するアナフィラキシーの報告はない。皮膚科領域での薬剤アナフィラキシー176症例中4.5％（8/176）に相当する。日本で起こっていると想定される，年間約4,000回のアナフィラキシーのうち，薬剤が原因であるものをおよそ50％と見積もり，その4.5％を計算すると，日本で1年に局所麻酔薬によるアナフィラキシーはおよそ90人と見積もることができる。

　光畑は日本におけるアナフィラキシー・アナフィラキシー様反応の発生頻度を0.01％（10,000人に1人），死亡率は3.4％としている[3]。さらに光畑は局所麻酔薬によるアナフィラキシー反応の発生頻度を0.00007％（100万人から150万人に1人）と推測している。しかし，先にも述べたように，重篤なアナフィラキシー反応は報告されていない症例が多いと考えられ，詳細はまったく不明である。

3. アレルギー

表1 皮膚科領域におけるアナフィラキシー症例（1980～2004）

一般名	商品名	年齢, 性別	陽性検査	陰性検査	報告年	特記事項
ブロムワレリル尿素	ブロバリン	19, 女	スクラッチテスト	オープンテスト, パッチテスト	1989	
アセトアミノフェン	総合感冒薬	58, 男	内服誘発試験		2001	
アセトアミノフェン	パブロン	58, 男	内服誘発試験	スクラッチテスト	2004	
アセトアミノフェン	ニューカイテキZ	19, 女	内服誘発試験	スクラッチテスト	2003	
アセトアミノフェン	パブロンプラス	16, 女	ブリックテスト		2003	
アスピリン・ダイアルミネート	バファリン	33, 男	口含み試験		1985	
アスピリン・ダイアルミネート	バファリン	55, 女	内服誘発試験		1993	
アスピリン・ダイアルミネート	バファリン	53, 女	内服誘発試験		1996	
アスピリン・ダイアルミネート	バファリン	46, 男	内服誘発試験	スクラッチテスト	1998	
アスピリン		15, 女	内服誘発試験		1983	アスピリン不耐症
アスピリン		31, 女	内服誘発試験		2004	アスピリン不耐症
アスピリン		23, 女	内服誘発試験		2004	アスピリン不耐症
スルピリン	メチロン	22, 女	注射誘発		1991	
スルピリン	メチロン	22, 女	内服誘発		2004	
ジクロフェナクナトリウム	ボルタレン	79, 男	内服誘発試験		1993	
ジクロフェナクナトリウム	ボルタレン	62, 男	内服誘発試験	スクラッチテスト	1996	
ジクロフェナクナトリウム	ボルタレン	71, 女	内服誘発試験		2003	
ジクロフェナクナトリウム	ボルタレン	62, 男	内服誘発試験		2003	
エピビゾール	メプロン	57, 女	内服誘発試験		2003	
		43, 女	内服誘発試験	ブリックテスト, スクラッチパッチテスト	1998	
塩酸チアプラミド	ソランタール	60, 女	オープンテスト		1998	
スリンダク	クリノリル	75, 女	内服誘発試験	スクラッチテスト	1993	
ナプロキセン	バファリンA	32, 男	DLST		2002	
プラノプロフェン	ニフラン	41, 女	内服誘発試験		1998	
プラノプロフェン	ニフラン	60, 男	内服誘発試験	ブリックテスト, スクラッチパッチテスト	2000	
	PL顆粒	29, 男	内服誘発試験, DLST		1994	
塩酸リドカイン	キシロカイン	55, 男	皮下注射誘発試験	パッチテスト	1993	
塩酸リドカイン	キシロカイン	23, 女	皮内テスト		1998	ジブカイン, プロカイン, メフェナム酸, ソル・コーテフ, ソルメドロン, 水溶性プレドニン, リンデロンにも陽性反応

次頁につづく

基礎編

一般名	商品名	年齢, 性別	陽性検査	陰性検査	報告年	特記事項
塩酸リドカイン	キシロカイン	32, 女	スクラッチパッチテスト		1999	プロカインにも陽性
塩酸リドカイン	キシロカイン	24, 女	スクラッチテスト	スクラッチテスト, パッチテスト	1999	
塩酸リドカイン	キシロカイン	29, 女	スクラッチテスト		1999	
塩酸リドカイン	キシロカイン	43, 女	皮内テスト		2002	パラベンにも陽性
ピロ亜硫酸ナトリウム	キシロカインE	17, 男	皮内テスト		1992	sulfite過敏症
			間接好塩基球脱顆粒試験			
ピロ亜硫酸ナトリウム	キシロカインE	46, 女	パッチテスト		1999	
塩酸エペリゾン	ミオナール	59, 女	口含み試験	スクラッチテスト, 20分間スクラッチパッチテスト	1992	セチルピリジニウムクロリドにも陽性
塩酸エペリゾン	ミオナール	51, 男	内服誘発試験	スクラッチパッチテスト	1994	
塩酸エペリゾン	ミオナール	55, 女	口含み試験	スクラッチテスト	1999	
塩酸エペリゾン	ミオナール	48, 男	内服誘発試験（7時間後）		1999	
塩酸エペリゾン	ミオナール	48, 男	内服誘発試験（1時間半）		2004	
プロピオン酸アルクロメタゾン	フルナーゼ点鼻	64, 女	内服誘発試験		2002	
臭化水素酸デキストロメルファン	メジコン（パブロン）	60, 女	プリックテスト, 口含み試験		2002	
ヒベンズ酸チペピジン	アスベリン（セピー顆粒）	24, 女	内服誘発試験		1996	
タンニン酸アルブミン	タンナルビン	1, 男			1992	
タンニン酸アルブミン	タンナルビン	3, 男			1993	
タンニン酸アルブミン	タンナルビン	1, 女	プリックテスト		1993	
タンニン酸アルブミン	タンナルビン	19, 女	プリックテスト		1993	
タンニン酸アルブミン	タンナルビン	1, 男	プリックテスト		1993	
タンニン酸アルブミン	タンナルビン	5, 男	スクラッチテスト		1998	
塩酸ラニチジン	ザンタック	52, 女	プリックテスト, 皮内テスト		2003	
塩酸クロルヘキシジン	パブロントローチ	38, 男			1993	
塩酸クロルヘキシジン	パブロントローチ	26, 男	スクラッチテスト	20分パッチテスト	1995	
デキサメサゾン	デカドロン	45, 女	皮内テスト	スクラッチテスト, パッチテスト	1985	
デキサメサゾン	デカドロン	不明, 男			1988	
コハク酸メチルプレドニゾロンナトリウム	ソル・メドロール	63, 女	皮内テスト, 注射誘発テスト		1992	サクシゾンにも陽性

次頁につづく

135

3. アレルギー

表1（つづき）

一般名	商品名	年齢, 性別	陽性検査	陰性検査	報告年	特記事項
コハク酸メチルプレドニゾロンナトリウム	ソル・メドロール	56, 男	スクラッチテスト	DLST	1995	
コハク酸メチルプレドニゾロンナトリウム	ソル・メドロール	25, 女	皮内テスト		2004	コハク酸ヒドロコルチゾンNa、コハク酸プレドニゾロンNaにも陽性
ノルエチステロン	ノアルテン（トリキュラー28）	48, 女	スクラッチテスト		2002	
インスリン製剤	ペンフィルN	58, 男	皮内テスト		2002	ペンフィルR、ヒューマリンR、ヒューマリンNにも陽性
歯科治療用ボンディング		44, 女		プリックテスト	2004	
パラホルムアルデヒド・塩酸ジブカイン	ペリオドン	49, 男	パッチテスト		2003	
ホルマリングアヤコール		31, 男			2002	
ゼラチン	スナックキャンディーのグミ	2, 女	プリックテスト、抗ゼラチンIgE抗体		1996	
ゼラチン	スナックキャンディーのグミ	3, 女	プリックテスト、抗ゼラチンIgE抗体		1996	
ゼラチン	エスクレ座薬	2, 女	抗ゼラチンIgE抗体		1996	
ゼラチン	エリスロポエチン製剤	6, 女	プリックテスト、抗ゼラチンIgE抗体		2001	
トラネキサム酸	トランサミン	50, 男	スクラッチテスト		1999	
トラネキサム酸	トランサミン	44, 女	皮内テスト		2002	
ヘパリンナトリウム	ヘパリンナトリウム	54, 女	DLST		2000	
グリチルリチン	強力ミノファーゲンC	61, 女	皮内テスト		1995	
塩化リゾチーム	ノイチーム・レフトーゼ	7カ月, 男	プリックテスト		1982	
塩化リゾチーム	ノイチーム・レフトーゼ	3カ月, 男	プリックテスト、DLST		1988	
塩化リゾチーム	ノイチーム・レフトーゼ	21, 女	皮内テスト		1988	
塩化リゾチーム	ノイチーム・レフトーゼ	2, 男	プリックテスト		1989	
塩化リゾチーム	ノイチーム・レフトーゼ	50, 女	プリックテスト、P-Kテスト		1990	
塩化リゾチーム	ノイチーム・レフトーゼ	35, 女	プリックテスト		1990	
塩化リゾチーム	ノイチーム・レフトーゼ	21, 女	スクラッチテスト		1990	
塩化リゾチーム	コルゲンコーワ鼻炎用ソフトカプセル	41, 女			1994	

次頁につづく

一般名	商品名	年齢, 性別	陽性検査	陰性検査	報告年	特記事項
塩化リゾチーム	ノイチーム・レフトーゼ	37, 男	スクラッチテスト		1994	
塩化リゾチーム	ノイチーム・レフトーゼ	5カ月, 男	オープンテスト, ブリックテスト, DLST		1998	
塩化リゾチーム	ノイチーム・レフトーゼ	62, 女	ブリックテスト, DLST		2002	
シクロフォスファミド	エンドキサン	45, 女		スクラッチテスト	1997	
L-アスパラギナーゼ	ロイナーゼ	2, 女			1998	
カルボプラチン	パラプラチン	53, 女	皮内テスト		2004	
恵命我神散S	恵命我神散S	29, 男	スクラッチテスト		2004	
アストレオナム	アザクタム	62, 男	スクラッチパッチテスト, 皮内テスト		1996	
アモキシシリン	サワシリン	51, 男	ブリックテスト	口含み試験	1996	
スルベニシリンナトリウム	リラシリン	49, 男	皮内テスト		1982	
塩酸セフォゾプラン	ファーストシン	21, 女			1998	
塩酸セフォチアム	パンスポリン	24, 女			1986	職業は看護師
塩酸セフォチアム	パンスポリン	40, 女			1987	職業は看護師
塩酸セフォチアム	パンスポリン	22, 女			1987	職業は看護師
塩酸セフォチアム	パンスポリン	23, 女	オープンテスト, パッチテスト		1990	職業は看護師
塩酸セフォチアム	パンスポリン	24, 女	オープンテスト, 接触誘発試験		1993	職業は看護師
塩酸セフォチアム	パンスポリン	28, 女	20分間クローズドパッチテスト, DLST		1993	
塩酸セフォチアム	パンスポリン	22, 女	オープンテスト, スクラッチテスト		1994	職業は看護師
塩酸セフォチアム	パンスポリン	23, 女	オープンテスト, 20分間クローズドパッチテスト		1995	職業は看護師
塩酸セフォチアム	パンスポリン	26, 女	スクラッチテスト, 内服誘発試験	オープンテスト	2001	職業は看護師
セファクロル	ケフラール	3, 男	スクラッチテスト	パッチテスト	1988	
セファクロル	ケフラール	71, 男	皮内テスト, 内服誘発試験	ブリックテスト, DLST	1989	
セファクロル	ケフラール	39, 女	スクラッチテスト	20分オープンテスト, 20分クローズドパッチテスト	1989	
セファクロル	ケフラール	28, 女			1989	

次頁につづく

3. アレルギー

表1 (つづき)

一般名	商品名	年齢, 性別	陽性検査	陰性検査	報告年	特記事項
セファクロル	ケフラール	41, 女	内服誘発試験	スクラッチテスト, 20分パッチテスト	1990	
セファクロル	ケフラール	30, 女	スクラッチテスト	オープンテスト	1990	
セファクロル	ケフラール	3, 女	内服誘発試験	スクラッチテスト, オープンテスト	1990	
セファクロル	ケフラール	57, 男	スクラッチテスト, オープンテスト, ヒスタミン遊離試験	DLST	1992	セファレキシン, セファトリジンにも陽性
セファクロル	ケフラール	29, 女	プリックテスト, スクラッチテスト, スキンウィンドーテスト		1994	
セファクロル	ケフラール	52, 男	内服誘発試験		1995	
セファクロル	ケフラール	55, 男	内服誘発試験		1995	
セファクロル	ケフラール	26, 女	内服誘発試験, DLST	パッチテスト, スクラッチテスト	1996	
セファクロル	ケフラール	27, 女	スクラッチテスト	プリックテスト, 20分スクラッチ, 口含み試験	1996	
セファクロル	ケフラール	26, 男	内服誘発試験	パッチテスト, プリックテスト	1996	ポンタールも陽性
セファクロル	ケフラール	43, 男	20分スクラッチパッチテスト		1996	
セファクロル	ケフラール	25, 男	内服誘発試験		1996	
セファクロル	ケフラール	27, 女	内服誘発試験		1996	
セファクロル	ケフラール	58, 女	20分スクラッチパッチテスト		1997	
セファクロル	ケフラール	35, 男	内服誘発試験, スクラッチテスト		1997	
セファクロル	ケフラール	44, 男	スクラッチテスト, DLST	パッチテスト	1999	
セファクロル	ケフラール	44, 男	スクラッチテスト	パッチテスト, DLST	1999	
セファクロル	ケフラール	50, 男	スクラッチテスト		1999	
セファクロル	ケフラール	64, 女	内服誘発試験, スクラッチテスト		1999	セファレキシンにも陽性
セファクロル	ケフラール	62, 女			1999	セファレキシンにも陽性
セファクロル	ケフラール	28, 女			1999	

次頁につづく

基礎編

一般名	商品名	年齢,性別	陽性検査	陰性検査	報告年	特記事項
セファクロル	ケフラール	21, 男	口含み試験	スクラッチテスト	2000	
セファクロル	ケフラール	34, 男	スクラッチテスト		2000	
セファクロル	ケフラール	35, 女	スクラッチテスト		2000	
セファクロル	ケフラール	15, 男	オープンテスト		2000	
セファクロル	ケフラール	49, 女	内服誘発試験, スクラッチテスト	皮内テスト	2000	
セファクロル	ケフラール	58, 女	内服誘発試験, スクラッチテスト		2000	
セファクロル	ケフラール	46, 男	スクラッチテスト		2002	
セファクロル	ケフラール	44, 男	スクラッチテスト, DLST		2003	
セファクロル	ケフラール	32, 男	スクラッチテスト, DLST		2003	
セファクロル	ケフラール	55, 女	スクラッチテスト		2004	
セファクロル	ケフラール	73, 男	ブリックテスト		2004	
セファプリジン ナトリウム	セファメジン	57, 女	皮内テスト	ブリックテスト, パッチテスト	2002	
セフゾニル	セフゾン	61, 男	スクラッチテスト		2004	
セフロキサジン	オラスポア	25, 女	スクラッチテスト		1997	
セフォキシム・アキセチル	オセフ	56, 男	うがい試験		2004	
プロモキセフナトリウム	フルマリン	44, 女	皮内テスト		1993	
ホスホマイシン	ホスホミシン	28, 男	皮内テスト		1998	
塩酸ミノサイクリン	ミノマイシン	51, 女	スクラッチテスト	パッチテスト, オープンパッチテスト	1989	
塩酸ミノサイクリン	ミノマイシン	29, 男	スクラッチテスト		1992	
塩酸ミノサイクリン	ミノマイシン	39, 男	スクラッチテスト, 皮内テスト	オープンテスト, パッチテスト	1994	
塩酸ミノサイクリン	ミノマイシン	38, 女	スクラッチパッチ試験, 口含み試験, 内服誘発試験		1994	
塩酸ミノサイクリン	ミノマイシン	52, 女	ブリックテスト	皮内テスト, パッチテスト, DLST	1994	
塩酸ミノサイクリン	ミノマイシン	49, 女	スクラッチテスト	オープンテスト, ブリックテスト	1994	
硫酸ストレプトマイシン	硫酸ストレプトマイシン	41, 女	ブリックテスト, 皮内テスト, ヒスタミン遊離試験	2001	2001	
リファンピシン	リファジン	33, 女		DLST	1987	
リファンピシン	リファジン	77, 女	ブリックテスト		1990	

次頁につづく

3. アレルギー

表1（つづき）

一般名	商品名	年齢, 性別	陽性検査	陰性検査	報告年	特記事項
塩酸シプロフロキサシン	シプロキサン	67, 男	プリックテスト, 内服誘発試験		2000	
塩酸シプロフロキサシン	シプロキサン	26, 女			2003	
塩酸ロメフロキサシン	ロメバクト, バレオン	73, 男	プリックテスト		2001	
塩酸ロメフロキサシン	ロメバクト, バレオン	23, 女			2003	
オフロキサシン	タリビッド	25, 女	スクラッチテスト		1994	
トシル酸トスフロキサシン	オゼックス, トスキサシン	25, 女	内服誘発試験	プリックテスト	2001	
レボフロキサシン	クラビット	61, 女	うがい試験	プリックテスト	2003	
アシクロビル	ゾビラックス	52, 女	内服誘発試験	皮内テスト	1996	
トウモロコシデンプン	トウモロコシデンプン	38, 女	内服誘発試験		1996	
乳糖	乳糖	4, 女	皮内テスト		2002	コハク酸メチルプレドニゾロンナトリウムが投与薬剤
L-メントール	L-メントール	75, 女			1995	
硫酸バリウム	バムスターS130	50, 男			1983	トラガント, アルギン酸ナトリウム, デヒドロ酢酸にもパッチテスト陽性
アミドトリゾ酸ナトリウムメグルミン	ウログラフィン	31, 女			1999	
イオパミドール	イオパミロン	51, 男			1989	
イオパミドール	イオパミロン	59, 女	皮内テスト		1997	
イオヘキソール	オムニパーク	58, 女			1989	
エデト酸ナトリウム		77, 男	プリックテスト		2004	
界面活性剤HCO-60		16, 男	皮内テスト		1985	
カゼイン	エンシュア・リキッド	不明, 不明	スクラッチテスト		1993	
カゼイン	エンシュア・リキッド	2, 女	IgE(casein)		1998	
カゼイン	抱水クロラール	2, 女	ゼラチン特異的IgE抗体		2000	
カゼイン	抱水クロラール	4, 男	ゼラチン特異的IgE抗体		2000	
カルボキシメチルセルロースナトリウム	トリアムシノロンアセトニド（ケナコルトA）	66, 女			2001	
ステビア	人工甘味料	26, 女	スクラッチテスト		2000	
ポリビニルピロリドン	イソジン	59, 女	プリックテスト		2002	
ポリビニルピロリドン	ポビドンヨード	4, 男	スクラッチテスト		2002	
ポリビニルピロリドン	イソジン	19, 女	スクラッチテスト		2002	
ローヤルゼリー		23, 女	スクラッチテスト		1997	

局所麻酔薬以外の薬剤性アナフィラキシーで，案外盲点となるのは注射ステロイド薬で，5例もある。ステロイドは，アナフィラキシーの治療にも使用される薬剤であるが，局所麻酔薬とステロイドの両方に即時型アレルギーが存在し，ステロイド投与によりアナフィラキシーの症状がさらに悪化するということは，確率的には非常に低いものの，ありうることである。表1にもあるように，キシロカイン，ジブカイン，プロカイン，メフェナム酸，ソル・コーテフ，ソルメドテロン，水溶性プレドニン，リンデロンなど多数の薬剤に即時型の反応を認めた症例も報告されている。このように複数の薬剤に対する薬剤アレルギーをもつ患者もまれにあるので，注意が必要である。

　薬剤アレルギーとして，最も報告の多い薬剤はセファクロル（ケフラール®）の36例で，処方回数が多いことを考慮に入れてもかなり多いといわざるを得ない。タンニン酸アルブミンは薬疹としての報告すべてがアナフィラキシーであって，止瀉薬という薬剤の性格からは，アナフィラキシーを起こす薬剤と考えにくいため，これも盲点である。最近，日本化学療法学会のガイドラインでも示されているように，抗生物質の投与前の皮内反応を網羅的に行わないことが推奨されてきている。確かに抗生物質のアナフィラキシーは内服薬に多く，注射薬では案外と少ないもののようである。

　また，最近特に注目されているものとして，食物依存性運動誘発性アナフィラキシー（food-dependent exercise-induced anaphylaxis：FDEIA）がある。FDEIAとは，ある特定の食物摂取後に運動負荷が加わった場合にのみアナフィラキシー症状を呈する疾患である。1997年の原田ら[4]の集計によると，本邦で167例が報告されており，そのうち原因食物が銘記されている125例中，小麦が70例と最多であり，エビ33例，イカ9例，カニ5例であった。最近では，特定の食物摂取とアスピリン内服，あるいは食物摂取とアスピリン内服と運動負荷によって症状が誘発されるFDEIAの報告がある。

　一方，アスピリン不耐症という病態もある。アスピリン不耐症とは，アスピリンをはじめとする酸性非ステロイド系抗炎症剤（NSAID）により，蕁麻疹，血管浮腫，喘息，ショックなどのI型アレルギーの症状を呈する疾患である。臨床症状はI型アレルギーに類似するものの，非アレルギー性の疾患と考えられている。発症機序は，NSAIDがアラキドン酸カスケードのシクロオキシゲナーゼ（COX）の作用を阻害し，プロスタグランジンの産生が抑制され，その結果リポキシゲナーゼ経路へのシフトが生じ，ロイコトリエンの過剰産生が誘導されるためと考えられている。一般的に，アスピリン，インドメタシン，イブプロフェン，ナプロキサン，ジクロフェナクは作用が強く，メフェナム酸はこれらに比べるとやや劣り，アセトアミノフェン，塩酸チアラミドは作用が弱いとされているが，実際には症例によってまちまちである。

　シクロオキシゲナーゼには，COX-1とCOX-2のアイソフォームが存在しており，アスピリン不耐症の発症にはCOX-2の関与は少なく，COX-1の影響が強いと推測されている。この考えに基づくと，アスピリン不耐症患者に対して選択的COX-2阻害剤は安全である可能性が高く，近年では使用経験が報告されている。

病態生理

アナフィラキシーならびにアナフィラキシー様反応はマスト細胞または好塩基球からのケミカルメディエーターが全身的に放出されることによる。アナフィラキシー様反応は、その発症に免疫グロブリンEが関与しないということだけが異なり、アナフィラキシーとは判別が不可能である。ヒスタミン、トリプターゼ、ヘパリン、キマーゼ、サイトカインなどのケミカルメディエーターは、マスト細胞にあらかじめ合成された状態で、細胞質内の顆粒に蓄えられている。顆粒には、アラキドン酸から代謝されてできたプロスタグランジンやロイコトリエンなども含まれている。アナフィラキシーは、すでに以前の感作によって特異的IgE抗体をもっているヒトに、2度目以降の抗原曝露が起こった時に生じうる。IgE抗体を産生させ、アレルギー反応を生じさせることのできる抗原をアレルゲンと呼ぶ。IgE抗体は抗原の複数の抗原決定基を認識し、IgEマスト細胞の表面にある高親和性受容体であるFcεRIに結合する。感作された抗原、すなわちアレルゲンに再びさらされると、IgE抗体に結合する。異なったIgE抗体は違った抗原決定基を認識できるために、2つのIgE抗体が抗原を介してクロスリンクを起こすものがでてくる。そうすると、細胞内伝達経路が活性化され、マスト細胞は脱顆粒を起こし、さらに新しくケミカルメディエーターが合成される。

ヒスタミンはアナフィラキシーショックに一番大きくかかわってくるメディエーターと考えられている。掻痒、鼻汁、頻脈、気管収縮など、アナフィラキシーの兆候や症状の多くはヒスタミンがヒスタミンH_1受容体に結合した結果として起こってくる。一方、頭痛、顔面潮紅、血圧低下などの症状は、ヒスタミンH_1受容体とヒスタミンH_2受容体の両方が関与する。

ヒスタミンのほかにアナフィラキシーの病態生理には重要なメディエーターがかかわる。アラキドン酸代謝物であるプロスタグランジン、特にプロスタグランジンD_2、およびロイコトリエン、特にC_4はアナフィラキシーの際にマスト細胞から放出され、ヒスタミンと同様にアナフィラキシーの病態に大きくかかわると考えられている。プロスタグランジンD_2は気管支痙攣と血管拡張を来たす。ロイコトリエンC_4は、ロイコトリエンD_4とロイコトリエンE_4に分解され、血圧低下、気管支痙攣、粘液分泌を引き起こし、さらに好塩基球や好中球の走化性因子となる。アナフィラキシーの際には補体系、カリクレイン・キニン系、凝固系、線溶系も活性化している。

IgEの誘導にはリンパ球の中でもCD4陽性Th2細胞が特に中心的な働きをする。CD4陽性T細胞はTh1細胞あるいはTh2細胞に分化する。おのおのの細胞が分泌するサイトカインのプロファイリングによってTh1細胞とTh2細胞は区別される。Th2細胞は、IL-4、IL-5、IL-9とIL-13を産生する。このうち特にIL-4はB細胞が分泌する免疫グロブリンのクラススイッチに大きくかかわり、IgEの産生を促す。このIgEを介した反応は、アトピー体質のヒトにおける免疫反応として、非常に強力なものとなっている。Th2反応が優位となるか、Th1反応が優位となるのかについては多くの要素が影響するが、遺伝的な背景と環境要因、ならびにきっかけとなる抗原刺激が関連する。胎児期には、Th2の免疫反応が

優位になっているが，乳児期におけるバクテリア感染により，Th1免疫反応の方向へシフトしていくのではないかという，いわゆる衛生仮説（hygiene hypothesis）がある．文明化した社会になって環境が衛生的になり，バクテリア感染の機会が減って，乳児期における免疫反応のTh1方向への偏位が少なくなると，アレルゲンに対するTh2反応が優位になってくる．バクテリアによる刺激はTh1免疫を誘導し，抗原提示細胞からIL-12が産生される．IL-12はTh1反応を増強させるだけでなく，IgEの産生も抑制する．Th1細胞が分泌するインターフェロン・ガンマやマクロファージが分泌するIL-18もIgEの産生を抑制する働きがある．このように，Th1反応はアレルギーに対して抑制的に働く．

■参考文献
1) Yocum MW, Butterfield JH, Klein JS, et al. Epidemiology an anaphylaxis in Olmsted County : a population-based study. J Allergy Clin Immunol 1999 ; 104 : 452-6.
2) 福田英三. 薬疹情報 11版. 1980-2004. 薬剤別に分類した薬疹のデータブック. ハザマ印刷, 福岡市, 2005.
3) 光畑裕正. アナフィラキシーの治療と機序. 日歯麻誌 2003 ; 31 : 235-44.
4) 原田　晋, 堀川達弥, 市橋正光. Food-Dependent Execise-Induced Anaphylaxis（FDEIA）の本邦報告例集計による考察. アレルギー 2000 ; 49 : 1066-73.

（深井　和吉，曽和　順子）

基礎編 3 アレルギー

C 局所麻酔薬アレルギー

　局所麻酔薬アレルギーは，局所麻酔薬の薬理効果とは無関係に免疫反応が起こり発症する薬物アレルギーの一種である。臨床で出会う"局所麻酔薬アレルギーといわれた"という患者のほとんどはアレルギーを確かめられていない。この不確定さは医療にさまざまな制約を加えるうえ，質も低下させる。局所麻酔薬はその製剤・剤形，使われ方，使われる状況などに特徴がある。そのため局所麻酔薬アレルギーが疑われる状況には，単純な薬剤アレルギーではなく他の病態が原因であることもある。関連するさまざまな知識を身につけ十分な配慮のもとに診断されるべきである。

歴史

　最初に局所麻酔薬アレルギーが報告されたのは1920年のエステル型局所麻酔薬apothesinによる接触皮膚炎発症の論文である。このアレルギーはapothesinの同族体であるエステル型局所麻酔薬procaineを使用しても発症したことから麻酔薬間での交差反応が示唆された[1]。1943年にアミド型局所麻酔薬が臨床で使用されだすと局所麻酔薬アレルギーの報告は減少した。しかし，アミド型局所麻酔薬が広く用いられるようになってもアレルギーの報告はなくなったわけではない。局所麻酔薬製剤に添加された保存料に対するアレルギーが，局所麻酔薬アレルギーとして認識される"偽アレルギー患者"とアレルギーとよく似た反応を示す患者がいたからである。

頻度

　局所麻酔薬の使用量とアレルギー患者数が分からないため正確な頻度は不明であるが，局所麻酔薬の副作用中の1％前後とされている[2]。過去に局所麻酔薬アレルギーと診断された患者205名に皮膚試験などを行い，局所麻酔薬アレルギーと確診できたのはアナフィラキシー2名，遅延型4名だけであった[3]。他の報告でも0〜4％の患者にしか局所麻酔薬アレルギーは確認できず，ほぼ同数で保存料やラテックスがアレルギーに関与していた。アレルゲンが特定できなかった例が多数を占めていた[4]〜[7]。歯科でも，局所麻酔薬使用

表1　添加物を含まない局所麻酔薬製剤

商品名	規格
キシロカインポリアンプ	0.5％, 1％, 2％
キシロカイン注シリンジ	0.5％, 1％, 2％
キシロカイン筋注用溶解液	0.5％
キシロカイン注射薬	3％＜脊椎麻酔剤＞
静注用キシロカイン	2％＜抗不整脈剤＞
カルボカインアンプル	0.5％, 1％, 2％
マーカイン注	脊麻用0.5％等比重, 高比重
アナペイン注	2 mg/ml, 7.5 mg/ml, 10 mg/ml

（AstraZenaca社提供の資料による）

による全身的偶発症の発生率は0.5％であったが，局所麻酔薬アレルギーと診断された症例はなかった[8]。現在では報告されているアミド型局所麻酔薬アレルギーの1％未満しか本当のアレルギーはないと推定されるほどまれである[9]。

医療用薬での局所麻酔薬アレルギーは少ないとされているが，日本では一般用薬（over the counter drug：OTC）によるアレルギー性接触皮膚炎の原因として局所麻酔薬は最も多い原因成分である。塩酸ジブカイン，塩酸プロカイン，アミノ安息香酸エチルの順に多いが，近年ではリドカイン含有製剤の増加に伴いリドカインによる接触皮膚炎が増加している[10]。現在では保存料を含まない局所麻酔薬製剤が増加している（表1）ので，保存料にアレルギーを起こす"局所麻酔薬製剤アレルギー"患者は減少すると思われるが，前述のようなOTCや日用品の使用により局所麻酔薬や保存料に感作される人が増えるので，アレルギー患者は増加する可能性がある。

病　態

局所麻酔薬は化学構造からエステル型とアミド型に分けられる。代謝経路の違いによりアレルギー発現の機序が異なり，これがエステル型にアレルギーが多く発症する理由となっている。

エステル型は血中の偽コリンエステラーゼにより分解されpara-aminobenzoic acid（PABA）を産生する。PABAは構造が類似する化学物質のパラベンやスルフォニル化合物（サルファ剤など）に交差反応性がある。パラベンやサルファ剤は接触皮膚炎のアレルゲンであり，アレルギーのある患者にエステル型局所麻酔薬を投与すると代謝によって産生されたPABAを介してアレルギーを発症する。エステル型同士は遅延型の検査であるパッチテストで交差反応がある[11]。

アミド型ではPABAの産生はないため交差反応がアレルギーには関与しない。局所麻酔薬はアレルゲンになるには分子量が小さすぎるので生体内で蛋白質などと結合してアレルゲンになるハプテンとして作用すると推定されている[12]。ジブカインは肥満細胞や好塩基球からのヒスタミン放出を促進するが，リドカインはヒスタミン放出を抑制するこ

とは興味深い[13]。

1 交差反応

エステル型は代謝産物であるPABAがパラベン，スルフォニル化合物と交差反応を起こす[14]。

アミド型には従来交差反応がないと考えられていたが，即時型では皮膚試験でメピバカイン，リドカイン，ロピバカインに交差反応があった例[15]，遅延型でもアミド型同士で交差反応を起こした例がある[16)17)]。日本では使用されていないアミド型でもエステル型でもないアルチカインはアミド型と交差反応を起こさない[18]。

2 局所麻酔薬製剤の剤形

局所麻酔薬はさまざまな場面で使用されるため各用途に合わせた製剤が発売されている。医療用には局所麻酔用注射液，静脈注射用薬，点眼用，外用薬（ゼリー，スプレー），歯科用カートリッジ製剤などがあり，前述のパラベンなどの添加物を含む製剤がある。添加物を含む製剤の例を示す（表2）。近年ではOTCに局所麻酔薬が配合されているものが増加している。OTCは通常複数の薬品が混合された配合薬なので，使用者は無自覚のうちにさまざまな薬物に感作されている可能性がある。殺菌消毒薬，鎮痛・鎮痒薬，痔疾用薬，白癬治療薬などに局所麻酔薬が配合されている。OTCは防御機構が破綻している病的な皮膚に使用されるため健常な皮膚に比べて感作されやすい。

症　状

局所麻酔薬投与から1時間以内に発症する即時型は特異的IgE抗体が関与するI型アレルギーで，さまざまな臓器に多彩な症状が現れる（表3）。アナフィラキシーでは高頻度で皮膚症状が現れる。また，治療により症状が軽快した数時間後に症状が再発する二相性反応が起きることがある[19]。ステロイドの投与が遅れた例で多く見られる。治療により症状が軽快した後も4時間程度は経過観察すべきである。症状はアナフィラキシーと類似するがIgEを介さず直接に肥満細胞を刺激し脱顆粒を促すアナフィラクトイド反応と呼ばれる病態がある。アレルギーではないが発症時には区別できないためアナフィラキシーと同様に扱う。I型アレルギーでケミカルメディエーターを放出する肥満細胞はIgEと結合した状態で皮下や粘膜に主として存在する。そのためアレルゲンが体内に侵入しても肥満細胞と接しなければアレルギー症状を発症しない。

局所麻酔薬投与から72時間後以降に発症する遅延型ではIV型アレルギーが関与する。遅延型はアレルギー性接触皮膚炎として発症し，投与部位にかゆみを伴う紅斑や丘疹，小水泡が現れる。ロピバカインをPHNの治療として持続硬膜外投与した例では，投与から2週間後に足に紫斑様の皮疹が現れ，その2日後に体幹と腕に紅斑を生じている。この

表2　局所麻酔薬配合添加物一覧

商品名	添加物
キシロカイン注射液 　0.5％, 1％, 2％	POBAM
キシロカイン注射液 　0.5％, 1％, 2％ アドレナリン含有	POBAM ピロ亜硫酸ナトリウム
カルボカイン注 　0.5％, 1％, 2％	POBAM
マーカイン注 　0.125％, 0.25％, 0.5％	POBAM POBAP
キシロカイン液4％	POBAM 黄色5号
キシロカインポンプスプレー	エタノール l-メントール マクロゴール サッカリン
キシロカインゼリー	POBAM POBAP カルメロースナトリウム
キシロカインビスカス	POBAM POBAP カルメロースナトリウム サッカリン 香料
眼科用キシロカイン液	クロロブタノール

POBAM：パラオキシ安息香酸メチル，POBAP：パラオキシ安息香酸プロピル
（AstraZenaca社提供の資料による）

表3　アナフィラキシーの症状

皮膚症状	瘙痒感，蕁麻疹，血管浮腫
呼吸器症状	鼻閉，くしゃみ，喉頭不快感，瘙痒感，鼻声，吠えるような咳，喉頭浮腫，嚥下障害，呼吸困難，チアノーゼ，呼吸停止
循環器症状	口唇浮腫・しびれ感，嘔気・嘔吐，腹痛，下痢，失禁，頻脈，不整脈，血圧低下，徐脈，心停止
眼症状	流涙，結膜充血，結膜浮腫
中枢神経症状	活動の低下，不安感，落下感，昏睡

症状は投与中止から1週間で治癒した。紫斑様の皮疹，瘙痒感，血管神経性浮腫，頻脈，嘔吐が特徴とされている[20]。

3. アレルギー

1 脊髄くも膜下麻酔でのアレルギー[21]

ジブカインを用いた脊髄くも膜下麻酔で生じた即時型アレルギーは発症までの時間が10～45分（平均30分弱）と比較的長いことが特徴である。投与された薬剤が髄腔から血中に移行するのに時間がかかるためである。脊髄くも膜下麻酔の効果で交感神経が抑制された結果，喘息様呼吸困難が発症しやすく，循環抑制も強く現れる。しかし，眼瞼周囲の掻痒感が初発症状で，振戦，筋硬直，意識障害，全身の発赤を生じたが気道の浮腫を伴わなかった例もある[22]。発症までに時間がかかるので短時間で終わる手術では注意すべきである。

診　断

即時型アレルギーが起きている現場でアレルギーの原因が局所麻酔薬であると診断することは困難である。しかし，局所麻酔薬の効果による病態とそれ以外の病態の可能性を考えながら対症療法を行い，その効果を見ることでアレルギーの可能性が高いかどうかは判断可能である。まずは疑われる薬剤の投与を中止し治療を優先する。症状が軽快した時点でアレルギーの可能性が高いと判断したらアレルゲン検索を考慮する。その際，可能であれば発症から1, 3, 8時間おきに20 mlずつ採血を行いヒスタミン，トリプターゼ，補体，アレルゲンと予想される物質の特異的IgE抗体を測定する[23]。複数の薬剤が短時間に用いられる手術麻酔の現場でのアレルゲン特定は困難であるので，確定診断は後日行う[24]～[26]。死亡例では検査による科学的根拠がなくとも法医学的にアナフィラキシーと鑑定されることがある[27]。遅延型では詳細な問診によりアレルゲンを推定し，パッチテスト，DLSTなどで確定診断する。

アレルギー以外の病態の鑑別

1 局所麻酔薬の薬理効果による

局所麻酔薬中毒，高位脊髄くも膜下麻酔がある。局所麻酔薬の投与量，投与法や投与後の管理に関連して起きる。

局所麻酔薬中毒では口唇・舌の感覚麻痺，めまい，視覚異常，筋攣縮，意識障害，痙攣，昏睡，呼吸停止，ショックという症状が血中濃度依存性に観察される。通常，皮膚・呼吸器症状を伴わない。高位脊髄くも膜下麻酔では高度な血圧低下，頻脈（心臓交感神経が抑制されると徐脈），呼吸停止，意識消失が起きる。喘息様の呼吸器症状を来すことがある。薬液投与から発症までの時間がアレルギーに比べると早く，皮膚症状を

伴わないことで鑑別する。

2 局所麻酔薬の薬理効果以外による

心因性反応，血管迷走神経反射，アドレナリンによる症状，その他がある。

a. 心因性反応[28]

治療や処置に対する潜在的恐怖感からめまいや嘔気，動悸，失神，発汗を来たす[29]。過呼吸症候群を発症した場合，手や口唇周囲のしびれ，テタニー症状，意識障害を起こす。

b. 血管迷走神経反射

精神的緊張や身体的ストレスがある状態で痛み刺激などが加わることにより迷走神経の過度の緊張が生じ，徐脈，低血圧を起こす。歯科治療時に局所麻酔薬アレルギーが疑われた患者の8割程度は血管迷走神経反射である[8]。

c. アドレナリンによる症状

局所麻酔薬を使用する際，投与部位の血管を収縮させて薬剤の吸収を遅らせ，作用時間を延長させる目的でアドレナリンを混合することがある。局所麻酔薬製剤の中にはすでにアドレナリンが添加されているものもある。このアドレナリンが血管内に投与されると頻脈・血圧上昇が引き起こされ，頭痛，心悸亢進，顔のほてり，皮膚の紅潮などが起きる[29]。

d. その他

急激な出血や大血管の圧迫，肺塞栓症などショック症状を来たす病態を鑑別する。腸管牽引症候群でも顔面が紅潮し，血圧の低下と反射性頻脈をみる。まれではあるがC1エステラーゼインヒビター活性低下例（先天性欠損：遺伝性神経血管性浮腫，後天性：血管浮腫）では口唇，眼瞼に好発する限局した高度な浮腫が突然起き，数時間から数週間持続する[30]。この病態ではC1，カリクレイン，ハーゲマン因子，プラスミンの活性化が起こり，C2キニンまたはブラジキニンが生成され，血管透過性が亢進することにより浮腫が生じると考えられている。蕁麻疹は遺伝性血管浮腫には起きない。

アレルギーの鑑別

アミド型局所麻酔薬投与後アナフィラキシーを発症したが，皮膚試験で保存料を含まないアミド型局所麻酔薬に陰性であり安全に使用された例[31]があるように，使用している局所麻酔薬製剤に含有されている物質や器具に対するアレルギーを鑑別する。

1 パラベン

　パラベンとは，食品，医薬品あるいは化粧品の防腐剤成分名として掲示する時のパラオキシ安息香酸エステルの総称である。メチルパラベン，エチルパラベン，プロピルパラベン，ブチルパラベン，ベンジルパラベンの5種類がある。このうちメチルパラベンとプロピルパラベンを含んだ局所麻酔薬製剤がある。パラベンは接触皮膚炎のアレルゲンとして有名であるが，"paraben paradox"と呼ばれる免疫反応の特徴があり，パラベンで接触皮膚炎を起こしたことがある人が常に皮膚炎を起こすとは限らない。通常は病的皮膚にパラベン含有の外用剤を使用することで感作が成立するが，健常皮膚にパラベン含有の化粧品を使用したことで感作された例もある[32)〜34)]。また，パラベンによる即時型アレルギーもある[35)]。

　エステル型局所麻酔薬の代謝産物であるPABAとパラベンとは構造が似ているため交差反応を起こす。パラベンアレルギーがある患者にエステル型局所麻酔薬を投与するとアレルギーが起きる。アミド型局所麻酔薬は代謝されてもPABAを産生しないためパラベンとの交差反応は起きない。ただし，アミド型の製剤の中にパラベンが添加されているものがある。バイアル製剤の含有物にも注意が必要である。

2 亜硫酸ナトリウム

　亜硫酸ナトリウムは食品添加物として使用されている保存料で，小児気管支喘息ガイドラインにも気道過敏反応を誘発すると記載されているアレルゲンである。特異的IgE抗体が産生される。亜硫酸ナトリウム含有局所麻酔薬製剤による即時型，遅延型アレルギーの報告がある[36)37)]。

3 ラテックス

　局所麻酔薬を用いる処置ではラテックスを含有する製品も使用されることが多い。ある種のフルーツ（栗，アボカド，キウイ，バナナ，マンゴーなど）にアレルギーのある患者ではラテックスに交差反応を起こすことがある[38)]。

4 発症時に行うべき検査

　アナフィラキシー発症直後に行うべき検査として，白血球分画を含めた全血球算，ヒスタミン濃度，トリプターゼ濃度，補体（血清補体価，C1エステラーゼインヒビター，C3，C4），免疫グロブリンなどがある。可能であれば発症から1，3，8時間おきに20mlずつ採血を行い上記の項目を測定する[23)]。

　ヘマトクリットの上昇は血管透過性亢進による血漿成分の血管外への漏出を，好塩基球の消失はIgEが症状発現に関与していることを示唆する。ヒスタミンは半減期が短いた

め発症から1時間以内に測定することが望ましい。血漿ヒスタミン濃度が20nM/l以上の時, 症状にヒスタミンが関与したことが示唆される。ヒスタミンの代替として代謝産物であり尿中に排泄されるメチルヒスタミンを測定することもある。妊婦やヘパリン投与中の患者ではヒスタミン測定の信頼性が低くなる。トリプターゼは肥満細胞が脱顆粒した時に放出されるプロテアーゼで, 25μl/l以上に上昇しているとアナフィラキシーが起きたことが示唆される。トリプターゼは発症から6時間後まで検出できる。C1エステラーゼインヒビター活性が低下すると限局性浮腫である血管浮腫を生じることがある。顔面に限局した浮腫ではアレルギーとの鑑別に有用である。非常にまれな常染色体優性遺伝である先天的C1エステラーゼインヒビター欠損例もある[30]。免疫グロブリンが低下していれば消費された可能性がある。そのほかに, 血沈, CRPなどの炎症反応, 肝臓系酵素の上昇, C3・C4の低下なども参考になる。

治 療

即時型, 遅延型とも被疑薬剤を中止する。

1 即時型で症状が限局している場合

静脈路を確保し抗ヒスタミン薬（ジフェンヒドラミン20〜40mg, 塩酸ラニチジン50mgなど）の静脈内投与を行い, 経過観察とする。皮膚におけるヒスタミン受容体の85％はH₁, 15％はH₂受容体であり, H₁ブロッカーとH₂ブロッカーの併用は蕁麻疹, 血圧低下, 頻脈の治療に効果的である[39,40]。アナフィラキシーへの進行がないか注意する。重症であれば血圧の低下に注意し輸液を十分に行いながら副腎皮質ステロイド（コハク酸ヒドロコルチゾンナトリウム500mg）を投与する。

2 即時型でアナフィラキシーの場合

心肺蘇生法に準じた処置を行う。呼吸, 循環の確保を行い, アドレナリン, 抗ヒスタミン薬, ステロイドを投与する。詳細は他項に譲る。

遅延型ではステロイド外用薬を使用する。瘙痒感が強い場合, 抗ヒスタミン薬の内服を併用し, 皮膚炎が重症あるいは広範囲の場合にはステロイドの全身投与を考慮する。

■参考文献
1) Mook WH. Skin reaction to apothesin and quinine in susceptible persons. Arch Dermatol 1920 ; 1 : 651-5.
2) McCaughey W. Adverse effects of local anaesthetics. Drug Saf 1992 ; 7 : 178-89.
3) Fisher MM, Bowey CJ. Alleged allergy to local anaesthetics. Anaesth Intensive Care 1997 ; 25 : 611-4.
4) Chandler MJ, Grammer LC, Patterson R. Provocative challenge with local anesthetics in

3. アレルギー

patients with a prior history of reaction. J Allergy Clin Immunol 1987 ; 79 : 883-6.
5) Gall H, Kaufmann R, Kalveram CM. Adverse reactions to local anesthetics : analysis of 197 cases. J Allergy Clin Immunol 1996 ; 97 : 933-7.
6) Wildsmith JA, Mason A, McKinnon RP, et al. Alleged allergy to local anaesthetic drugs. Br Dent J 1998 ; 184 : 507-10.
7) Rood JP. Adverse reaction to dental local anaesthetic injection—'allergy' is not the cause. Br Dent J 2000 ; 189 : 380-4.
8) Baluga JC, Casamayou R, Carozzi E, et al. Allergy to local anaesthetics in dentistry. Myth or reality? Allergol Immunopathol 2002 ; 30 : 14-9.
9) Finucane BT. Allergies to local anesthetics — the real truth. Can J Anaesth 2003 ; 50 : 869-74.
10) 東　禹彦. 局所麻酔薬による接触皮膚炎. 医薬ジャーナル 2001 ; 37 : 2803-10.
11) Solensky R. Drug hypersensitivity. Med Clin North Am 2006 ; 90 : 233-60.
12) McLure HA, Rubin AP. Review of local anaesthetic agents. Minerva Anestesiol 2005 ; 71 : 59-74.
13) 柳　宏美, 小澤るり子, 小林美紀ほか. ジブカイン, リドカインのマスト細胞に与える影響—マウス骨髄由来培養マスト細胞（BMMC）を用いたヒスタミン遊離および細胞内カルシウムの測定—. 麻酔 1997 ; 46 : 16-22.
14) 吉井　章. 局麻ショックを経験して. 皮膚病診療 2000 ; 22 : 389-90.
15) Gonzalez-Delgado P, Anton R, Soriano V, et al. Cross-reactivity among amide-type local anesthetics in a case of allergy to mepivacaine. J Investig Allergol Clin Immunol 2006 ; 16 : 311-3.
16) Duque S, Fernandez L. Delayed-type hypersensitivity to amide local anesthetics. Allergol Immunopathol 2004 ; 32 : 233-4.
17) Sanchez-Morillas L, Martinez JJ, Martos MR, et al. Delayed-type hypersensitivity to mepivacaine with cross-reaction to lidocaine. Contact Dermatitis 2005 ; 53 : 352-3.
18) El-Qutob D, Morales C, Pelaez A. Allergic reaction caused by articaine. Allergol Immunopathol 2005 ; 33 : 115-6.
19) Douglas DM, Sukenick E, Andrade WP, et al. Biphasic systemic anaphylaxis : an inpatient and outpatient study. J Allergy Clin Immunol 1994 ; 93 : 977-85.
20) Ban M, Hattori M. Delayed hypersensitivity due to epidural block with ropivacaine. BMJ 2005 ; 330 : 229.
21) 重松俊之, 安田誠一. 脊椎麻酔薬によるアナフィラキシーショック. 臨床麻酔 1989 ; 13 : 1219-23.
22) 水野好子, 江崎善保, 加藤浩子. 脊髄くも膜下麻酔薬塩酸ジブカインによるアナフィラキシーショックの1症例. 麻酔 2002 ; 51 : 1254-6.
23) Robinson SM. Investigations help to confirm diagnosis. BMJ 1995 ; 311 : 1435.
24) Kroigaard M, Garvey LH, Menne T, et al. Allergic reactions in anaesthesia : are suspected causes confirmed on subsequent testing? Br J Anaesth 2005 ; 95 : 468-71.
25) Harboe T, Guttormsen AB, Irgens A, et al. Anaphylaxis during anesthesia in Norway : a 6-year single-center follow-up study. Anesthesiology 2005 ; 102 : 897-903.
26) Fernandez-Galinski S, Pacrev S, Vela E, et al. Lethal adverse reaction during anaesthetic induction. Eur J Anaesthesiol 2006 ; 23 : 81-2.
27) 池田典昭. 法医学からみた医療事故――一例一話（12）―. 臨床と研究 2004 ; 81 : 140-1.
28) Fiset L, Milgrom P, Weinstein P, et al. Psychophysiological responses to dental injections. J Am Dent Assoc 1985 ; 111 : 578-83.
29) Berrino AM, Voltolini S, Bignardi D, et al. Psychological aspects of drug intolerance. Allerg Immunol 2005 ; 37 : 90-5.
30) Wong DT, Gadsden JC. Acute upper airway angioedema secondary to acquired C1 esterase inhibitor deficiency : a case report. Can J Anaesth 2003 ; 50 : 900-3.

31) Browne IM, Birnbach DJ. A pregnant woman with previous anaphylactic reaction to local anesthetics : a case report. Am J Obstet Gynecol 2001 ; 185 : 1253-4.
32) Husain SL. Sensitivity to parabens in Codella barrier cream. Contact Dermatitis 1975 ; 1 : 395.
33) Simpson JR. Dermatitis due to parabens in cosmetic creams. Contact Dermatitis 1978 ; 5 : 311.
34) Brauer EW. Parabens in cosmetic creams. Contact Dermatitis 1979 ; 5 : 265.
35) Henry JC, Tschen EH, Becker LE. Contact urticaria to parabens. Arch Dermatol 1979 ; 115 : 1231.
36) 西條英人, 西川久美子, 森　良之ほか. 歯科用キシロカイン中に含まれるピロ亜硫酸ナトリウムによるアナフィラキシーショックの1例. 日口外誌 2003 ; 49 : 237-40.
37) Riemersma WA, Schuttelaar ML, Coenraads PJ. Type IV hypersensitivity to sodium metabisulfite in local anaesthetic. Contact Dermatitis 2004 ; 51 : 148.
38) Blanco C. Latex-fruit syndrome. Curr Allergy Asthma Rep 2003 ; 3 : 47-53.
39) Lin RY, Curry A, Pesola GR, et al. Improved outcomes in patients with acute allergic syndromes who are treated with combined H1 and H2 antagonists. Ann Emerg Med 2000 ; 36 : 462-8.
40) Kaplan AP. Clinical practice. Chronic urticaria and angioedema. N Engl J Med 2002 ; 346 : 175-9.

（田中　和夫）

基礎編

3 アレルギー

D ラテックスアレルギー

「27歳の医療従事者，特に既往歴やアレルギーはなく，鼻閉と手の湿疹の他に術前所見に異常はない。全身麻酔導入と気管挿管の後，抗生物質を静注して手術を開始した。約20分後，突然血圧が40mmHgに低下し，気道内圧が上昇して換気困難となる」

ラテックスは，ゴムの樹の樹皮から得られる樹液である。ラテックスアレルギーとは，天然ゴムにわずかに含まれる水溶性植物性蛋白質が抗原となるアレルギーであり，天然ゴムの主成分であるイソプレンの重合体は抗原ではない。このため，石油が原材料の合成ゴム製品は，ラテックスアレルギーの原因にならない。あらゆる医療従事者にとって，ラテックスアレルギーについての知識は必須である（表1）。特に局所麻酔薬を用いる場面では，局所麻酔薬中毒，アレルギーとの鑑別が常に問われる。上記症例[1]はラテックスアレルギーであるが，このような状況で正しく診断して迅速に治療するのは容易ではない。本項ではラテックスアレルギーについて述べるが，詳細はガイドライン[2,3]や総説[4]を参照されたい。また，関連のウェブサイト[10〜15]も充実している。

背景

1980年代から米国CDC（Centers for Disease Control and Prevention）が，あらゆる場

表1 ラテックスアレルギーの知識が重要である理由

頻度	さほどまれではなく，しばしば遭遇する
重症度	生命に危険が及ぶことがある
予防	適切に予防すれば，発症させずに済む 発症を防ぐ手段がある
診断	思い浮かばないと，診断できない 薬剤など他のアレルギーや局所麻酔薬中毒との鑑別が必要
治療	迅速な治療が求められる 治療手段がある
自分を守る	自分や同僚も，感作されるリスクが高い 感作を防ぐ手段がある 自分が患者となった場合には，間違いなく高リスク患者である

面での感染防御を指導し、ラテックス製手袋の使用量が急激に増加した。それに伴い、死亡例を含むラテックスアレルギーの報告も激増し、1990年代初めから注意が喚起されてきた[5)6)]。1996年には日本ラテックスアレルギー研究会が設立されている。以前は医療用具に天然ゴムを含むかどうかの判別が困難であったが、米国[7)]では1997年から、日本[8)]では1999年から、その旨を記載することが義務付けられ、ラテックスを含まない（ラテックスフリー）製品や、関連情報も入手しやすくなった。

感作経路と高リスク群

　医療従事者では手袋が最大の原因である。手袋の中で汗にラテックス抗原が溶け出し、皮膚を通して吸収される。特に、湿疹や皮膚炎があると皮膚の防御機能が低下し、抗原が吸収されやすくなる。手袋の装着を容易にするためにコーンスターチパウダーが使われているが、このパウダーはラテックス抗原を吸着している。パウダーは表皮を傷つけ、抗原の吸収を促進する。また、パウダーは手袋着脱時に空気中に飛散し、吸入や結膜への感作を成立させる。手袋以外に、ゴム風船や、多数回または長期間の尿道カテーテル留置などの皮膚や粘膜への接触も感作経路となる。また、手術を受けると体腔や血液が露出するので、手袋からの抗原の侵入量は莫大となる。

　高リスク群（表2）が知られているが、ラテックスアレルギーを念頭に置いて詳細に尋ねないと、これらに該当するかどうか明らかにできない。

ラテックス製品による反応（表3）

　刺激性接触皮膚炎は、ラテックス製手袋がもたらす反応として最も頻度が高い。手袋やパウダーによる直接的皮膚刺激が原因であり、初回使用でも起こりうる。手袋着用の時間と体温により重症度が変わり、石鹸や消毒薬による化学的刺激とブラシによる物理

表2　ラテックスアレルギーの高リスク群

ラテックスアレルギーの既往歴
特定の果物にアレルギー
　　キウイ，アボカド，バナナ，栗，桃など
アレルギー体質
　　アトピー，鼻炎，気管支喘息，蕁麻疹など
職業的ラテックス曝露者
　　歯科を含む医療従事者，天然ゴム製品製造業，美容師，
　　実験室の技術者，精密製品業，食品加工業，農水産業など
多数回または長期間の医療処置
　　泌尿器生殖器系先天的奇形，二分脊椎症，多数回の手術歴など
手に湿疹や皮膚炎

3. アレルギー

表3 ラテックス製品がもたらす反応

	刺激性接触皮膚炎	アレルギー性接触皮膚炎	ラテックスアレルギー	
原因物質	手袋, パウダー	製造過程で添加される化学物質	ラテックス蛋白質	
メカニズム	直接的皮膚刺激 免疫機構を介さない	遅延型過敏症, IV型過敏症 T細胞を介したアレルギー	即時型過敏症, I型過敏症 IgEを介したアレルギー	
接触から発症まで	数分から数時間後	数時間から数日後	数分後から急速に進行, または数時間後や二相性も	
重症度	生命に危険は及ばない	生命に危険は及ばない	生命に危険が及ぶことあり	
発症部位	限局性	広範囲に広がることあり	限局性	全身性(アナフィラキシー)
症状	瘙痒, 発赤, 鱗屑, 乾燥, ひび割れ	瘙痒, 紅斑, 膨疹, 水疱, 痂皮	瘙痒, 蕁麻疹, 紅斑	瘙痒, 蕁麻疹, 紅斑, 鼻閉, 鼻汁, 咳, 喘鳴, 気管支攣縮, 結膜の充血, 瘙痒, 眼瞼浮腫, 下痢, 悪心, 嘔吐, 腹痛, 頭痛, 不安, 息切れ, 血管透過性の亢進による浮腫, 頻脈, 血圧低下, 循環虚脱, ラテックス・フルーツ症候群

的刺激で悪化することが多い。症状は手袋着用部分に限局するが, 日常生活や業務の妨げとなる。また, 皮膚の防御機能が低下するので, ラテックス抗原の吸収を促進させることになる。

アレルギー性接触皮膚炎は, 製造過程で添加される化学物質が原因の遅延型過敏症である。すべてのアレルギー性接触皮膚炎がラテックスアレルギーに発展するわけではないが, ラテックスアレルギー患者の多くがアレルギー性接触皮膚炎を経験している。

ラテックスアレルギーは, ラテックス抗原が原因の即時型過敏症である。抗原への感作が成立した後, 再曝露により発症する。数分で発症して急激に進行することもあれば, 数時間してから発症することもある。皮膚症状だけのこともあれば, 生命に危険が及ぶアナフィラキシーも起こりうる。このラテックスアレルギーの症状は, 薬剤などの他の原因によるアレルギーの症状とまったく同じである。

診断

刺激性接触皮膚炎やアレルギー性接触皮膚炎は, ラテックス製品への接触との時間関係と症状から診断される。接触した場合の陽性所見は当然ながら, 接触していないと軽快する陰性所見が, 診断に有用である。また, 原因物質を用いた48時間のパッチテストにより, アレルギー性接触皮膚炎を確定診断できる。

ラテックスアレルギーは, 疑わないとその診断には至らない。手術室や処置室などでのアレルギーでは, 常にラテックスも原因として疑う。高リスク群に該当するかどうかを参考に, 過去と今回の症状やラテックス製品への接触との時間関係から, 総合的に判

断する。消毒薬や血液製剤を含めたあらゆる薬剤によるアレルギーはもちろん，局所麻酔薬中毒，高位脊椎麻酔，迷走神経反射，急性心筋梗塞，心タンポナーデ，気管支喘息発作，肺塞栓，気胸，誤嚥，腸間膜牽引症候群などとの鑑別が必要である。手術中は覆布に隠れて皮膚症状の発見が遅れ，重篤な循環虚脱で発見されることもある。血清トリプターゼ値上昇などによるアナフィラキシーの診断も，他の原因によるものとまったく同じである。

アレルギーの原因物質をラテックスであると診断するには，ラテックス抗原溶液を用いたプリックテストが最も信頼できる。ただし，プリックテストによるアナフィラキシー発症に備えて，適切な安全策を整えて行う。臨床症状があり，かつプリックテスト陽性であれば，ラテックスアレルギーの診断が確定する。プリックテストの詳細については，入手が容易な文献[2]を参照されたい。危険を伴わない検査として，血清のラテックス抗原特異的IgE抗体価の測定も行われるが，感受性が低く，診断における補助的な意義しかない。

患者にも医療者にも負担は大きいが，原因不明のままだと再びアレルギーを起こす危険性が残るため，アレルギーの原因物質を検索しておくべきである。また，不用意に「アレルギーらしい」と宣告すると，過剰な不安や恐怖心を招き，日常生活に支障を来したり，医療機関への受診をためらうなどの不利益が多いので，ていねいな説明が求められる。

治 療

刺激性接触皮膚炎やアレルギー性接触皮膚炎では，手袋の種類を変更したり，綿手袋を内履きするなど，原因物質を避けることがまず第一である。そして，ステロイド外用が効果的である。ラテックスアレルギーでもラテックスを除くことがまず前提であり，重症度に応じて治療が選択される。軽症ではステロイド外用や抗ヒスタミン薬で対処できるが，重症であればステロイド全身投与が必要となる。アナフィラキシーでは，他の原因によるアナフィラキシー治療とまったく同じである。いったん治まった症状が再発する二相性アナフィラキシーの可能性もあるので，少なくとも24時間は厳重に監視する。

発症を予防

発症すると生命に危険が及びかねないラテックスアレルギーは，発症させない予防の重要性が高い。それにはまず，詳細に病歴を聴取して高リスク患者と被感作者を認識する。唯一の発症予防手段は，ラテックス製品を完全に排除することである（表4）。手袋，カテーテル，輸液路，バイアル栓，モニター，聴診器，呼吸回路などあらゆる物品を点検し，必要ならば製造元や販売元に確認する。待機手術であれば，空気中に飛散するラテックス抗原が最も少ない朝一番初めに，対象患者の手術を予定する。当該手術室内外

3. アレルギー

表4 予防策

	被感作者の発症を防ぐために	新たな感作を防ぐために
完全な手段	ラテックス製品を完全に排除	ラテックス製品を完全に排除
次善の手段	—	ラテックス製品をできるだけ減らす
		ラテックス製品はパウダーフリーに

表5 ラテックスアレルギーに対する具体的活動（例）

ラテックス製品の使用状況を徹底的に継続的に監視
ラテックス製品の採用を制限し，どうしてもラテックス製品が優れている場合のみに限定
ラテックス製品は，パウダーフリーに
ラテックスに関する相談や報告を受け，必要な検査を実施
被感作者への指針と手順を作成し，就労上の不利益のないように配慮
全職員への定期的教育プログラムを実行

に「ラテックスアレルギー」と掲示し，ラテックス抗原が持ち込まれないように注意する。予防的な抗ヒスタミン薬，H_2受容体拮抗薬，ステロイドなどの効果は確かめられていない。

キウイ，アボカド，バナナ，栗，桃などに含まれる蛋白質は，ラテックス抗原と交叉反応性をもつ。このため，ラテックスアレルギー患者がこれらを経口摂取すると口腔違和感などを経験することがあり，ラテックス・フルーツ症候群と呼ばれる。まれにはアナフィラキシーを発症することもあるので，これらを摂取しないように指導する。

感作を予防

医療従事者を含めた高リスク群に属する者は，自分自身や同僚がラテックス抗原に曝露しないように努めなければならない（表4）。その最大の原因は手袋であり，ラテックス製でなくてもよい用途ではプラスチックや合成ゴム製を使う。どうしてもラテックス製を採用する場合は，パウダーフリーとする[9]。油性のハンドクリームやローションなどは，ラテックスの分子構造を分解して皮膚への吸収を促進するので，使用しない。完全に感作を防ぐには，ラテックス製品を完全に排除するしかない。このためには，施設全体の理解と協調と，強い意志に支えられた積極的な取り組みが必要となる。理想的には，強力な権限をもったラテックスアレルギー対策班などを組織し，活動すべきである（表5）。もし，重症ラテックスアレルギーを発症させたり，被感作者が就労上の不利益を被った場合などは，ラテックス製品を採用した意志決定者や施設長も責任を問われるかもしれない。

■参考文献

1) Duke JC. A 27-year-old health care worker with intraoperative cardiovascular collapse (case

scenario and discussion). In : Duke J, editor. Anesthesia pearls. Philadelphia : Hanley & Belfus ; 2003. p.33-6.
2) 赤澤　晃, 松永佳世子, 矢上　健. ラテックスアレルギー安全対策ガイドライン2006（小冊子）. 東京：日本ラテックスアレルギー研究会 ; 2006. p.1-53.
3) Katz JD, Holzman RS, Brown RH, et al. Natural rubber latex allergy : consideration for anesthesiologists (Handbook). Park Ridge, IL : American Society of Anesthesiologists ; 2005. p.1-30.
4) Hepner DL, Castells MC. Latex allergy : an update (Review). Anesth Analg 2003 ; 96 : 1219-29.
5) Food and Drug Administration. Allergic reactions to latex-containing medical devices. FDA Medical Alert. MDA91-1. Mar. 29, 1991.
6) 厚生省医薬務局. 手術用手袋等天然ゴム製医療用具によるアナフィラキシー反応について. 医薬品副作用情報第113号. 平成4年3月.
7) Hubbard WK. Department of Health and Human Services, Food and Drug Administration. Natural rubber-containing medical devices ; user labeling. Federal Register, Docket No. 96N-0119. 1997 ; 62 : 51021-30.
8) 厚生省医薬安全局. 天然ゴムを含有する医療用具の添付文書等の記載事項の改訂について. 医薬品・医療機器等安全性情報第35号. 平成11年3月25日.
9) 光畑裕正. ラテックスによる感作におけるパウダーフリー手袋の意義―パウダーフリー手袋の使用によるラテックスアレルギーの減少―. LiSA 2001 ; 8 : 514-9.
10) 日本ラテックスアレルギー研究会：＜http://www.latex.jp＞
11) The U.S. Food and Drug Administration (FDA)：＜http://www.fda.gov＞
12) The National Institute for Occupational Safety and Health (NIOSH)：＜http://www.cdc.gov/niosh/homepage.html＞
13) American College of Allergy, Asthma & Immunology：＜http://www.acaai.org＞
14) American Latex Allergy Association：＜http://www.latexallergyresources.org＞
15) Latex Allergy Links：＜http://www.latexallergylinks.org＞

（水谷　光）

臨床編

1. 局所麻酔時のショック，局所麻酔薬中毒，局所麻酔薬アレルギー

2. 局所麻酔薬中毒の臨床
    A．手技とのかかわり
    B．局所麻酔薬の血管内注入の診断
    C．臨床症状と治療
    D．症例提示

3. 局所麻酔時のアレルギーの臨床
    A．原因物質の究明（*in vitro* と *in vivo*）とアレルギーが疑われる患者への対応
    B．局所麻酔薬アレルギーの実際，症例提示
    C．アナフィラキシーの治療と心肺蘇生法

臨床編 1

局所麻酔時のショック，局所麻酔薬中毒，局所麻酔薬アレルギー

　局所麻酔薬使用時のショックは，局所麻酔薬の作用によって生ずる神経原性ショックと，局所麻酔薬の作用とは関係のないアナフィラキシーに分類される。その原因や特徴を表1に示す。局所麻酔薬中毒の際には，その血中濃度が短時間で急激に上昇した場合や心毒性の強いブピバカインなどを使用した場合以外は直ちにショックを生ずることは少なく，むしろ興奮，痙攣といった中枢神経系の興奮症状が先に現れる場合が多い。

局所麻酔薬による神経原性ショック

　原因：局所麻酔薬の交感神経遮断作用
　症状：気分不良，あくび
　脊髄くも膜下麻酔や硬膜外麻酔の際に生ずる急激な血圧低下が典型的な例である。麻酔との因果関係がはっきりしているため，一番予測しやすく，対応も容易である。
　交感神経節前線維はB線維，節後線維はC線維であり，いずれも運動や体性知覚を司るA線維より細いため，局所麻酔薬に対する感受性が高い。したがって運動や知覚の遮断域に比べて交感神経の遮断域は広く，血圧低下の原因になる。胸部，腹部の臓器は胸部交感神経の支配を受けているが，心臓を支配している第1～5胸椎レベルでの交感神経遮断が生ずると心拍数が減少する。また，腹腔神経叢は腹部臓器に至る交感神経が線維

表1　ショック，局所麻酔薬中毒，アレルギーの鑑別と治療

	神経原性ショック	局所麻酔薬中毒	アレルギー
原因となる麻酔法	脊髄くも膜下麻酔 硬膜外麻酔	硬膜外麻酔 伝達麻酔	すべての麻酔法
ショックの原因	交感神経遮断	血中濃度の上昇	免疫反応
投与量との関係	有意な相関あり	有意な相関あり	ほとんど相関なし
症状の特徴	麻酔範囲の拡大に伴う血圧低下	興奮状態に続く痙攣，意識消失	全身発赤，呼吸困難，血圧低下
治療	輸液，昇圧薬	鎮静，抗痙攣薬	アドレナリン，ステロイド

を互いに交換しており，内臓痛の治療目的などで腹腔神経叢周囲に多量の局所麻酔薬を用いた場合にも広範囲な交感神経遮断および血圧低下が生ずる。

治療：急速輸液，昇圧薬の投与を行う。高比重の麻酔薬を用いた脊髄くも膜下麻酔の場合は，頭部の挙上によって麻酔域の広がりを防ぐことができるが，血圧低下を伴っている場合はこれは禁忌である。頻回な血圧測定により血圧の低下を早期に発見し，早めに昇圧薬を用いることが必要である。

局所麻酔薬中毒

原因：局所麻酔薬の血中濃度の上昇
症状：まず興奮や多弁，続いて意識障害や痙攣，血圧低下

局所麻酔薬中毒は，局所麻酔薬が血中に吸収されて血中濃度が上昇することによって生ずる中枢神経系ならびに循環器系の症状である。局所麻酔薬中毒の症状はその血中濃度とほぼ相関しているが，静脈内投与のなされるリドカインに比べて他の局所麻酔薬の血中濃度と中毒症状に関する情報は少ない。リドカインについては，3～5μg/mlで興奮や痙攣などの中枢神経症状，5μg/mlを越えると徐脈や房室ブロックなどの循環器症状を生ずるとされる。体重あたり1mgのリドカインを投与した際に，すべてが血液中に入ったならば予測される血中濃度は2μg/ml程度と考えられ，自覚症状が生ずるほぼ下限の濃度である。したがってこれ以上の量を投与した場合には局所麻酔薬中毒が生ずる可能性がある。

メピバカインの力価，毒性はリドカインとほぼ等しく，ブピバカインはリドカインのほぼ4倍と考えられるため，ブピバカインはリドカインの1/4の量で局所麻酔薬中毒を生ずる可能性がある。ロピバカインは"力価が高く毒性の低い局所麻酔薬"として開発がなされたが，重篤な合併症がいくつか報告されている。最も少量を用いた場合に中毒症状が生じた例としては，硬膜外麻酔目的で20mgを投与した後に痙攣が生じ，その際の血中濃度は1.4μg/mlであったとする報告がある[1]。その他の報告では，痙攣などの中枢神経毒性を生じた場合の血中濃度は2μg/ml以上であることが報告されている[2]。

治療目的で多量のリドカインを静脈内投与した場合や，その他の局所麻酔薬を誤って静脈内に投与した場合は直ちに症状が生ずるが，伝達麻酔や硬膜外麻酔で用いた場合は症状の発現まで相当長時間を要する場合がある。ロピバカインの投与60分経過後に症状が発現したとする報告があり[2]，注意が必要である。また，中毒量のロピバカインやブピバカインによって誘発された期外収縮や心停止は非常に治療が困難であるとされてきたが，基本的な薬物を用いた蘇生手技に加え，脂肪製剤（lipid emulsion）の投与が有効であることが基礎研究および臨床症例で報告されている[3,4]。

アナフィラキシー

原因:免疫反応
症状:全身の発赤や血圧低下,気管支痙攣,呼吸困難,心停止

　局所麻酔薬アレルギーの症状が全身に生じたものがアナフィラキシーである。局所麻酔薬によるアレルギー反応はまれであるが,特にアミド型局所麻酔薬はエステル型に比べてアナフィラキシーを生じにくいとされる。発症機序は他の原因,すなわち蜂や食物,あるいは抗生物質などによる場合と同じで,感作によって組織中の肥満細胞や血液中の好塩基球の表面に生ずるIgEと局所麻酔薬が反応することによりヒスタミンなどのサイトカインが放出された結果,血管透過性の亢進や平滑筋の収縮が生ずる。ごく少量の局所麻酔薬でも生ずる可能性がある。麻酔薬投与後数分から30分以内に起こり,保存薬であるメチルパラペンによっても生ずる場合がある。どのような方法で投与してもアナフィラキシーの生ずる可能性はあるが,脊髄くも膜下麻酔で用いた場合は症状の発現までの時間が長く,数十分を要することも報告されており,これは局所麻酔薬が脳脊髄液から血液に移行するのに時間を要するからであると考えられている[5]。

　なお,歯科治療での局所麻酔の際に生ずる「気分不良」「意識の低下」などはしばしばアレルギーと混同されがちであるが,実際は局所麻酔薬中毒や,添加されているアドレナリンによる血圧上昇,心拍数増加に伴う気分不良である場合が少なくない。

■参考文献

1) Plowman AN, Bolsin S, Mather LE. Central nervous system toxicity attributable to epidural ropivacaine hydrochloride. Anaesth Intensive Care 1998 ; 26 : 204-6.
2) Chazalon P, Tourtier JP, Villevielle T, et al. Ropivacaine-induced cardiac arrest after peripheral nerve block : successful resuscitation. Anesthesiology 2003 ; 99 : 1449-51.
3) Rosenblatt MA, Abel M, Fischer GW, et al. Successful use of a 20% lipid emulsion to resuscitate a patient after a presumed bupivacaine-related cardiac arrest. Anesthesiology 2006 ; 105 : 217-8.
4) Weinberg GL, VadeBoncouer T, Ramaraju GA, et al. Pretreatment or resuscitation with a lipid infusion shifts the dose-response to bupivacaine-induced asystole in rats. Anesthesiology 1998 ; 88 : 1071-5.
5) Allman KG. Anaphylactoid reaction following spinal anaesthesia for caesarean section. Anaesthesia 1993 ; 48 : 545.

（小田　　裕）

臨床編 2 局所麻酔薬中毒の臨床

A 手技とのかかわり

　局所麻酔薬は臨床の場において，浸潤麻酔，脊髄くも膜下麻酔，硬膜外麻酔，末梢神経ブロック（peripheral nerve block：PNB），局所静脈内麻酔などに使用される。比較的多量の局所麻酔薬を使用する硬膜外麻酔や末梢神経ブロックでは，不確実な麻酔手技によって即時型局所麻酔薬中毒が生じたり，極量を守っていても患者の基礎疾患や併用薬剤など局所麻酔薬の薬物動態の変化によって遅延型局所麻酔薬中毒が起こりうる。

　通常，代表的な局所麻酔薬であるリドカインでは血漿濃度の上昇とともに，多弁，興奮などの中枢神経興奮が生じ，さらなる濃度上昇により痙攣，昏睡，呼吸停止，循環虚脱などの症状が出現する（図1）。局所麻酔薬によって中枢神経毒性や心毒性の出現濃度に差があるが，ブピバカインの心毒性は1979年のAlbrightら[1]の報告以来，非常に注目されてきた。その後開発されたロピバカインやレボブピバカインも，ブピバカインと比較すると安全域が広いといえるが，死亡例の報告はまだないものの重篤な局所麻酔薬中

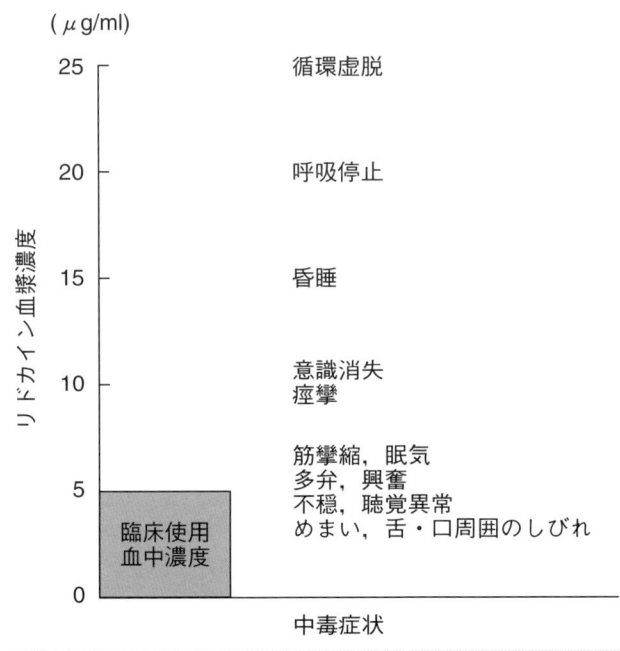

図1　リドカイン血漿濃度と中毒症状の関係

毒の報告がある[2,3]。

本項では，臨床麻酔で多用される硬膜外麻酔および末梢神経ブロック実施時に局所麻酔薬中毒を予防するために有用と思われる手技についての解説を行う。

硬膜外麻酔

硬膜外麻酔の際に注意すべき点は，血管内注入を避けることである。硬膜外腔は脂肪組織および内椎骨静脈叢からなる血管系，リンパ管よりなりたっており，体位や病態によって静脈が拡張すると，血管内注入やカテーテルの血管内迷入の危険性はより高まる。

1回穿刺の場合は，吸引テストで血液の逆流がないことを確認した後に少量分割投与によって注入を行い，局所麻酔薬中毒の先駆症状が出現しないか注意深く観察する。

また，硬膜外カテーテル留置を行う場合には，カテーテルの選択とカテーテル挿入時の体位や手技に注意を払い，挿入後もカテーテルが正しい位置に留置されていることを確認する必要がある。以下に硬膜外カテーテル留置の際に注意すべき項目について述べる。

1 病態と穿刺体位

硬膜外腔の静脈叢は比較的脆弱で末梢静脈のように静脈弁を有しないため，病態や体位による影響を受けやすい。とりわけ妊娠に伴う循環血液量の増加や心不全による還流障害，坐位などでは静脈のうっ滞，拡張が生じやすい。したがって，リスクの高い患者で腰部硬膜外穿刺を行う際には側臥位の方が静脈拡張は軽減され，カテーテル挿入時の偶発的血管内留置の危険性が低くなると考えられる。Baharら[4]の報告によれば，肥満患者における腰部硬膜外カテーテル留置では頭低位での側臥位が血管内留置を予防するのに有用であり，坐位，水平位での側臥位でそれぞれ12.0％，12.9％であったのに対して，頭低位での側臥位では血管内留置の頻度は1.3％と有意に低かった。

2 カテーテルの選択

前述のとおり硬膜外静脈叢の血管壁は脆弱であるため，先端の硬いカテーテルでは偶発的な血管内留置となることがある。カテーテル先端の性状による偶発的血管内留置についてはいくつかの報告があり，カテーテル先端が柔らかいものと固いものとでカテーテル留置の際の合併症について検討している。Banwellらはカテーテル挿入時の放散痛，血管内留置，カテーテル挿入困難について，Jaimeらは不完全ブロックくも膜下留置，放散痛，血管内留置といった項目について比較検討を行っており，いずれの研究においても偶発的血管内留置およびカテーテル挿入時の放散痛の発生に関しては，先端のやわらかいカテーテルが優れていた[5,6]。

2. 局所麻酔薬中毒の臨床

表1　偶発的血管内カテーテル留置検出のためのテストドーズ

薬品	用量	血管内留置の判定基準	感度/検出率
アドレナリン	5μg	HR↑≧10 bpm	50〜100/90〜100
	7.5μg	HR↑≧20 bpm	10〜60/100
	10μg	SBP↑≧15 mmHg	HR≧10で100/83〜100
	15μg	HR↑またはSBP↑	HR≧10で100/83〜100
	22.5μg	T波↓≧25%	60〜100/83〜100
リドカイン	0.5 mg/kg	以下のいずれかの症状：	50/100
	1 mg/kg	違和感，耳鳴，口周囲の痺れ，指のチクチク感	95/100

HR：心拍数，SBP：収縮期血圧，↑：増加，↓：減少

3 カテーテル挿入前薬液注入

硬膜外腔を同定した後，カテーテルを挿入する前に硬膜外腔に薬液を注入することで，偶発的血管内留置の頻度が低下するという報告がある。

Cesurら[7]は，硬膜外麻酔時にカテーテル挿入前に2％リドカインを20ml注入することで，より適正な麻酔域が得られ，カテーテルの血管内あるいはくも膜下留置の頻度が低下すると報告している。しかしながら，硬膜外針が血管内やくも膜下に迷入している場合，非常に危険であり，テストドーズによって高位あるいは全脊髄くも膜下麻酔となった報告[8)9)]も存在することから推奨できない。むしろ，Gadallaら[10]の報告のように，カテーテル挿入前に生理食塩水10mlを注入する方法の方が偶発的な合併症を予防する観点からは望ましいと考えられる。

4 テストドーズ

硬膜外カテーテルの位置が正しく硬膜外腔に存在するのかを確認する方法として，テストドーズは最も一般的な方法の1つである。多くの研究者が硬膜外腔に注入するテストドーズとして，さまざまや薬剤を提唱している（表1）[11]。

脊髄くも膜下留置を診断する方法としては，局所麻酔薬を投与して神経遮断効果の有無を確認する方法以外にも神経刺激法などが報告されている[12]。血管内留置を予測する手段としては，カテーテルを通じて血液の逆流が確認される直接的なもの以外に，古典的な局所麻酔薬投与後の耳鳴りやしびれ感を指標にするものや，アドレナリン10〜15μgを投与して血圧，心拍数，T波の減高などの変化を指標とするものなどがある。他にも，カテーテルを通じて少量の空気を注入し，前胸部でドップラー聴診器を用いて水車様雑音の有無を確認するエアーテストがある[13]。

推奨される硬膜外カテーテルの血管内留置を検出する方法としては，これまでの報告のなかでは感度および検出率が高く，重篤な合併症のない方法という観点から，成人（非妊婦）および小児ではアドレナリンを用いたテストドーズが挙げられる。成人では10

表2 アドレナリンによるテストドーズに対する反応の程度に影響を及ぼす因子

項目	影響あり	影響なし
心拍数	βブロッカー ミダゾラム＋フェンタニル イソフルラン セボフルラン 脊髄くも膜下麻酔 高位胸部硬膜外麻酔 高齢	アトロピン ミダゾラム単独 クロニジン（経口） 低位胸部硬膜外麻酔
収縮期血圧	脊髄くも膜下麻酔 高位胸部硬膜外麻酔	高齢 βブロッカー ミダゾラム＋フェンタニル クロニジン（経口） セボフルラン 低位胸部硬膜外麻酔

（Guay J. The epidural test dose : a review. Anesth Analg 2006 ; 102 : 921-9 より引用）

あるいは15μg，小児では0.5μg/kgを用い，成人では投与前と比較して収縮期血圧が15mmHg以上あるいは心拍数が10回/分以上の増加で，小児では15mmHg以上の収縮期血圧の増加で陽性と判断する．ただし，高齢者やβブロッカー，ミダゾラム，フェンタニルなどの薬剤作用下では心拍数の変化に影響が出るなど，心拍数や血圧，T波の変化に影響を及ぼす因子があるため（表2），これらの因子について熟知したうえで評価を行うことが重要である．

妊婦ではアドレナリンによる子宮胎盤血流の低下を懸念する意見もあり，多孔性のカテーテル使用時は，ほとんどの場合血液逆流を確認できることから，議論のあるところである．

超音波ガイド下末梢神経ブロック

19世紀後半にコカインによる神経伝導の遮断効果が発見されて以来，PNBは最も用いられている区域麻酔の1つである．1960年代にWinnieなど多くの臨床家によって体表からのランドマークを用いた各種PNBが紹介されたが，その普及に伴い局所麻酔薬中毒の報告も増加した．これは，神経叢が多くの場合動静脈と併走することによる血管内注入や，神経周囲に確実に局所麻酔薬を拡げるために，あるいは複数のPNBを併用することにより局所麻酔薬の総使用量が増加するためと考えられる．

PNBにおいては，神経障害を予防するためにブロック針の改良や神経刺激装置の精度向上がなされてきたが，局所麻酔薬の使用量や血管内誤注入のリスクを減少させるものではなかった．1989年に腋窩アプローチによる腕神経叢ブロックで超音波装置を用いて局所麻酔薬の拡がりを確認できると報告され[14]，その後，高周波数探触子が開発されるに伴い，1990年代後半より徐々にPNB全般に超音波装置を応用した報告が散見されるに至った．

2．局所麻酔薬中毒の臨床

表3　組織構造と超音波走査画像上の特徴

組織	高エコー性/低エコー性	特徴
皮下脂肪	低エコー性	
筋膜	高エコー性	
筋組織	高エコー成分を含む低エコー性	
動脈	無エコー性	拍動あり
静脈	無エコー性	圧迫により扁平化
腱組織	高エコー性	腱鞘部では周囲に低エコー帯あり
神経	高エコー性または低エコー性	
局所麻酔薬	無エコー性	

　欧米を中心に近年，超音波ガイド下末梢神経ブロック（ultrasound guided-peripheral nerve block：US-PNB）は注目を集め，わが国においても日本超音波区域麻酔研究会が発足するなど，今後の普及が期待されている。US-PNBの最大の利点は，直接画像上に神経，血管，筋肉といった解剖学的構造とブロック針を同定でき，さらには神経周囲に局所麻酔薬が拡がることを確認できることである。このことによりPNBでの局所麻酔薬中毒の発生要因である血管内注入および局所麻酔薬総量の減量が実現でき[15]，結果としてリスクが軽減されると考えられる。

　しかしながら，そのためには各種US-PNBによる超音波解剖学に精通し，正しいブロック時の画像変化を理解する必要がある。本稿では一般的な超音波解剖学の基礎について触れ，代表的なUS-PNBのアプローチと局所麻酔薬中毒予防のために必要な注意点について解説する。各US-PNBの詳細について，わが国においてもUS-PNBの手技書が出版されているので，そちらを参照していただきたい[16,17]。

1 超音波解剖学

　US-PNBを行う場合に，得られた画像を的確に理解し，神経を同定したうえで局所麻酔薬を神経周囲に注入することが重要である。そのためには，適切なプローブの選択と神経，血管，筋肉など，US-PNBに際して鑑別を要する組織がどのように表示されるのかを熟知する必要がある。神経ブロック時に鑑別を要する組織がどのように映るのかを表3に示した。

　局所麻酔薬中毒を予防する観点からは，動静脈の同定とブロック針（とりわけ針先端）の位置をきちんと把握しながらブロック走査を実施することが肝要である。図2にブロック針が超音波画像上どのように表示されるかを示す。実際のブロック時は，プローブを微調整しながら常にブロック針先端を認識することが重要である。

2 代表的な超音波ガイド下末梢神経ブロック

a. 腕神経叢ブロック-腋窩アプローチ

　腕神経叢はC5-Th1よりなり，肩から上肢の運動，知覚を支配している。腕神経叢ブロ

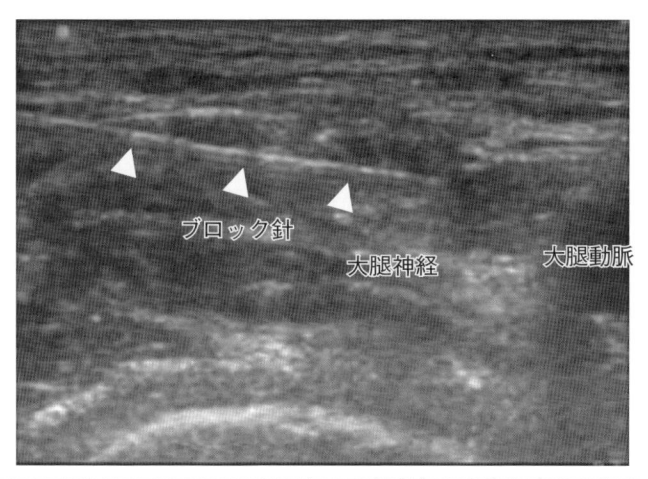

図2 超音波走査画像でのブロック針の描出
（右大腿神経ブロック，平行法）

超音波プローブ外側よりプローブに平行に刺入したブロック針が高エコー性に描出されているのが確認できる。

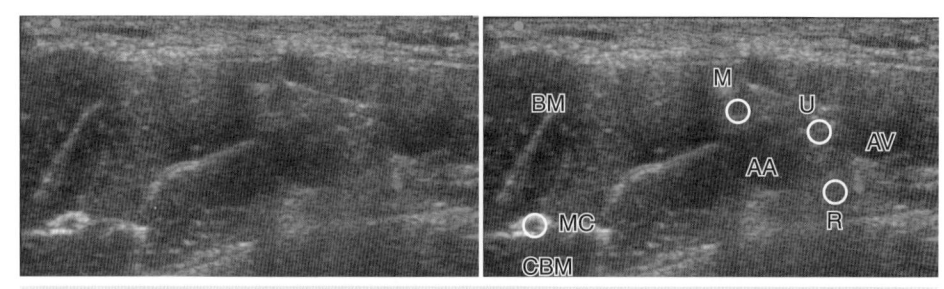

図3 超音波ガイド下腕神経叢ブロック-腋窩アプローチでの標準的超音波走査画像

BM：上腕二頭筋，CBM：烏口腕筋，AA：腋窩動脈，AV：腋窩静脈，M：正中神経，U：尺骨神経，R：橈骨神経，MC：筋皮神経

ックは神経叢のどのレベルで局所麻酔薬を投与するかによって，さまざまなアプローチが存在するが，ここでは周囲に動静脈が隣接していることから局所麻酔薬の血管内注入の危険性が高いと考えられる腋窩アプローチについて解説する。

腋窩アプローチは肘から遠位の手術に用いられ，従来，放散痛法や動脈貫通法，神経刺激法が知られている。US-PNBで腋窩アプローチによる腕神経叢ブロックを施行する際も，従来法と同様に腋窩動脈がランドマークとなる。

患者を仰臥位として，上腕を外転し，前腕を回外させる。6〜13Hzリニアプローブを腋窩動脈の拍動が触れるできる限り大胸筋外縁に近いところにあてる。

図3に標準的な腋窩アプローチで得られる超音波画像を示す。円形で無エコー性の拍動を認める構造が腋窩動脈であり，その表層には併走する腋窩静脈が認められる。腋窩静脈はプローブによる圧迫により容易に変形・虚脱するため，ブロック針の穿刺の際には注意が必要である。神経は高エコー性の輪郭で内部が低エコー性の円〜楕円形の構造として認められる。脈管との判別が困難な際には，プローブによる圧迫やカラードップラーの併用が有効である。腋窩アプローチで確認できる各神経は，正中神経が腋窩動脈の

2. 局所麻酔薬中毒の臨床

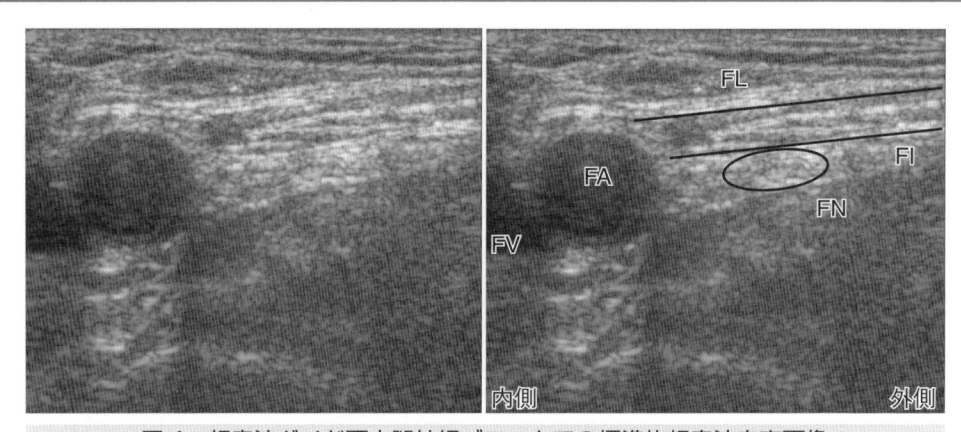

図4 超音波ガイド下大腿神経ブロックでの標準的超音波走査画像
FN：大腿神経，FA：大腿動脈，FV：大腿静脈，FL：大腿筋膜，FI：腸骨筋膜

上方で上腕二頭筋側に存在し，尺骨神経は腋窩静脈側に，橈骨神経は腋窩動脈後方に確認できる。筋皮神経は，少し離れて上腕二頭筋と烏口腕筋の間に確認できる。

実際のブロックの際には，ブロック針をプローブ外側より刺入し，超音波走査画像内にブロック針の全長を確認しながら（平行法），目的の各神経の周囲にブロック針先端を誘導し，局所麻酔薬を個別に注入する。通常各神経あたり5～10mlで総量として20～30mlでブロックが可能である。

b. 大腿神経ブロック

腰神経叢（L2～4）からなる神経で，大腿前面から膝，下腿内側へと伸びている。坐骨神経ブロックとの併用で大腿骨幹部から末梢の麻酔，術後鎮痛として使用できる。

鼠径靱帯より約2cm下に存在する，鼠径溝（inguinal crease）の直上に6～13Hzリニアプローブをあてる。大腿動脈の外側にやや高エコー性の三角形の構造が確認できる。平行法（プローブと平行にブロック針を進める方法で，ブロック針が線状に描出される）で外側よりブロック針を進め，腸骨筋膜を貫いたところで局所麻酔薬を注入する（図4）。神経刺激装置を用いて大腿神経の同定を行う際には，大腿四頭筋の収縮による膝蓋骨の動きが得られることを確認する。

3 局所麻酔薬中毒の予防のための注意点

局所麻酔薬中毒は局所麻酔薬の直接的血管内注入あるいは相対的過量投与によって生じるため，US-PNBを実施する際にはブロック針の先端が血管内にないことを確認することが重要である。しかしながら，静脈はプローブによる軽度の圧迫によっても扁平化し内腔の確認が困難となるため，針先の確認および血管内注入でないことの確認のために5％ブドウ糖液の少量（1～2ml）注入が有用である[18]。血管外であれば針先を包むように無エコー性の空間が出現し，針先の視認性も向上する。これに対して，血管内注入の場合には一時的な無エコー性の血管内腔の拡張はみられても，基本的には明らかな画像上の変化は認められない。このような際には血管内注入を疑い，プローブの圧迫を弱め

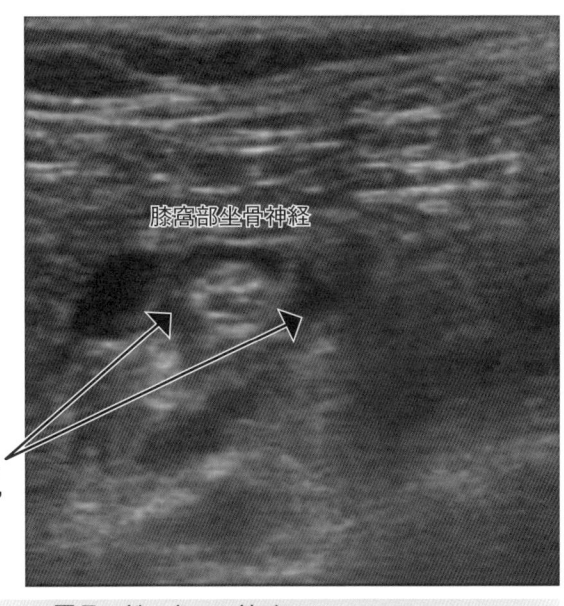

図5　ドーナッツサイン
超音波ガイド下坐骨神経ブロック-膝窩アプローチでの局所麻酔薬注入後の超音波走査画像。円形で高エコー性の坐骨神経を取り囲むように無エコー性の局所麻酔薬の拡がりが確認できる。

たり，カラードップラーを用いるなど針先と血管との位置関係を再度確認する必要がある。US-PNBを用いて実施した腋窩アプローチでの腕神経叢ブロックで局所麻酔薬中毒を生じた症例報告も存在するため，超音波診断装置の取り扱いおよびブロック針の描出技術など十分なトレーニングのもとに実施することが望ましい。

US-PNBの際も少量分割投与が原則であり，神経周囲に局所麻酔薬の無エコー性の空間が拡がる，いわゆる"ドーナッツサイン"（図5）を目標とすべきである。患者の状態をきめ細やかに観察することが重要であるのは言うまでもない。

おわりに

硬膜外麻酔および末梢神経ブロック時の局所麻酔薬中毒を予防するために有用と考えられる手技について解説を行ったが，実際には完璧な予防手技は存在しない。確実な手技を用い正しい部位に局所麻酔薬を投与しても，年齢・病態や薬物動態の変化により血中濃度が上昇したり，局所麻酔薬中毒症状が出現しやすくなる。例えば小児ではチトクロームP450の分子種であるCYP1A2が未成熟であり[19]，α1-acid glycoproteinも出生時には成人の約半分である[20]。したがって蛋白結合率が高く，CYP1A2により代謝されるロピバカインでの区域麻酔の際にはより注意が必要であろう。

的確な手技と同時に，局所麻酔薬中毒の診断・治療など全般的な知識の裏づけが重要であることを強調したい。

2．局所麻酔薬中毒の臨床

■参考文献

1) Albright GA. Cardiac arrest following regional anesthesia with etidocaine or bupivacaine. Anesthesiology 1979 ; 51 : 285-7.
2) Chazalon P, Tourtier JP, Villevielle T, et al. Ropivacaine-induced cardiac arrest after peripheral nerve block : successful resuscitation. Anesthesiology 2003 ; 99 : 1449-51.
3) Crews JC, Rothman TE. Seizure after levobupivacaine for interscalene brachial plexus block. Anesth Analg 2003 ; 96 : 1188-90, table of contents.
4) Bahar M, Chanimov M, Cohen ML, et al. The lateral recumbent head-down position decreases the incidence of epidural venous puncture during catheter insertion in obese parturients. Can J Anaesth 2004 ; 51 : 577-80.
5) Banwell BR, Morley-Forster P, Krause R. Decreased incidence of complications in parturients with the arrow (FlexTip Plus) epidural catheter. Can J Anaesth 1998 ; 45 : 370-2.
6) Jaime F, Mandell GL, Vallejo MC, et al. Uniport soft-tip, open-ended catheters versus multi-port firm-tipped close-ended catheters for epidural labor analgesia : a quality assurance study. J Clin Anesth 2000 ; 12 : 89-93.
7) Cesur M, Alici HA, Erdem AF, et al. Administration of local anesthetic through the epidural needle before catheter insertion improves the quality of anesthesia and reduces catheter-related complications. Anesth Analg 2005 ; 101 : 1501-5.
8) Richardson MG, Lee AC, Wissler RN. High spinal anesthesia after epidural test dose administration in five obstetric patients. Reg Anesth 1996 ; 21 : 119-23.
9) Palkar NV, Boudreaux RC, Mankad AV. Accidental total spinal block : a complication of an epidural test dose. Can J Anaesth 1992 ; 39 : 1058-60.
10) Gadalla F, Lee SH, Choi KC, et al. Injecting saline through the epidural needle decreases the iv epidural catheter placement rate during combined spinal-epidural labour analgesia. Can J Anaesth 2003 ; 50 : 382-5.
11) Guay J. The epidural test dose : a review. Anesth Analg 2006 ; 102 : 921-9.
12) Tsui BC, Gupta S, Finucane B. Detection of subarachnoid and intravascular epidural catheter placement. Can J Anaesth 1999 ; 46 : 675-8.
13) Leighton BL, Norris MC, DeSimone CA, et al. The air test as a clinically useful indicator of intravenously placed epidural catheters. Anesthesiology 1990 ; 73 : 610-3.
14) Ting PL, Sivagnanaratnam V. Ultrasonographic study of the spread of local anaesthetic during axillary brachial plexus block. Br J Anaesth 1989 ; 63 : 326-9.
15) Marhofer P, Schrogendorfer K, Wallner T, et al. Ultrasonographic guidance reduces the amount of local anesthetic for 3-in-1 blocks. Reg Anesth Pain Med 1998 ; 23 : 584-8.
16) 小松　徹, 佐藤　裕, 瀬尾憲正ほか. 超音波ガイド下神経ブロック法ポケットマニュアル. 東京：克誠堂出版, 2006.
17) 小松　徹, 佐藤　裕, 瀬尾憲正ほか. 超音波ガイド下区域麻酔法. 東京：克誠堂出版, 2007.
18) Tsui BC, Kropelin B. The electrophysiological effect of dextrose 5％ in water on single-shot peripheral nerve stimulation. Anesth Analg 2005 ; 100 : 1837-9.
19) Mazoit JX, Dalens BJ. Pharmacokinetics of local anaesthetics in infants and children. Clin Pharmacokinet 2004 ; 43 : 17-32.
20) McNamara PJ, Alcorn J. Protein binding predictions in infants. AAPS PharmSci 2002 ; 4 : E4.

（中本　達夫）

臨床編

2 局所麻酔薬中毒の臨床

B 局所麻酔薬の血管内注入の診断

はじめに

　局所麻酔や神経ブロックを行う際に，局所麻酔薬が血管内に誤って注入されると，血中濃度上昇による急性中毒症状が生じる。中枢神経毒性として，少量では口唇や舌のしびれ，金属味や異味感を自覚し，めまい，耳鳴り，悪心，嘔吐，振戦，多弁を認める。多量に血管内注入されると，特に頭頸部の血管では少量の注入でも全身痙攣を生じる。心毒性として，特にブピバカインでは循環虚脱が強く不整脈を伴い，心停止に陥ると蘇生に抵抗性があるといわれている[1]。注意が必要なのは，硬膜外カテーテルが硬膜外腔でなく誤って血管内に挿入され，局所麻酔薬が血管内に誤注入される場合である。

　硬膜外カテーテルの血管内迷入により局所麻酔薬中毒を来たした実例を紹介する。

　症例：患者は70歳，女性で，身長151 cm，体重42 kg。左変形性膝関節症に対して硬膜外麻酔併用全身麻酔下に人工膝関節置換術が予定された。18ゲージ硬膜外針を用いてL2～3より生食を用いた抵抗消失法で硬膜外腔を確認し，硬膜外カテーテルを頭側に4 cm挿入した。脳脊髄液と血液の逆流がないことを確認後仰臥位となり，0.75％ロピバカイン3 ml（22.5 mg）を注入した。3分後，脊髄くも膜下ブロックでないことを確認して0.75％ロピバカイン7 ml（52.5 mg）を追加注入した。その3分後に，患者が「頭がぼーっとする，しゃべりにくい」と訴え，5分後には口唇を動かすも言葉にならなくなった。酸素を投与し，10分後には発語がみられ中毒症状は回復した。麻酔は全身麻酔単独に変更し手術を開始した。手術中に硬膜外カテーテルを吸引すると血液の逆流がみられた。

　この症例のポイントとしては，①カテーテル留置直後に吸引を行ったが血液の逆流を確認できなかった，②テストドーズ（試験量）は局所麻酔薬のみを使用した，③テストドーズで使用したロピバカイン22.5 mgでは明らかな中毒症状が発現しなかった，④テストドーズ注入後さらに追加投与すると中毒症状が現れ血管内注入が判明した，⑤テストドーズ注入後すぐに全身麻酔の導入を開始していれば，血管内誤注入に気付かずに手術中に局所麻酔薬を大量に注入する可能性があったことである。

　硬膜外腔には静脈が多いため，硬膜外カテーテルが血管内に挿入される頻度は0.2～11％であり，おおむね2％との報告が多い[2]。妊婦では硬膜外腔の静脈叢を通って還流する血液量が増え，静脈が拡張しているので頻度は6％と高くなる[3]。実際に血管内注入さ

れる頻度は0.02％と報告されている[4]。

　硬膜外カテーテルから血液の逆流がみられないために血管内留置に気付かない理由として、硬膜外腔の陰圧により血管が虚脱し、針で損傷した血管から血液の自然な流出がみられず、吸引するとさらに陰圧がかかり血管がより虚脱するため血液の逆流がみられないためと考えられる[2]。硬膜外カテーテルがくも膜下腔や血管内に留置されていないかどうかは、吸引試験だけではなく、テストドーズを注入して確認する必要がある。

　以下本稿では、局所麻酔薬血管内注入の診断として、主に硬膜外カテーテルの血管内留置を診断する方法について記載する。

テストドーズの意義

　硬膜外テストドーズ注入の目的は、硬膜外カテーテルが硬膜外腔以外、すなわち血管内、くも膜下腔、硬膜下腔に留置されていないかを確認し、誤って大量の局所麻酔薬やオピオイドが注入されることを事前に防ぐことである[5]。テストドーズの条件として、①安全であること、②簡単であること、③すぐに利用できる薬剤とモニターの組み合わせであること、④信頼性がある、つまり、感度、特異度、陽性的中率が高いこと、⑤合理的な時間内（5分以内）で実際に判断できること、⑥患者の協力が最小限であること、⑦さまざまな患者の状態（小児、高齢者、薬剤投与下、全身麻酔中など）に適応できることなどが必要である。さらに、テストドーズで陽性となった時に重篤な合併症を引き起こしてもいけない。カテーテルが硬膜外腔に正しく挿入されているにもかかわらずテストドーズで陽性と判断されると、カテーテルを抜去し再挿入といった不必要な操作にもつながる。

テストドーズの種類と診断の指標

1 局所麻酔薬単独

　局所麻酔薬中毒の中枢神経症状として、血中濃度が痙攣を来たす濃度に達するまでに、初期症状として頭がふらつく、呂律が回らない、口唇や舌のしびれ、金属味や異味感を自覚し、めまい、耳鳴り、悪心、嘔吐、振戦、多弁を認める。したがって、局所麻酔薬のみを注入して中毒の初期症状が生じないか判断する方法が行われる。しかし、通常用いることが多いと思われる局所麻酔薬単独3mlの注入では、くも膜下注入の確認には有効であるが、血管内注入かどうかを患者の主観的な初期症状を指標にして確認するのは不確実である。症状の発現には、リドカインなら100mg[6]または1mg/kg[7]、ブピバカインなら25mg[8]、ロピバカインならブピバカインのさらに25％以上の量[9]が必要である。たとえば1％リドカイン3mlは30mgであり、0.5％ブピバカイン3mlは15mg、0.75％ロ

ピバカイン3mlは22.5mgであるため，症状発現の血中濃度に達しない。Owenら[10]は，リドカイン100mg，ロピバカイン25mg，レボブピバカイン25mgを静脈内投与した結果，中枢神経症状がみられる頻度は，リドカインの87%に比べて，ロピバカイン，レボブピバカインはそれぞれ52%，57%と有意に少なく，テストドーズとして適当でないと報告している。

したがって，テストドーズとして局所麻酔薬単独で行う場合，前投薬を用いていない患者では，適切な量，すなわち2%リドカイン，0.5%ブピバカイン，0.75%ロピバカインならば5ml（それぞれ100mg，25mg，37.5mg）を注入すれば，血管内注入の指標として有効と思われる。

前投薬としてベンゾジアゼピン系の鎮静薬を投与された患者では，中枢神経の中毒症状が発現しにくい[8]。ロピバカインは60mgを静脈内投与すれば，ミダゾラム鎮静下でも中枢神経症状がみられるため，血管内注入の指標として利用できる[11]。

2 アドレナリン（表1）

Mooreら[12]は，硬膜外カテーテルが血管内，くも膜下腔に誤って挿入されていないかを確認するために，テストドーズとしてアドレナリン15μgを添加したリドカイン45mgを用いた。覚醒している成人にアドレナリンを血管内注入すれば，60秒以内に心拍数が20bpm以上増加し，収縮期血圧は15mmHg以上増加する。Guinardら[13]は，アドレナリ

表1 血管内注入診断基準の有用性

	成人覚醒時	高齢者	β受容体遮断薬使用	鎮静薬投与（ミダゾラム＋フェンタニル）	全身麻酔中（吸入麻酔）	幼児	妊婦分娩時
収縮期血圧：15mmHg以上上昇	○	○	○	○	○	○	×
心拍数：20bpm以上増加	○	×	×	×	×	×	×
心拍数：10bpm以上増加	×	×	×	×	○	○	×
心電図T波の高さ：25%以上減少 0.1mV以上減少	○	○	○	○	○		
心電図T波の高さ：25%以上上昇						○	
指の皮膚血流：15%以上減少 プレチスモグラフィの脈波の高さ：10%以上減少					○		

テストドーズとしてアドレナリン15μg（幼児では0.5μg/kg）を投与した際の，各状況下での比較。

ン10μgまたは15μg注入後に心拍数20bpm以上の増加は，感度，特異度が100％であると報告している。しかし，この基準はβ受容体遮断薬が投与されている患者，高齢者，全身麻酔中ではあてはまらないことがある。

　β受容体遮断薬を投与中の患者では，アドレナリン投与後の心拍数の変化が抑制されるため心拍数で判断することができないが，2分以内に収縮期血圧15mmHg以上の増加は信頼できる指標である[13]。

　高齢者の場合，成人に比べてβ受容体刺激に対する心拍数の反応性が減少しているため，心拍数10bpmの増加を指標としても信頼性は低い[14]。

　吸入麻酔薬を用いた全身麻酔中は，アドレナリンによる頻脈が減弱するため，覚醒時に比べて心拍数の指標を修正する必要がある。アドレナリン15μgの投与量では少ないと報告されている[15]。イソフルラン麻酔中，アドレナリン15μgを注入後に心拍数20bpmの増加を陽性とすると，感度は75％であり信頼性が低い[16]が，心拍数10bpmの増加を陽性とすれば感度は100％になる[17]。セボフルラン麻酔下に，アドレナリン15μg注入し，収縮期血圧が15mmHg以上上昇すれば血管内注入である（感度，特異度ともに100％）[18]。したがって，全身麻酔中は心拍数で判断するより収縮期血圧で判断する方が信頼できる。

　セボフルラン麻酔中の幼児（平均±標準偏差が4.1±2.5歳）では，アドレナリンを0.5μg/kg注入した場合，心拍数の上昇を20bpmではなく10bpm以上とすれば，収縮期血圧15mmHgの上昇とともに信頼できる指標である[19]。

　心拍数の増加を指標とすると，全身麻酔中は覚醒時に比べて感度が劣るため，Tanakaらは，心電図第Ⅱ誘導のT波の高さが25％以上および0.1mV以上減少すれば，血管内注入と診断できると報告している（図1）[18]。第Ⅱ誘導以外に，第Ⅰ，第Ⅲ，V_5誘導でも診断可能である[20]。血圧と心拍数を指標とするならアドレナリン15μgを必要とするが，T波を指標にすればアドレナリン10μgでも診断可能である[21]。T波の減高は60秒以内にみられ，アドレナリン15μgでは36±11秒後，アドレナリン10μgでは42±7秒後に減高は最大となる。このT波の減高を診断基準にする方法は，覚醒時およびセボフルラン麻酔下の高齢者にも有効である。高齢者に血圧とT波の指標を用いると，感度，特異度，陽性的中率ともに100％である[22]。77歳の高齢者で，セボフルランを用いた全身麻酔中に，血行動態に変化がなくT波の減高のみがみられた血管内注入の報告もある[23]。

　最初に提示した症例では，セボフルラン麻酔中に硬膜外カテーテルからアドレナリン15μgを注入したところ，1分後に心拍数は62bpmから73bpmに上昇し，心電図第Ⅱ誘導でT波の高さは30％減少した（図2）。

　セボフルラン麻酔中の幼児（3.4±1.7歳）では，20万倍アドレナリンを含む1％リドカイン0.1ml/kg（アドレナリンは0.5μg/kg）注入後に心電図上T波の高さは25％以上増加する[24]。T波の増高は，第Ⅰ，第Ⅱ，第Ⅲ，V_5誘導いずれでも診断可能である[25]。ただし，2カ月の乳児に，仙骨硬膜外麻酔としてアドレナリンを含まない1％リドカイン2mlと0.25％ブピバカイン2mlを注入時，T波の高さが上昇した報告があるため，T波の増高は，局所麻酔薬による影響も考えられる[26]。

　プロポフォール麻酔中のフェンタニル投与の有無は，心拍数10bpmの上昇と収縮期血圧15mmHgを指標としたアドレナリンテストに影響がない[27]。ミダゾラムとフェンタニ

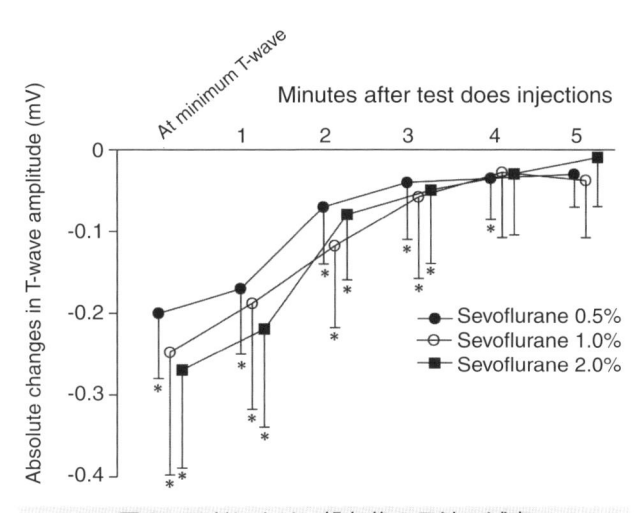

図1 アドレナリン投与後のT波の減高

亜酸化窒素（67％）とセボフルラン（0.5％，1％，2％）で全身麻酔中にアドレナリン15μgを含むテストドーズを静脈内投与すると心電図第II誘導のT波の高さが減少する（平均±標準偏差，*P＜0.05 vs 投与前）。

（Tanaka M, Nishikawa T. A comparative study of hemodynamic and T-wave criteria for detecting intravascular injection of the test dose (epinephrine) in sevoflurane-anesthetized adults. Anesth Analg 1999 ; 89 : 32-6 より引用）

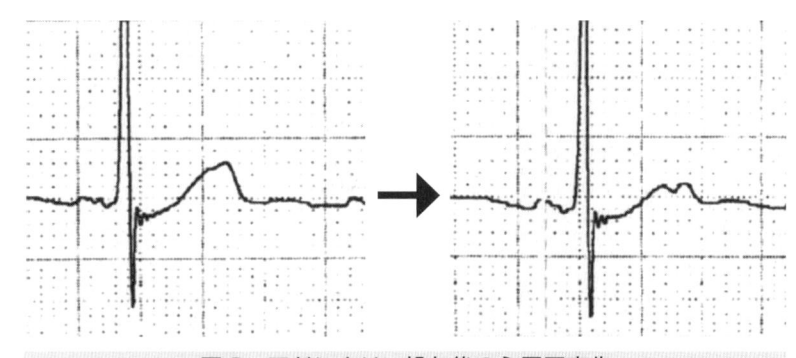

図2 アドレナリン投与後の心電図変化

血管内に誤留置された硬膜外カテーテルからアドレナリン15μgを投与1分後にT波の高さが30％減少した。

ルで鎮静された患者では，非鎮静患者またはミダゾラムのみ投与患者に比べて，アドレナリン15μg注入後の心拍数の変化が少なく感度は70％であるが，収縮期血圧が15mmHg以上上昇とT波が25％以上減高の指標を用いると感度は100％であり信頼できる[28]。

Mowafi[29]は，セボフルラン麻酔中の成人で，アドレナリン15μgを注入後にレーザードプラー血流計を用い，指の皮膚血流15％以上の減少を指標とする方法は，心拍数や血圧による血行動態の基準よりもすぐれていると報告している。レーザードプラー血流計を用いる代わりに，プレチスモグラフィの脈波の高さが10％以上減少を指標とする方法

2. 局所麻酔薬中毒の臨床

は簡便であり有用である[30]。

妊婦においても，心拍数10bpmの増加を陽性とするアドレナリンの量は$10\mu g$または$15\mu g$であると報告されているが[31]，妊婦は陣痛の痛みのために心拍数が変動しやすいため，アドレナリン投与後の判断が難しい。したがってアドレナリンを含むテストドーズを投与するなら，陣痛の直後に行う。しかし，妊婦のカテコラミンに対する反応はさまざまであり，アドレナリンによる反応が妊婦により異なるため，アドレナリンテストは妊婦ではあてにならない[32]。アドレナリンは子宮血流を減らすため，胎児の安全面からも使用しない方が良い[33]。無痛分娩では，硬膜外カテーテルを吸引して血液の逆流がなければそれ以上確認する必要はなく[34)35]，低濃度の局所麻酔薬を用いるため，分割して投与すれば安全である。ただし，帝王切開術を硬膜外麻酔下に行う時は，無痛分娩時に比べて局所麻酔薬の投与量が多いため，アドレナリンテストを行う方がよい[36]。

非妊婦においてもテストドーズにアドレナリンを用いる際は，高血圧と頻脈により心筋の酸素消費が増大するため，特に心筋虚血や不整脈の既往がある患者への投与は慎重に行う。アドレナリンにより循環系過剰反応を来たすこともあり注意が必要である。松前ら[37]は，局所麻酔で舌皮弁にアドレナリン$20\mu g$を含む0.5％リドカイン4mlを局所注射し，5分後に動悸，不穏を訴え，高血圧，頻脈，ST低下を来し，心室性不整脈のショートランから心室頻拍となり，肺水腫に至った症例を報告している。

3 イソプロテレノール

アドレナリン以外のβ受容体刺激薬として，イソプロテレノールをテストドーズに用いた報告がある[38)〜42)]。イソプロテレノールは，アドレナリンの代用として有用であるが，硬膜外腔またはくも膜下腔に投与した場合の神経に対する安全性が確立されていないため推奨できない。

4 空 気

アドレナリンの使用は安全性の点で制限があるため，特に妊婦においては他の指標が推奨される。Leightonら[43]は，空気を1〜2ml注入し，胎児心音用の超音波ドプラーのプローベを母体の前胸部に当て，心音の変化を血管内留置の指標とした。分娩室では心音ドプラーがすぐに利用できるため，この空気注入によるドプラーテストは簡単に行うことができ，母体の心拍数に依存せず，胎児にも影響を及ぼさないため安全で有用である[44]。産科麻酔以外の手術室における麻酔時には，超音波ドプラーをすぐに利用できないため，空気をテストドーズとする方法には制限がある。

心音ドプラーを用いない簡便な方法として，Trojanowskiら[45]は，空気1ml，次いで生理食塩水2mlを硬膜外カテーテルのフィルターから注入し，フィルターをはずして，まずカテーテルを上げて生食の液面がすぐに下がることを確認，次にカテーテルを下げてカテーテル内が血液でない液体で満たされることを確認，最後にカテーテルの逆流内に空気が混入することを確認する方法を報告している。空気と生理食塩水の動きを目で確

認することで，カテーテルがくも膜下腔または血管内に入っていないことを30秒以内に簡単に診断でき，感度，特異度，陽性的中率はそれぞれ95.5％，63.6％，98.5％である。

5 フェンタニル

Freemanら[46]は，テストドーズとしてフェンタニルを用いた。フェンタニルは神経毒性がなく，子宮収縮にも影響がないため，妊婦にも広く使われ安全である。フェンタニル100μgを静脈内または硬膜外腔に投与した時，92％の妊婦は正しく識別できる[47]。しかし，硬膜外フェンタニルで眩暈や眠気が生じる場合[48]や，静脈内フェンタニルで症状がない場合もある[49]ので注意が必要である。

まとめ

局所麻酔薬を注入する際には，血管内注入による局所麻酔薬中毒の発症を防ぐために，血液の逆流がないことを吸引して確認することが第一に重要である。しかし，必ずしも逆流がみられないこともあるため，テストドーズを投与して血管内注入でないことを確認する必要がある。

テストドーズとして局所麻酔薬のみを使用する時は，中毒症状がみられる量を覚醒時に投与しなければならず投与量が多くなる。したがって局所麻酔薬にアドレナリン15μgを添加して用いられる。血管内注入の診断基準としてアドレナリン投与後に心拍数と血圧が上昇しないかをみる以外に，特に，高齢者，β受容体遮断薬や鎮静薬の投与，全身麻酔中などでは，心電図T波の高さや，プレチスモグラフィの脈波の振幅が減少しないかを同時に観察することも有用である。妊婦ではアドレナリンの使用に制限があるため，空気を注入し超音波ドプラーで心音をモニターする方法が有用である。

テストドーズは100％信頼できるわけではない。テストドーズで血管内に留置されていないと診断しても，経過中にカテーテルが血管内へ迷入する場合がごくまれにある。局所麻酔薬は必要最小限の濃度と量を用い，一度に大量を投与せず1回の注入量を3ml程度に止め，患者に金属味や耳鳴りなどの中毒症状がないかどうかを注意深く観察することが重要である。

■参考文献

1) Albright GA. Cardiac arrest following regional anesthesia with etidocaine or bupivacaine. Anesthesiology 1979 ; 51 : 285-7.
2) Mulroy MF, Norris MC, Liu SS. Safety steps for epidural injection of local anesthetics : review of the literature and recommendations. Anesth Analg 1997 ; 85 : 1346-56.
3) Pan PH, Bogard TD, Owen MD. Incidence and characteristics of failures in obstetric neuraxial analgesia and anesthesia : a retrospective analysis of 19,259 deliveries. Int J Obstet Anesth 2004 ; 13 : 227-33.
4) Jenkins JG. Some immediate serious complications of obstetric epidural analgesia and anaesthesia : a prospective study of 145,550 epidurals. Int J Obstet Anesth 2005 ; 14 : 37-42.

5) Guay J. The epidural test dose : a review. Anesth Analg 2006 ; 102 : 921-9.
6) Colonna-Romano P, Lingaraju N, Braitman LE. Epidural test dose : lidocaine 100 mg, not chloroprocaine, is a symptomatic marker of i.v. injection in labouring parturients. Can J Anaesth 1993 ; 40 : 714-7.
7) Michels AM, Lyons G, Hopkins PM. Lignocaine test dose to detect intravenous injection. Anaesthesia 1995 ; 50 : 211-3.
8) Mulroy MF, Neal JM, Mackey DC, et al. 2-Chloroprocaine and bupivacaine are unreliable indicators of intravascular injection in the premedicated patient. Reg Anesth Pain Med 1998 ; 23 : 9-13.
9) Scott DB, Lee A, Fagan D, et al. Acute toxicity of ropivacaine compared with that of bupivacaine. Anesth Analg 1989 ; 69 : 563-9.
10) Owen MD, Gautier P, Hood DD. Can ropivacaine and levobupivacaine be used as test doses during regional anesthesia? Anesthesiology 2004 ; 100 : 922-5.
11) McCartney CJ, Murphy DB, Iagounova A, et al. Intravenous ropivacaine bolus is a reliable marker of intravascular injection in premedicated healthy volunteers. Can J Anaesth 2003 ; 50 : 795-800.
12) Moore DC, Batra MS. The components of an effective test dose prior to epidural block. Anesthesiology 1981 ; 55 : 693-6.
13) Guinard JP, Mulroy MF, Carpenter RL, et al. Test doses : optimal epinephrine content with and without acute beta-adrenergic blockade. Anesthesiology 1990 ; 73 : 386-92.
14) Guinard JP, Mulroy MF, Carpenter RL. Aging reduces the reliability of epidural epinephrine test doses. Reg Anesth 1995 ; 20 : 193-8.
15) Liu SS, Carpenter RL. Hemodynamic responses to intravascular injection of epinephrine-containing epidural test doses in adults during general anesthesia. Anesthesiology 1996 ; 84 : 81-7.
16) Tanaka M, Yamamoto S, Ashimura H, et al. Efficacy of an epidural test dose in adult patients anesthetized with isoflurane : lidocaine containing 15 micrograms epinephrine reliably increases arterial blood pressure, but not heart rate. Anesth Analg 1995 ; 80 : 310-4.
17) Tanaka M, Takahashi S, Kondo T, et al. Efficacy of simulated epidural test doses in adult patients anesthetized with isoflurane : a dose-response study. Anesth Analg 1995 ; 81 : 987-92.
18) Tanaka M, Nishikawa T. A comparative study of hemodynamic and T-wave criteria for detecting intravascular injection of the test dose (epinephrine) in sevoflurane-anesthetized adults. Anesth Analg 1999 ; 89 : 32-6.
19) Tanaka M, Nishikawa T. Simulation of an epidural test dose with intravenous epinephrine in sevoflurane-anesthetized children. Anesth Analg 1998 ; 86 : 952-7.
20) Tanaka M, Nishikawa T. Does the choice of electrocardiography lead affect the efficacy of the T-wave criterion for detecting intravascular injection of an epinephrine test dose? Anesth Analg 2002 ; 95 : 1408-11.
21) Tanaka M, Goyagi T, Kimura T, et al. The efficacy of hemodynamic and T wave criteria for detecting intravascular injection of epinephrine test doses in anesthetized adults : a dose-response study. Anesth Analg 2000 ; 91 : 1196-202.
22) Tanaka M, Nishikawa T. T-wave amplitude as an indicator for detecting intravascular injection of epinephrine test dose in awake and anesthetized elderly patients. Anesth Analg 2001 ; 93 : 1332-7.
23) Tanaka M, Nishikawa T. Decrease in T-wave amplitude without hemodynamic changes after intravascular injection of an epinephrine test dose. Anesthesiology 2001 ; 94 : 365-7.
24) Tanaka M, Nishikawa T. Evaluating T-wave amplitude as a guide for detecting intravascular

injection of a test dose in anesthetized children. Anesth Analg 1999 ; 88 : 754-8.

25) Ogasawara K, Tanaka M, Nishikawa T. Choice of electrocardiography lead does not affect the usefulness of the T-wave criterion for detecting intravascular injection of an epinephrine test dose in anesthetized children. Anesth Analg 2003 ; 97 : 372-6.

26) Tanaka M, Nitta R, Nishikawa T. Increased T-wave amplitude after accidental intravascular injection of lidocaine plus bupivacaine without epinephrine in sevoflurane-anesthetized child. Anesth Analg 2001 ; 92 : 915-7.

27) Takahashi S, Tanaka M, Toyooka H. Fentanyl pretreatment does not impair the reliability of an epinephrine-containing test dose during propofol-nitrous oxide anesthesia. Anesth Analg 1999 ; 89 : 743-7.

28) Tanaka M, Sato M, Kimura T, et al. The efficacy of simulated intravascular test dose in sedated patients. Anesth Analg 2001 ; 93 : 1612-7.

29) Mowafi HA. Digital skin blood flow as an indicator for intravascular injection of epinephrine-containing simulated epidural test dose in sevoflurane-anesthetized adults. Anesth Analg 2005 ; 101 : 584-8.

30) Mowafi HA. The efficacy of plethysmographic pulse wave amplitude as an indicator for intravascular injection of epinephrine-containing epidural test dose in anesthetized adults. Anesth Analg 2005 ; 101 : 1506-11.

31) Colonna-Romano P, Lingaraju N, Godfrey SD, et al. Epidural test dose and intravascular injection in obstetrics : sensitivity, specificity, and lowest effective dose. Anesth Analg 1992 ; 75 : 372-6.

32) Mulroy M, Glosten B. The epinephrine test dose in obstetrics : note the limitations. Anesth Analg 1998 ; 86 : 923-5.

33) Dain SL, Rolbin SH, Hew EM. The epidural test dose in obstetrics : is it necessary? Can J Anaesth 1987 ; 34 : 601-5.

34) Norris MC, Fogel ST, Dalman H, et al. Labor epidural analgesia without an intravascular "test dose". Anesthesiology 1998 ; 88 : 1495-501.

35) Norris MC, Ferrenbach D, Dalman H, et al. Does epinephrine improve the diagnostic accuracy of aspiration during labor epidural analgesia? Anesth Analg 1999 ; 88 : 1073-6.

36) Hughes SC, Levinson G, Rosen MA. Anesthesia for caesarean section. In : Hughes SC, Levinson G, Rosen MA, editors. Shnider and Levinson's anesthesia for obstetrics. 4th ed. Philadelphia : Lippincott Williams & Wilkins ; 2002. p.201-36.

37) 松前孝幸. 局麻薬添加エピネフリンによる循環系過剰反応の1症例. 麻酔 1999 ; 48 : 1020-3.

38) Leighton BL, DeSimone CA, Norris MC, et al. Isoproterenol is an effective marker of intravenous injection in laboring women. Anesthesiology 1989 ; 71 : 206-9.

39) Perillo M, Sethna NF, Berde CB. Intravenous isoproterenol as a marker for epidural test-dosing in children. Anesth Analg 1993 ; 76 : 178-81.

40) Kozek-Langenecker S, Chiari A, Semsroth M. Simulation of an epidural test dose with intravenous isoproterenol in awake and in halothane-anesthetized children. Anesthesiology 1996 ; 85 : 277-80.

41) Tanaka M. Epidural test dose : isoproterenol is a reliable marker for intravascular injection in anesthetized adults. Anesth Analg 1996 ; 82 : 1056-9.

42) Tyagi A, Sethi AK, Chatterji C. Comparison of isoprenaline with adrenaline as components of epidural test dose solutions for halothane anaesthetized children. Anaesth Intensive Care 2002 ; 30 : 29-35.

43) Leighton BL, Gross JB. Air : an effective indicator of intravenously located epidural catheters. Anesthesiology 1989 ; 71 : 848-51.

44) Leighton BL, Norris MC, DeSimone CA, et al. The air test as a clinically useful indicator of

intravenously placed epidural catheters. Anesthesiology 1990 ; 73 : 610-3.
45) Trojanowski A, Murray WB. A test to prevent subarachnoid and intravascular injections during epidural analgesia. S Afr Med J 1995 ; 85 : 531-4.
46) Freeman AB, Hicks L. Epidural fentanyl as a test dose. Anesth Analg 1989 ; 68 : 187-8.
47) Morris GF, Gore-Hickman W, Lang SA, et al. Can parturients distinguish between intravenous and epidural fentanyl? Can J Anaesth 1994 ; 41 : 667-72.
48) Yoshii WY, Miller M, Rottman RL, et al. Fentanyl for epidural intravascular test dose in obstetrics. Reg Anesth 1993 ; 18 : 296-9.
49) McLean BY, Rottman RL, Kotelko DM. Failure of multiple test doses and techniques to detect intravascular migration of an epidural catheter. Anesth Analg 1992 ; 74 : 454-6.

〈寺井　岳三〉

臨床編 2 局所麻酔薬中毒の臨床

C 臨床症状と治療

　局所麻酔薬中毒は局所麻酔薬の血中濃度が中毒レベルに達することによって生じる。どのような経路から局所麻酔薬が投与されたか，また局所麻酔薬投与の間隔や頻度がどうであったか，正確に末梢神経の近傍に投与されたのか，一部が並走する血管内に注入されたかなどによって血中濃度の推移は異なり，症状の現れかたが違ってくる。最も広く用いられているリドカインでは，血中濃度が 5 μg/ml くらいから初期の症状が現れ，10 μg/ml を超えると痙攣や意識状態の変化が生じる。15 μg/ml を超えると意識消失が生じ，昏睡状態になるといわれる。

　一般に局所麻酔薬の使用量が多くなり，徐々に血中に吸収され血中濃度が上昇して中毒レベルに達する場合（遅延型）や追加投与を繰り返している間に血中濃度が上昇する場合（蓄積型）では，重篤な症状が出現する前に徐々に症状が現れることが多い。初期には刺激症状が現れ，多弁になり，さらに興奮状態になる。バイタルサインとしては，脈拍，血圧は上昇し，呼吸数も増加する。自覚症状としては，めまいやふらつき，口唇や舌のしびれ，耳鳴りなどを訴えることがある。さらに進むと傾眠，酩酊状態となり，四肢や顔面のひきつり，振戦が生じ，全身性の痙攣に至る。このように，まず中枢神経系の興奮状態が生じるが，さらに血中濃度が上昇すると抑制症状が生じ，意識は消失し，呼吸停止，血圧低下が生じる。心電図変化としては刺激伝導系（洞房結節や房室結節の活動）の抑制が生じるため徐脈や房室ブロックが見られ，心室性頻脈から心室細動となり心停止に至る場合がある。ブピバカインでは難治性の不整脈が生じ，心停止に至ると蘇生が難しいことが古典的に知られている[1]が，比較的最近開発されたロピバカインも決して安全とはいい切れない[2]。

　局所麻酔薬が血管内に誤って注入された場合には，投与直後に中毒症状が現れる（即時型または速発型）。静脈内への注入では，苦味または金属様の味覚を感じることがあるといわれる。静脈内への誤投与では血中濃度が中毒レベルに達するにはある程度の量が注入されるまで局所麻酔薬中毒の症状は現れないが，星状神経節ブロック時のように脳内へ流入する頸動脈や椎骨動脈内に直接局所麻酔薬が注入される場合には少量であっても強い中枢神経症状が現れる。中毒症状は激烈で，意識消失に続いて全身痙攣，呼吸停止が生じる。さらに高度になると循環抑制が起こり，不整脈が発生し心停止に至る場合もある。

表1　救急カートに必要な物品
1．気道確保と人工呼吸関係 　バッグ・バルブ・マスク，酸素ボンベまたは酸素配管に流量計をセットしておく。吸引セット，経口/経鼻エアウェイ，気管挿管セット一式（喉頭鏡，気管チューブ，スタイレット，バイトブロックなど）
2．薬剤 　生理食塩水または乳酸（または酢酸）リンゲル液（20～500cc），アドレナリン，アトロピン，エフェドリン，ジアゼパム，ミダゾラム，チオペンタール（またはチアミラール）などの緊急薬剤
3．救急カートには心臓マッサージ用背板を備えつけ，手術室内に徐細動器を装備して常に充電状態にしておく。

準備と予防

　使用する局所麻酔薬の安全な投与量を把握しておくことは重要である。ロピバカイン以外の局所麻酔薬は30年以上前に発売されており，添付文書は昔のものから少しずつ改訂されて徐々に臨床に即したものとなっているが，日本麻酔科学会が発行している「医薬品ガイドライン」なども参考にすべきである。患者の年齢や体重を考慮し，肝機能，腎機能など局所麻酔薬の代謝や排泄に関与する因子についても再確認しておく。さらに手術が必要とする麻酔範囲，麻酔効果の要する時間をも考慮に入れて投与量，濃度などを決定しておく。

　局所麻酔で行う小手術は，患者への侵襲が少なく比較的短時間で終了することが多いため，準備がおろそかになりやすい。心電図とパルスオキシメータは最低限モニターとして装着すべきである。いったん局所麻酔薬中毒が発生すると深刻な事態に陥る場合があるので，緊急事態に備えて救急カートをそばに準備しておくべきである（表1）。また，小手術では静脈路を確保していないことが多いが，留置針や輸液製剤，点滴セットなどを近くに準備しておく。

　また，ベンゾジアゼピン系のジアゼパムやミダゾラムなどを前投薬として用いておくと局所麻酔薬による痙攣が起こりにくくなることが古くから知られており[3]，局所麻酔薬の投与量が多くなると予想される場合には前投与が勧められる。

治　療

　局所麻酔薬中毒の初期症状が見られたら，患者の観察を続け状態の変化に対応できるよう準備する。プラスティックマスクから酸素投与を行うとともに，静脈路が確保できていない場合には留置針を刺入固定し，細胞外液補充液または生理食塩水をセットする。血圧，脈拍，酸素飽和度，心電図波形などバイタルサインを観察しながら，患者に呼び

かけて意識状態をチェックする。

　中枢神経症状が進行すると突然の全身痙攣が生じる。痙攣による呼吸停止と脳内の酸素消費量の急激な増加が重なって脳内の局所低酸素を招いてしまう。痙攣によって自発呼吸は停止するので，ただちに麻酔回路またはバッグ・バルブ・マスクによる用手人工呼吸を行う必要がある。痙攣による筋収縮のため十分な用手換気が不可能な場合があり，このような時には速効性の筋弛緩薬（スキサメトニウムまたはロクロニウム*）の投与を必要とする。筋弛緩薬を使って痙攣による筋収縮を抑えても脳内での痙攣は治まらないため脳局所の酸素消費の亢進は抑えられない。痙攣を抑えるためには抗痙攣薬を投与する必要があるが，一般には循環抑制が少ないジアゼパムの静脈内投与が勧められる。チオペンタールやチアミラールのようなバルビタール系静脈麻酔薬の静脈内投与の方が効果は早く現れるが，血圧低下など循環抑制に注意が必要である。最近の手術室ではミダゾラム[4]やプロポフォール[5)6]が使用される機会が多く，これらの薬剤も痙攣に対して有用であるが，血圧低下や気道保持には注意しなければならない。血圧低下に対しては，エフェドリンやメトキサミン，フェニレフリンなどを適切な濃度に希釈しての1回静注を行ったり，ドパミンの持続点滴投与で対処する。基本的には，人工呼吸によって血液の酸素化を保ち，なおかつ痙攣を抑えて脳内の酸素消費量を抑えることを基本とし，局所麻酔薬の血中濃度の低下を待つ。

　いったん心停止が生じた場合には，他の原因による心肺停止と同じように「ガイドライン2005」に沿った心肺蘇生を行う。ブピバカインによって生じた心停止に対して，動物実験ではアムリノン，ブレチリウムなどが蘇生に有効であったとの報告[7)8]がある。ヒトでは新生児に対して用いられたフェニトインが有効であったという報告はあるが成人では確認されていない。

■参考文献
1) Albright GA. Cardiac arrest following regional anesthesia with etidocaine or bupivacaine. Anesthesiology 1979 ; 51 : 285-7.
2) Mather LE, Chang DH. Cardiotoxicity with modern local anaesthetics : Is there a safe choice? Drugs 2001 ; 61 : 333-42.
3) De Jong RH, Bonin JD. Benzodiazepines protect mice from local anesthetic convulsions and deaths. Anesth Analg 1981 ; 60 : 385-9.
4) Horikawa H, Tada T, Sakai M, et al. Effects of midazolam on the threshold of lidocaine-induced seizures in the dog-comparison with diazepam. J Anesth 1990 ; 4 : 265-9.
5) Hartung J, Ying H, Weinberger J, et al. Propofol prevents or elevates the threshold for lidocaine-induced seizures in rats. J Neurosurg Anesthesiol 1994 ; 6 : 254-9.
6) Heavner JE, Arthur J, Zou J, et al. Comparison of propofol with thiopentone for treatment of bupivacaine-induced seizures in rats. Br J Anaesth 1993 ; 71 : 715-9.
7) Kasten GW, Martin ST. Bupivacaine cardiovascular toxicity : Comparison of treatment with bretylium and lidocaine. Anesth Analg 1985 ; 64 : 911-6.

*平成19年10月に即効性の非脱分極性筋弛緩薬であるロクロニウム（商品名：エスラックス）が発売開始された。スキサメトニウムより少し時間を要するが1～1分30秒で筋線維束攣縮なしに全身の筋弛緩作用が生じるので，今後こちらの方が主流になるであろう。

8) Maxwell LG, Martin LD, Yaster M. Bupivacaine-induced cardiac toxicity in neonates : Successful treatment with intravenous phenytoin. Anesthesiology 1994 ; 80 : 682-6.

(立川　茂樹)

臨床編
2 局所麻酔薬中毒の臨床

D 症例提示

局所麻酔薬中毒の発生率について

　　局所麻酔薬中毒の症状は血漿中局所麻酔薬濃度に相関して出現し，局所麻酔薬の投与量が多い，あるいは血流が豊富な部位でのブロックでは局所麻酔薬中毒発生の危険性は増すと考えられる。では，局所麻酔薬中毒はいったいどれくらいの頻度で発生しているのか。局所麻酔手技全体での発生率を正確に把握することは困難であるが，痙攣や循環虚脱といった重症局所麻酔薬中毒の発生は，表1に示すように数百分の1から数千分の1，あるいはそれ以下と大きな幅がある。重要なことは，局所麻酔薬中毒は麻酔の熟練度に関わらず一定の確率で起こるという事実を認識することである[1)～3)]。

　　超音波ガイド下の神経ブロックは，標的神経および近隣の構造物を同定して注入部位の局所麻酔薬の広がりも確認しながら行うので，必要最少量の局所麻酔薬でブロックを成功できる。したがって，局所麻酔薬中毒発生の減少が期待される[4)]。

　　いずれにしても，常に局所麻酔薬中毒の発生を念頭に置き，痙攣の前駆症状としての軽微な聴覚症状や金属味の訴えなどの典型的な症状がみられたら中毒の発生を疑い，速やかに治療を開始することが重要である。

硬膜外麻酔と局所麻酔薬中毒

　　麻酔科医にとっても慣れ親しんだ手技である硬膜外麻酔では，3～9％の頻度で血管内

表1　大規模調査における局所麻酔法と重症の局所麻酔薬中毒発生率

硬膜外麻酔	脊髄くも膜下硬膜外併用麻酔	脊髄くも膜下麻酔	末梢神経ブロック	局所静脈内ブロック	調査規模
6/69,001	2/146,282	3/409,338			624,621 文献1)
6.9/1,000　0.1/1,000 （仙骨硬膜外）（硬膜外）			2/1,000 （腕神経叢ブロック）		25,697 文献2)
4/10,000		0/10,000	16/10,000	3/10,000	103,730 文献3)

迷入による合併症が出現すると報告されていた[5)6)]。局所麻酔薬中毒を予防するために，吸引試験[7)]や，数種の薬剤を用いた試験投与[8)9)]などの方法が論じられているが，確実な検出は困難である。ヒトでは中等度の中枢神経系中毒症状が発現する血中濃度は，リドカインで5μg/ml，ブピバカインでは1.6μg/ml，ロピバカインで3～5μg/ml，痙攣発生時の血中濃度はリドカインで12μg/ml，ブピバカインでは4μg/ml，ロピバカインで7μg/mlとされ，安全性に関してロピバカインはブピバカインとリドカインの中間に位置する。

昨今は硬膜外麻酔単独で手術が行われる機会は減少し，全身麻酔と併用されることが多く，硬膜外オピオイドを併用すると局所麻酔薬の投与量は少なくできるので，さらに局所麻酔薬中毒発生の機会は少ない。

硬膜外麻酔中の局所麻酔薬中毒の2症例を呈示する。

1 症例1 [10)]

52歳，女性。子宮頸癌の診断で広汎性子宮全摘が予定された。ジアゼパム5mg筋注の前投薬ののち，L2/L3間より硬膜外カテーテルを留置した。2％メピバカインと0.5％ブピバカイン混合液5mlの硬膜外test dose注入で著変なかったので，2％メピバカインと0.5％ブピバカイン混合液を15ml硬膜外より投与した。その直後，全身の間代性痙攣を生じ患者の意識は消失した。ジアゼパム10mgを静注しバッグ・マスクで人工呼吸を行い気管挿管を施行した。全身痙攣は約3分間続き，血圧は206/130mmHgと上昇し，その後徐々に低下した。痙攣消失後数分で患者は意識を回復した。

痙攣直後の動脈血ガス分析では混合性アシドーシスであった。痙攣5分後の血漿中メピバカイン，ブピバカイン濃度はそれぞれ2.8μg/ml，1.62μg/mlであった。硬膜外カテーテルから局所麻酔薬が誤注入されたことはほぼ間違いなく，二分画モデルで痙攣発生時の血漿中メピバカイン，ブピバカイン濃度はそれぞれ3.14μg/ml，1.95μg/mlと推定され，2薬剤の毒性は相加的であった。したがって，局所麻酔薬を混合することの利点もあまりないと考えられた。

この症例は硬膜外麻酔単独手技であり，痙攣で発症した典型的な急性中毒がみられた。また，交感神経刺激症状としての高血圧がみられるのも典型的である。

2 症例2 [11)]

80歳，男性。閉塞性動脈硬化症（anteriosclerosis obliterans：ASO）の診断で大腿動脈-大腿動脈バイパスが硬膜外麻酔併用の全身麻酔で予定された。硬膜外カテーテルは手術前日に留置した。手術当日，吸引テストで血液逆流がないのを確認した後，試験投与として1％ロピバカイン6mlを注入したところ，両指先に軽い震えがみられた。冷覚低下部位がみられなかったため，初回投与から3分後，9分後，13分後にそれぞれ1％ロピバカインを3mlずつさらに追加したところ，緩徐に血圧が上昇した。硬膜外カテーテルからの局所麻酔薬投与は中止し，全身麻酔のみで手術を施行した。術後，麻酔からは全覚醒

し，神経学的異常は認めなかった。

この症例では，手術前日に硬膜外カテーテルを留置した時は，試験投与でも副作用の出現はなく，冷覚低下，痛覚低下の効果発現を確認していた。したがって，1日の間に硬膜外カテーテル位置が移動した可能性がある。局所麻酔薬中毒の典型的な初期症状が段階的にみられる。両指先の軽い震えは局所麻酔薬中毒の中等度の中枢神経症状と考えられる。また，緩徐な血圧上昇は局所麻酔薬中毒の心血管症状の現れであり，早期にはこのように交感神経刺激に基づくと考えられる循環刺激症状がみられる。このような症状がみられ，硬膜外麻酔の効果発現がないときは局所麻酔薬の投与を中止しなければいけない。硬膜外カテーテルの使用前には，吸引試験で陰性であっても，試験投与を行い，少なくとも血管内迷入を否定する必要性を改めて認識させられた。ロピバカイン60mgが静脈内投与された場合は，ミダゾラム0.03mg/kgの静脈内投与を前投薬として与えた後でも中等度の中枢神経症状が出現するといわれている[12]。アドレナリン添加リドカインを使用した場合は（アドレナリンとして0.3μg/kg），心拍数の20以上の上昇もしくは収縮期血圧の15mmHg以上の上昇が陽性とされ血管内注入を疑う。ロピバカイン単独投与時には，初回投与量は0.5mg/kg以下にし，時間をかけて効果判定するのがよいと考えられる。

局所麻酔薬の血管内誤投与

局所麻酔薬中毒の最も危険な発生機転として挙げられるのは，大量の局所麻酔薬をそのまま誤って静脈内注射してしまうことである。

全身麻酔中は中枢神経の中毒症状をとらえることはできず，循環器症状で局所麻酔薬中毒の発生を疑うことになるが，全身麻酔中は血圧低下や徐脈はさまざまな原因で発生するため，局所麻酔薬中毒の認識が遅れがちである。

1 症例3 [13]

57歳，女性。リウマチ性関節炎に対し全肘関節置換術が予定され，亜酸化窒素-酸素-ハロタンにより全身麻酔を緩徐導入した。挿管困難な可能性を想定して筋弛緩薬は用いず，気管挿管による咳反射と循環変動を和らげる目的で，気管挿管1分前にリドカインを静注した。気管挿管後に著しい血圧低下（60/20mmHg）と頻脈（130回/分）を生じた。瞳孔は散大し，対光反射や咳反射は消失した。麻酔薬投与を中止して純酸素で換気した。収縮期血圧が40mmHgまで低下したため，エチルフェニレフリン5mgを静脈内投与した。血圧は80/40mmHgまで回復したが，リドカイン投与10分後に激しい全身性痙攣を発生した。ジアゼパム5mg静脈内投与後すぐに痙攣は消失したが，このとき，本来2%リドカインを2mg/kg（5ml，100mg）投与すべきところ，10%リドカインを20mg/kg（10ml，1,000mg）投与されていることに気がつき，ジアゼパム10mgを追加投与した。血中リドカイン濃度はリドカイン静脈内投与20分後で10μg/ml，50分後に意識が回復した時で8.5μg/mlであった。気管チューブを抜管した時点では血中リドカイン濃度は6.5μg/ml

に低下していた。その後，回復室で患者は全覚醒し，後遺症はなかった。

　誤った濃度のリドカインを大量に誤静注してしまったために，一気に心血管系および中枢神経系の中毒濃度に達していた症例であった。なお，静注用10％リドカイン製剤と静注用2％リドカイン製剤の混在は危険であり，取り違えによる死亡事故が相次いだため，平成17年10月以降10％リドカイン製剤は癌性疼痛管理目的に使用する特例措置も含めて国内販売停止となっているのは周知のとおりである。

2 症例4 [14]

　84歳，女性。165cm，70kg。プロポフォール，フェンタニルによる完全静脈麻酔に加え，大腿神経にカテーテル留置して鎮痛を行い内側膝関節部分置換術が施行された。術後鎮痛はこのカテーテルにシリンジポンプとポリバッグを三方活栓で接続して充填・注入を切り換え，0.2％ロピバカインを10ml/hで注入していた。術翌日に接続を変える際に誤って静脈ラインにこのラインを接続したうえ，ポリバッグとシリンジの両方が開放になって輸注され，1.75時間に375mgのロピバカインを静脈内投与されてしまった。回診時に軽度の痛み（VAS 2～3）と軽い症状を認めたため誤投与に気づいた。点滴終了直後およびその2時間後，7時間後の血漿freeロピバカイン濃度のレベルは，0.48μg/mlと中毒域の下限であり，患者は臨床的にも脳波や心電図上も中毒症状は認めなかった。

　この例ではロピバカインはブピバカインよりも中枢神経毒性，心毒性が弱く，広い治療域をもつことが示されたが，一方で，ロピバカインを用いた坐骨神経ブロックで痙攣と重症不整脈を生じた症例[15]や腰神経叢ブロック時の血管内注入で心停止を起こした報告[16]もあり，決して安全というわけではない。後者の例は，171cm，100kgと肥満を合併した心筋梗塞の既往のある66歳男性の股関節形成術であったが，神経刺激下に血液逆流のないのを確認しながら0.75％ロピバカイン25ml（187.5mg）を5mlずつ，2分間かけて注入したところ，注入2分後に突然患者は反応がなくなり強直性-間代性の全身痙攣を生じ，痙攣1分後には心静止が生じている。幸い気管挿管と心肺蘇生，3分ごとの1mgのアドレナリン静注で5分以内に心臓の活動性は回復し循環動態の安定も得られ，徐脈とQRS幅の増大も10分後には正常化して，その後後遺症なく回復したが，二分画モデルで解析した心停止時のロピバカイン濃度は17.44μg/mlと推測されている。

　症例3，4から教訓として学ぶべきことは，危機管理対策の重要性である。そのためには致死的な状況をもたらしうる危険な薬剤を一般薬と一緒に置かない，インパクトのある大きな表示のラベルが貼られたプレフィルドシリンジタイプのものに変える，非静脈内投与のものはシリンジの色を変える，静脈内投与のルートと接続部の形状を変える，といった誤認防止策が必要である。

脳動脈への直接注入による中枢神経への到達

　球後麻酔に関する局所麻酔の合併症に関しては，くも膜下注入に伴う脳幹部の直接麻

酔による呼吸停止が多く報告されており，くも膜下注入は350〜500例に1例生じるといわれている[17]。眼動脈あるいは眼動脈鞘に沿った逆行性注入によると考えられる，痙攣が初発症状となる急性発症の局所麻酔薬中毒の2例報告がある[18]。近年は眼科手術の麻酔は，球後麻酔よりも針先の位置が浅いため安全なテノン嚢下麻酔が主流となった。

また，星状神経ブロック中に，おそらく椎骨動脈に局所麻酔薬が直接誤注入されて痙攣が発生した報告[19]では，少なくとも0.5％ブピバカイン溶液ならば0.5ml以下で痙攣を生じるようである。

経皮あるいは経口的吸収による局所麻酔薬中毒

母体に投与された局所麻酔薬によってまれに中毒が生じ，筋緊張低下，無呼吸，徐脈，痙攣，散瞳・対光反射消失など周産期仮死と紛らわしい症状を呈することがある。

会陰切開の鎮痛のために塗布されたリドカイン-プリロカインクリームの経皮的吸収で生後30分に新生児の局所麻酔薬中毒症状を示し，筋緊張低下，無呼吸，徐脈，痙攣，散瞳・対光反射消失など周産期仮死と紛らわしい症状を呈した症例が報告されている[20]。

また，2歳の女児の体表の80％にプリロカイン-リドカインクリーム（EMLA）を塗布してメトヘモグロビン血症と中枢神経系の抑制が起こり，意識消失した例[21]や，市販のリドカインと抗ヒスタミン剤クロルフェニラミンを含む湿疹，虫刺され，筋肉痛用の局所塗布製剤を経口摂取して全身痙攣，低酸素血症を発症した13歳の小児の急性中毒[22]，2％キシロカインビスカスで致死的な中毒を来たした1歳6カ月の幼児の症例[23]が報告されている。経口摂取されたリドカインはほぼ100％吸収されるが，肝での初回通過で代謝されるため，生体利用率は35％程度であり，リドカイン30〜80mg/kgの投与量で急性中毒を生じると考えられる。

重症局所麻酔薬中毒の新しい治療法の成功例

重篤な局所麻酔薬中毒がいったん生じてしまうと，その対処は一般的な心肺蘇生の手法に準じるが，特にブピバカインの局所麻酔薬中毒は蘇生が困難で，種々の薬剤を用いた蘇生法が動物実験では試みられたが，決定的な方法に欠ける。クロニジンは刺激伝導障害に有効で，ドブタミンは心筋抑制を是正するので，両薬剤併用の有用性が動物実験では示されていた[24]。両薬剤の併用で臨床でも重症のブピバカイン心毒性に有用であったとする報告[25]がある。最近では脂肪乳剤のイントラリピッドが非常に有効との報告[26]がある。投与の方法としては，心肺蘇生術に抵抗性の局所麻酔薬中毒に対して，イントラリピッド1ml/kgを1分以上かけて静脈内投与し，効果を見ながら，3〜5分間隔で2回，同量の投与を繰り返す。蘇生に成功したら，0.25ml/kg/minの持続投与を開始する。総投与量は，8ml/kgを超えないように注意するとされている。

その作用機序は，①心臓などの組織に結合した脂溶性の高い局所麻酔薬を吸着するこ

とにより，血中の遊離型局所麻酔薬濃度を低下させる，②NO合成を促進させ，ブピバカインのもつ心毒性を低下させる，③イントラリピッドに含まれるグリセリンがミトコンドリアでのATP産生抑制作用を中和させるなどがいわれている。

■参考文献

1) 入田和男, 川島康男, 森田 潔ほか. 区域麻酔で発生している危機的偶発症の現況：「麻酔関連偶発症例調査1999－2002」の解析結果より－（社）日本麻酔科学会安全委員会偶発症例調査専門部会報告－. 麻酔 2005 ; 54 : 440-9.
2) Brown DL, Ransom DM, Hall JA, et al. Regional anesthesia and local anesthetic-induced systemic toxicity : seizure frequency and accompanying cardiovascular changes. Anesth Analg 1995 ; 81 : 321-8.
3) Auroy Y, Narchi P, Messiah A, et al. Serious complications related to regional anesthesia: results of a prospective survey in France. Anesthesiology 1997 ; 87 : 479-86.
4) Marhofer P, Chan VW. Ultrasound-guided regional anesthesia : Current concepts and future trends. Anesth Analg 2007 ; 104 : 1265-9.
5) Knepp NB, Gutsche BB. Inadvertent intravascular injections during lumbar epidural anesthesia. Anesthesiology 1981 ; 54 : 173.
6) Verniquet AJW. Vessel puncture with epidural catheters. Anaesthesia 1980 ; 35 : 660-2.
7) Marx GF. Cardiotoxicity of local anesthetics. The plot thickens. Anesthesiology 1984 ; 60 : 3-5.
8) Tanaka M, Yamamoto S, Shimura H, et al. Effically of an epidural test dose in adult patients anesthetized with isoflurane : lidocaine containing 15 μg epinephrine reliably increase arterial blood pressure, but not heart rate. Anesth Analg 1995 ; 80 : 310-4.
9) Colonna-Romano P, Lingaraju N, Godfrey SD, et al. Epidural test dose and intravascular injection in obstertrics : sensitivity, specificity, and lowest effective dose. Can J Anesth 1993 ; 40 : 714-7.
10) 浅田 章. ペインクリニックにおける合併症：予防と対策 局所麻酔薬中毒. 日臨麻会誌 1985 ; 5 : 49-52.
11) 太城良子, 狩谷伸亭, 宮田妙子ほか. ロピバカインによる局所麻酔薬中毒の1症例. 麻酔 2004 ; 53 : 956.
12) McCartney CJ, Murphy DB, Iagounova A, et al. Ropivacaine bolus is a reliable marker of intravascular injection in premedicated healthy volunteers. Can J Anaesth 2003 ; 50 : 795-800.
13) Yukioka H, Hayashi M, Fujimori M. Lidocaine intoxication during general anesthesia. Anesth Analg 1990 ; 71 : 207-8.
14) Pfeiffer G, Bar K, Neubauer P, et al. Inadvertent intravenous infusion of 380 mg ropivacaine. Anaesthesist 2004 ; 53 : 633-6.
15) Ruetsch YA, Fattinger KE, Borgeat A. Ropivacaine-induced convulsions and severe cardiac dysrhythmia after sciatic block. Anesthesiology 1999 ; 90 : 1784-6.
16) Huet , Eyrolles L, Mazoit JX, et al. Cardiac arrest and plasma concentration after intravascular injection of ropivacaine for posterior lumbar plexus blockade. Anesthesiology 2003 ; 99 : 1451-3.
17) Hamilton RC. Brain-stem anesthesia as a complication of regional anesthesia for ophthalmic surgery. Can J Ophthal 1992 ; 27 : 323-5.
18) Fletcher SJ, O'Sullivan G. Grand mal seizure after retrobulbar block. Anaesthesia 1990 ; 45 : 696. or Meyers EF, Ramirez RC, Boniuk I. Grand mal seizures after retrobulbar block. Arch Ophthal 1978 ; 96 : 847.

19) Kozody R, Ready LB, Barsa JE, et al. Dose requirement of local anaesthetic to produce grand mal seizure during stellate ganglion block. Can Anaesthetists soc J 1982 ; 29 : 489-91.
20) Pignotti MS, Indolfi G, Ciuti R, et al. Prinatal asphyxia and inadvertent neonatal intoxication from local anaesthetic given to the mother during labor. Br Med J 2005 ; 330 : 34-5.
21) Wieringa JW, Ketel AG, van Houten MA. Coma in a child after treatment with the 'magic salve' lidocaine-prilocaine cream. Nederlands Tijdschrift voor Geneeskunde 2006 ; 150 : 1805-7.
22) Hua YM, Hung CH, Yuh YS. Acute intoxication of lidocaine and chlorpheniramine : report of one case. Acta Paediatrica Taiwanica 2005 ; 46 : 385-7.
23) Nisse P, Lhermitte M, Dherbecourt V, et al. Fatal intoxication after accidental ingestion of viscous 2％ lidocaine in a young child. Acta Clinica Belgica - Supplementum 2002 ; 51-3.
24) de La Coussaye JE, Bassoul B, Brugada J, et al. Reversal of electrophysiologic and hemodynamic effects induced by high dose of bupivacaine by the conbination of clonidine and dobutamine in anesthetized dogs. Anesth Analg 1993 ; 74 : 703-11.
25) Favier JC, Da Conceicao M, Fassassi M, et al. Successful resuscitation of serious bupivacaine intoxication in a patient with pre-existing heart failure. Can J Anaesth 2003 ; 50 : 62-6.
26) Rosenblatt MA, Abel M, Fischer GW, et al. Successful Use of a 20％ Lipid emulsion to resuscitate a patient after a presumed bupivacaine-related cardiac arrest. Anesthesiology 2006 ; 105 : 217-8.

（西川　精宣，中西　美保）

臨床編 3 局所麻酔時のアレルギーの臨床

A 原因物質の究明(*in vitro*と*in vivo*)とアレルギーが疑われる患者への対応

原因物質の究明(*in vitro*と*in vivo*)

　局所麻酔薬アレルギーを診断するためには詳細な問診が重要であるが，客観的評価としてアレルギー起因薬剤同定検査を行うべきである。この検査には*in vivo*(生体内)と*in vitro*(生体外)がある(表1)[1]。生体内検査は被疑薬剤をアレルギーが疑われる患

表1　アレルギー起因薬剤同定検査

アレルギー起因薬剤同定試験	アレルギータイプ
in vivo	
1) 負荷試験(チャレンジテスト)	I〜IV
2) 皮膚試験	
a) 掻皮法(スクラッチテスト)	I
b) 単刺法(プリックテスト)	I
c) 皮内試験	I〜IV
d) 貼付試験(パッチテスト)	I〜IV
in vitro	
1) 体液免疫を証明する試験	
a) 酵素結合免疫吸着測定法(ELISA)	I〜III
b) 放射免疫吸着試験(RAST)	I
c) ヒスタミン遊離試験(HRT)	I
d) 細胞性抗原刺激試験(CAST)	I〜III
薬剤添加クームス試験(DCT)	II
f) 感作赤血球凝集試験(SHAT)	III
2) 細胞性免疫を証明する試験	
a) 薬剤添加リンパ球刺激試験(DLST)	主にIV
b) 白血球遊走阻止試験(LMIT)	主にIV
c) マクロファージ遊走阻止試験(MIT)	IV
d) インターロイキン(IL)測定	
i) IL-1 測定	IIV
ii) IL-2 測定	IIV
iii) IL-5 測定	IIV

表2　負荷試験の例
1）プラセボとして生理食塩水を適量皮内注射 2）100倍希釈の溶液を0.02 ml皮内注射 3）10倍希釈溶液を0.1 ml皮下注射 4）原液を0.1 ml皮下注射 5）原液を1 ml皮下注射

以上の試験を15分間隔で行う。症状が現れたらその段階で中止。

に再び投与する方法で負荷試験と皮膚試験とがある。生体内検査は厳密な条件下で再現性を確かめるため非常に有用であるが，患者自身を長時間拘束することとアレルギー症状を再発する危険性があるため患者にとって負担が大きい。生体外検査は採血という身体的負担はあるが，症状再発などの危険性はない。しかし，体内とは違う条件下での検査なので"陽性＝アレルギー発症"とは限らない。

1 *in vivo* の試験法

a. 負荷試験

　負荷試験はチャレンジテストとも呼ばれる試験法で，被疑薬を実際の使用法に近い形で再度投与するため最も信頼性がある試験法である。体液性・細胞性免疫反応のどちらも反映し，さらに薬剤投与による直接的な肥満細胞の脱顆粒（アナフィラクトイド反応：非免疫反応）も再現できる可能性がある。希釈した薬剤または原液を皮内・皮下に段階的に増量しながら投与していく（表2）[2)3)]。

b. 皮膚試験

　皮膚試験にはスクラッチテスト，プリックテスト，皮内試験，パッチテストがある。スクラッチテストとプリックテストは即時型アレルギー，パッチテストは遅延型アレルギーを確かめるテストである。スクラッチテストとプリックテストは皮内試験に比べ感度は低いが危険も少ないためスクリーニングに用いられる。スクラッチテストはプリックテストに比べ再現性が乏しいのでプリックテストを第一選択とする。皮内試験は即時型・遅延型どちらの診断にも用いることができるが，主に即時型アレルギーの診断に用いられる。皮膚疾患患者では偽陽性が増加する。また，抗ヒスタミン薬およびステロイドなどの免疫抑制剤が投与されている場合には偽陰性を考慮する必要がある。

1）プリックテスト[4)]
　原液（被検薬剤）をあらかじめアルコール綿で清拭，乾燥させた被験者の前腕屈側皮膚上に1滴滴下する。
　皮内針を皮膚に対して水平方向に持ち，滴下部分を出血しない程度に穿刺し，軽く皮膚を持ち上げた後針を抜き，1〜2分経過後，滴下液をガーゼで軽くおさえて吸い取る。対照として生理食塩水を用い同じ腕の注射部位から十分離れた位置に同様の方法で実施する。

表3 皮内反応の判定基準

判定	膨疹	発赤
陰性（−）	0〜5	0〜9
偽陽性（±）	6〜8	10〜19
陽性（＋）	9〜15	20〜39
強陽性（2＋）	16以上	40以上
	偽足形成・瘙痒を伴う	

膨疹9mm以上，発赤20mm以上のいずれか一方を満足すれば陽性とする。ただし，膨疹9mm近くでも発赤を伴わない場合は陰性。

施行15分後にテスト部位の皮膚状態を観察し，以下の基準に従って判定する。
陽性：膨疹径が4mm以上あるいは対照の2倍以上，または発赤径が15mm以上
陰性：膨疹，発赤があっても対照と差異のないものは陰性とする。

2）皮内試験[4]

注射部位は前腕屈側とし，あらかじめ消毒用アルコールで拭き乾かしておく。0.01ml までの目盛りがつけられたツベルクリン注射器に皮内針をつけ，薬液を0.02ml皮内に注射する。正しく皮内に注射されると直径4〜5mmの膨疹ができる。対照として生理食塩水を用い同じ腕の注射部位から十分離れた位置に同様の方法で実施する。

注射後15分で判定を行う。皮内反応が最大値に達する時間が15〜20分であることから，通常15〜20分，または15〜30分で反応の大きさを測定する。判定基準を示す（表3）。

3）パッチテスト[5]

外見上正常な皮膚で行う必要があり，一般的にはアレルギー反応・刺激反応とも最も高いため背部（傍脊椎部）に行う。海外ではT.R.U.E. TEST™という23種類のアレルゲン（パラベンとエステル型局所麻酔薬も含まれる）がセットされたパッチテスト用の絆創膏が発売されているが，日本では未発売である。Finn Chamber（大正製薬）やパッチテスト用絆創膏（鳥居薬品）に濾紙に浸透させた臨床使用濃度の被疑薬をとりつけ皮膚に貼付する。試薬には製薬会社から発売されているものや日本接触皮膚炎学会で入手可能なものもある。

48時間後に除去し20分以上経ってから判定する。反応が遅れて出ることがあるので72時間後，96時間後にも判定を行う。判定法（本邦，International Contact Dermatitis Research Group：ICDRG，表4）を示す。刺激性接触皮膚炎と比べてアレルギー性接触皮膚炎では2回目の判定のほうが症状が強く認められる[6]。

生体内試験を行うにあたっては以下のことに留意する。
①被検者に再びアレルギー症状が起きる可能性を説明し同意を得る。
②アナフィラキシー発症時に治療ができる体制を整えてから行い，症状が現れたら試験を中止する。
③結果に影響を及ぼす可能性がある薬剤（抗ヒスタミン薬，ステロイドなど）は検査前に中止する。

表4 パッチテストの判定基準

反応	本邦	ICDRG
−	反応なし	反応なし
±	軽い紅斑	紅斑のみ
＋	紅斑	紅斑＋浸潤，丘疹
＋＋	紅斑＋浮腫，丘疹	紅斑＋浮腫＋丘疹小水疱
＋＋＋	紅斑＋浮腫＋丘疹＋小水疱	大水疱
＋＋＋＋	大水疱	

2 in vitroの試験法[1]

生体外試験はアレルギー発現機序に基づき，体液免疫の関与を証明する方法と細胞性免疫の関与を証明する方法とに分けられる。

a. 体液免疫を証明する試験

この試験は特異抗体を検出するためのものでELISA，RAST，HRT，CAST，DCT，SHATがある。

ELISAとRASTは患者血清中の特異抗体を測定する検査法であるが，測定できる薬剤の種類が限られている。HRTは患者血清と薬剤によって誘発される好塩基球からのヒスタミン放出を見る検査法である。CASTはロイコトリエンを測定する。DCTは溶血性貧血，SHATはペニシリンアレルギーの診断に有効とされる検査法である。これらの試験の局所麻酔薬アレルギー診断での有用性はまだ確立していない。

b. 細胞性免疫を証明する方法

この検査は感作リンパ球を証明するためのものでDLST，LMIT，MIT，IL測定がある。
DLSTは遅延型薬物アレルギーを有する患者の末梢血液中に製剤によって感作されたリンパ球が存在するか否かを，患者末梢血単核球と薬剤を混合培養した後，リンパ球の増殖率で検出しようとする方法である。外注検査が可能である（三菱化学ビーシーエル）。LMIT，MITはリンパ球で産生されるリンホカインを検出する試験である。詳細は成書に詳しい[1]。ILはインターロイキンを測定する方法であるが，薬剤アレルギー診断における有用性はまだ不明である。

上記のようにさまざまな検査があるが，現時点では問診により被疑局所麻酔薬を絞り込み皮膚試験を行うのが現実的である。各自で対応できない場合は，大学病院の歯科や埼玉医科大学病院アレルギー・喘息センターのように局所麻酔薬アレルギー検査を行っているところを利用することもできる。

アレルギーが疑われる患者への対応

　局所麻酔薬アレルギーが疑われる患者への対応は，慎重に行われるべきである．"真の局所麻酔薬アレルギーの頻度は低い"という先入観に頼った安易な診療は，患者を危険にさらすだけではなく患者と医師との信頼関係を悪化させる可能性もある．一般的に医療機関でアレルギー症状を経験したと思っている患者は，アレルギーのみならずさまざまな医療行為に対しても漠然とした不安を感じていることがあり，医療関係者の発言・行動に対して過剰な関心を示す場合がある．そのような患者に接する時には相手の不安にも配慮した対応を心がけ，患者と十分に話し合いお互いが納得した上で診療を行う必要がある．以下の手順でアレルギーの有無を検討したうえで診療に望む．

1. アレルギーは本当にあるか
2. アレルゲンは局所麻酔薬か
3. 実際の対応

1 アレルギーは本当にあるか

　アレルギーの有無を判断するには，患者・家族に対する詳細な問診が重要である[7]．問診で確認すべきことは，a．症状と発症時の状況，b．発症後の治療経過，c．患者の既往歴と治療歴（特に薬物使用歴）である．

a．症状と発症時の状況

1）症　状

　薬剤投与から発症までの時間経過により1時間以内である即時型（I型が関与），投与後72時間以降に発症する遅延型（IV型が関与）に分類すると分かりやすい．

　即時型：即時型アレルギーであるアナフィラキシーが疑われる．アナフィラキシーでは，皮膚症状（瘙痒，紅潮，蕁麻疹，血管浮腫など），呼吸器症状（鼻閉，呼吸苦，喘鳴など），消化器症状（嘔気，嘔吐，下痢など），中枢神経症状（不安感，意識消失など）を経験する．特に皮膚症状はアナフィラキシーの特徴であるためこれがない時は他の病態が疑われる．血管迷走神経反射であれば，徐脈，低血圧を起こし，顔が腫れる感じや火照りよりもスーッとする感じがする．脈が遅くなったことを自覚する場合もある．局所麻酔薬中毒，高位脊髄くも膜下麻酔の症状は他項に詳しい．アドレナリンが投与されると顔の火照り，頻脈を生じる．血圧の上昇から頭痛や動悸を経験する．C1エステラーゼインヒビター活性低下例であれば口唇，眼瞼に限局した高度な浮腫が突然起き，数時間から数週間持続する．肺塞栓症では発症後に特別な治療の必要があるので患者に知らせているはずである．

　遅延型：遅延型アレルギーが疑われる．遅延型アレルギーは細胞性免疫が関与する接触皮膚炎として発症する．皮膚症状が主でありかゆみを伴う紅斑や丘疹，小水泡が現れる．ただし，接触皮膚炎には刺激性接触皮膚炎（irritant contact dermatitis：ICD）と呼

ばれる型があり，この場合は原因薬剤に暴露されてから数時間以内に皮膚炎症状が発現し，除去後速やかに症状が消失することが特徴である．遅発型アレルギーが関与する場合はアレルギー性接触皮膚炎（allergic contact dermatitis：ACD）と呼ぶ．

2）発症時の状況

投与された薬剤の種類：エステル型かアミド型か？

エステル型の代謝産物であるpara-aminobenzoic acid（PABA）には日用品などに添加される保存料であるパラベンとの交差反応がある．パラベンアレルギーがある患者にエステル型を投与すると交差反応によりアレルギーを発症する．アミド型局所麻酔薬は代謝されてもPABAを産生しないのでパラベンとの交差反応によるアレルギーはない．しかし，アミド型局所麻酔薬製剤の中には添加物としてパラベンを含むものがある．使用された局所麻酔薬製剤の添加物の有無と種類を確認する．

量，投与方法，投与部位：常に局所麻酔薬中毒との鑑別が必要である．これには投与方法，投与部位も関係する．浸潤麻酔で"痛みが強かったので何度も痛み止めを注射された"という場合，局所麻酔薬中毒の可能性が高い．硬膜外投与では偶発的な血管内投与やくも膜下投与による局所麻酔薬中毒や広範囲の脊髄神経ブロックに伴うショックを来たした可能性がある．脊髄くも膜下麻酔でのアナフィラキシーでは発症まで平均30分弱時間がかかる．

患者の身体的・精神的状況：患者の身体的・精神的状況が特殊な条件下で症状がでた場合はアレルギー以外の原因によるものであることを疑わせる．たとえば徹夜で仕事をした後に注射を受けて意識を失ったとか注射に対して異常な恐怖感を抱いていて針を刺されたら意識を失ったという例である．このような状況は患者本人に尋ねないと明らかにならない．遅発性の場合，他に原因となりそうな薬剤，食物などがないかを確認する．普段使用していない化粧品・医薬品の使用や初めて袖を通した衣類，通常とは違った食物の摂取（サプリメントや民間療法薬）は他の物質へのアレルギーを疑わせる．

b. 発症後の治療経過

アナフィラキシーでは，さまざまな症状を伴うので無治療で経過観察されていたとは考えにくい．無治療で短時間に症状が軽快していたり，症状軽快後に同様の処置が症状の再発なしに行われていればアナフィラキシーとは考えがたい．患者自身が"脈が遅くなって気持ち悪くなりましたが様子をみていると治りました"と憶えている場合もある．この訴えは血管迷走神経反射を疑わせる．発症時の血液検査でヒスタミンとトリプターゼが上昇していると肥満細胞が関与するアレルギーが示唆される[7,8]．接触皮膚炎でも治療が必要な場合が多い．

c. 患者の既往歴と治療歴（特に薬物使用歴）

アレルギー反応を起こすためには以前にアレルゲンに暴露されている必要がある．患者の既往症に対する治療歴，過去の薬物使用歴を知ることで頻回に暴露された薬物が明らかになり以前に感作されたかどうかの手がかりになる．アレルギー性鼻炎，気管支喘

息，アトピー性皮膚炎などの既往をもつ"アトピー体質"の患者は薬物アレルギーを起こす確率が高くなる。同様に他の薬物や食物などにアレルギーがあるとアレルギーが起きやすい体質であると考えるべきである。

2 アレルゲンは局所麻酔薬か

上記の問診で被疑物質が絞り込まれる。局所麻酔薬アレルギーが疑われる状況でアレルゲンになるものとして，局所麻酔薬，添加物であるパラベン，亜硫酸塩，ラテックス，クロルヘキシジン，抗生物質，全身麻酔併用であれば筋弛緩薬，静脈麻酔薬，麻薬などがある[2)9)～11)]。

即時型の場合，被疑薬剤を用いた負荷試験を行い確定診断する。その際には前回の発症から2週間は不応期となり皮膚検査の陽性率が低下するので1カ月以上経ってから行う。負荷試験を行う時は患者への十分な説明と合意を得，患者監視モニターと心肺蘇生ができる準備をして行う。*in vitro*検査が利用できる場合は，参考にする。

遅延型の場合，パッチテストを行う。*in vitro*検査のDLST，LMITを参考にしてもよい。パッチテストを行う際，抗ヒスタミン薬の服用を中止する必要はないが，ステロイド剤の使用（内服，外用とも）は結果に影響を与える場合がある。また実施にあたっては入浴や汗をかく激しい運動の禁止，テスト終了後に色素沈着が起きる可能性についても説明し同意を得る必要がある。

3 麻酔をどうするか

患者の強い希望がある場合や患者の合意が得られないなどの理由でアレルギーの診断が不可能な場合，全身麻酔で処置や手術を行う。その際は全身麻酔に使用する薬剤はなるべく少なくする。筋弛緩薬は麻酔に用いる薬剤の中では最もアレルギーの頻度が高い[10)]。

患者が局所麻酔を希望した場合や全身麻酔が行いにくい状況であれば，負荷試験でアレルギーのないことが確認された添加物を含まない局所麻酔薬を使用して局所麻酔を行う。エステル型同士は交差反応があるのでエステル型にアレルギーがある場合はアミド型を用いる。

浸潤麻酔であれば局所麻酔薬の代替として，抗ヒスタミン薬のジフェンヒドラミン1％溶液（注射薬：レスミン™，ベナスミン™）が使用できる。2～5％溶液を用いると濃度依存性に投与部位に刺激症状，灼熱感，発赤，水泡形成，知覚消失の遷延化，感覚異常を起こすことがある[12)13)]。また副作用として注入時の痛みと眠気がある。

アレルギーへの対応をして診療を行った結果を再評価するべきである。アレルギーがあってもそれを回避できることが分かれば患者にとって診療の幅が確保されることになる。アレルギーがないと診断されていながらアレルギーが起きた場合やアレルギーを回避する努力をしても症状が起きるのであれば，再度アレルゲンの検索を行うべきである。

■参考文献

1) 宇野勝次. アレルギー性副作用. 東京：じほう；1999.
2) Solensky R. Drug hypersensitivity. Med Clin North Am 2006；90：233-60.
3) Fisher MM, Bowey CJ. Alleged allergy to local anaesthetics. Anaesth Intensive Care 1997；25：611-4.
4) 抗菌薬投与に関するアナフィラキシー対策のガイドライン（2004年版）. 社団法人日本化学療法学会臨床試験委員会皮内反応検討特別部会編.
5) 日本接触皮膚炎学会ホームページ
6) Fischer T, Kihlman I. Patch testing technique. J Am Acad Dermatol 1989；21：830-2.
7) Mertes PM. Anaphylactic reactions during anaesthesia－let us treat the problem rather than debating its existence. Acta Anaesthesiol Scand 2005；49：431-3.
8) Fernandez-Galinski S, Pacrev S, Vela E, et al. Lethal adverse reaction during anaesthetic induction. Eur J Anaesthesiol 2006；23：81-2.
9) Kroigaard M, Garvey LH, Menne T, et al. Allergic reactions in anaesthesia：are suspected causes confirmed on subsequent testing? Br J Anaesth 2005；95：468-71.
10) Harboe T, Guttormsen AB, Irgens A, et al. Anaphylaxis during anesthesia in Norway：a 6-year single-center follow-up study. Anesthesiology 2005；102：897-903.
11) Gex-Collet C, Helbling A, Pichler WJ. Multiple drug hypersensitivity–proof of multiple drug hypersensitivity by patch and lymphocyte transformation tests. J Investig Allergol Clin Immunol 2005；15：293-6.
12) Pollack CV Jr, Swindle GM. Use of diphenhydramine for local anesthesia in "caine"-sensitive patients. J Emerg Med 1989；7：611-4
13) 堀川　縁, 光畑裕正, 斉藤　仁ほか. 局所麻酔薬アレルギー歴の妊婦に対する塩酸ジフェンヒドラミンの安全な使用経験. 麻酔 2002；51：493-7.

（田中　和夫）

臨床編 3 局所麻酔時のアレルギーの臨床

B 局所麻酔薬アレルギーの実際，症例提示

はじめに

　われわれ麻酔科医は，過去に局所麻酔薬アレルギーの既往があるという患者に直面したとき，思わず躊躇してしまう。なぜなら，その症例で過去に生じたというアレルギー反応がどの局所麻酔薬の使用で生じたのか，その反応はどの程度のもので，治療はいかになされたのか，それとも，そのアレルギー反応自身は本物なのか，それ以外の反応（局所麻酔薬の過量投与，血管内誤入，添加物の影響，過換気症候群，または血管迷走神経性失神など）でしかなかったかの情報が得られない場合が多いからである。その一方で，局所麻酔薬，特にアミド型に対するアレルギー反応の頻度は極めて低いとされている。さらに，局所麻酔薬の臨床的有用性は非常に高く，使用の簡便性が魅力的なためである。

　最初に当教室のペインクリニック外来での局所麻酔薬による遅延型アレルギー反応を呈したと思われる症例，そして著者が過去に局所麻酔薬アレルギーを経験した症例などに対する麻酔管理の選択と経過，通常通りに脊髄くも膜下麻酔を施行した後に重篤な徐脈と意識消失を起こし蘇生行為を必要とした症例，そして両側前腕外傷に対して両側の腕神経叢ブロックを施行し喉頭部の違和感（冷感）に続き全身痙攣を呈した症例を提示する。それらの臨床像を通じて，局所麻酔薬がどのようにそれらの病態に関連したかについて検討したい。

　さらに，局所麻酔薬アレルギー反応の中で遅延型アレルギー反応を呈した他の症例報告と，局所麻酔薬アレルギーの既往があるとされた症例を対象に各種局所麻酔薬のアレルギー検査を実施しその真否を追試した報告を紹介したい。また，添加物自身（アドレナリン，防腐剤，抗酸化剤）がアレルギーの要因となる危険性についての報告を含めて考察したい。さらに，局所麻酔薬アレルギー反応のなかで即時型アレルギー反応の発症頻度は極めて低いと思われるが，即時型アレルギーに相違ないと思われる症例も散見されるので引用することにする。なお，局所麻酔薬アレルギー反応の検査法と治療は本書の他の稿を参照にして欲しい。

われわれの経験した症例

1 症例1

　　患者：82歳，男性
　　主訴：右側上眼瞼部痛
　　既往歴，家族歴：薬剤や食物に対するアレルギーなどはない。
　臨床経過：ペインクリニック外来で，右側第1枝領域の三叉神経痛と診断された。そして，0.5％ブピバカイン0.5mlに溶解した4％テトラカインを用いて右側眼窩上神経ブロックを施行した。外来で約1時間程度，ブロックの効果判定と局所麻酔薬アレルギーや血腫などの合併症が生じていないことを経過観察し帰宅させた。当日の夜より（ブロック施行から約10時間後），右側眼瞼に紅潮した著明な腫脹が生じ，2日後には左側眼瞼にも同様な腫脹が進展した。その治療と原因検索のため，皮膚科へ紹介受診させた。Prickテストで陰性，1週間後に施行した皮内反応テストで陽性を認めた。腫脹の発症経過と他側への腫脹の進展経過から，遅延型アレルギー反応であると診断された。その後，両眼瞼の腫脹は1週間で自然消退した[1]。

2 症例2

　　患者：9歳，女児
　　主訴：上腕骨骨折骨接合術に対する全身麻酔
　既往歴：8歳時に歯科治療後の夜に顔面全体に及ぶ著明な紅潮色の腫脹が出現し，救急病院でステロイド剤と抗ヒスタミン剤の静脈内投与を受け，軽快したそうである。他の薬剤，食物，ラテックスに対するアレルギーはない。
　麻酔経過：緊急手術であったため，各種局所麻酔薬に対するアレルギーテストを施行する時間がなかった。麻酔は，酸素，亜酸化窒素，セボフルランを用いた緩徐導入とし，リドカインゼリーを使用せず生理的食塩水で湿潤させたラリンジアルマスク（クラシックタイプ）を挿入した。導尿バルーンの留置は行わず，術野でのアドレナリン含有リドカインの使用を中止させた。経過中にアレルギー反応は起こらず，無事に手術を終了した。さらに，遅延型アレルギー症状も見られなかった。

3 症例3

　　患者：58歳，男性
　　主訴：外来での体外衝撃波尿路結石破砕術施行時の全身管理の依頼
　既往歴：数回に及ぶ歯科治療時の気分不良と意識消失発作を生じ，歯科医からリドカインアレルギーと説明されていた（皮疹の発症の有無，血圧・脈拍数などについて詳細

は不明であるが，蘇生行為を施行されたという）。しかし，当院泌尿器科外来での膀胱鏡検査施行時に，すでに2％リドカイン含有ゼリーを使用していたがアレルギー症状は出現していなかった。その事実より，過換気症候群，または血管迷走神経性失神である可能性が高いと判断し，各種局所麻酔薬のアレルギー検査をしなかった。なぜなら，これらのアレルギー検査（Prickテストや皮内テスト）自体が過換気症候群や血管迷走神経性失神を引き起こす可能性があると考えたからである。対応策として，術前の過緊張状態を回避すること，術中の痛みや体位による不快感を和らげることに重点を置いた患者管理を計画した。

　麻酔経過：入室2時間前に，鎮静作用と抗アレルギー作用を期待して塩酸ヒドロキシジン10mgを内服させた。入室後，軽度の鎮静状態であることを確認し愛護的に末梢静脈（22G）を確保し，塩酸ヒドロキシジン25mgとペンタゾシン7.5mgを静脈内投与した。そして，十分な鎮静状態にあることを確認し，体外衝撃波尿路結石破砕術を施行した。処置中の血圧，脈拍数，経皮的酸素飽和度は安定しており，蕁麻疹などの皮膚症状も見られなかった。さらに，遅延型アレルギー反応も認めなかった。

4 症例4

　患者：64歳，女性
　主訴：経尿道的膀胱腫瘍切除に対する脊髄くも膜下麻酔
　既往歴：薬剤や食物に対するアレルギーなどはない。怖がりで神経質な性格である。
　麻酔経過：前投薬が投与されていないことと入室が2時間遅れたので，入室時に極度の不安感をもっている様子であった。血圧，脈拍数は正常域にあった。左側臥位で1％メピバカイン3mlを用い穿刺部位に浸潤麻酔を行うとき，「痛い」を連呼し体動が非常に多かった。25G Quincke針を使用し愛護的にL4/5間から1回の穿刺（放散痛なし，血液の逆流なし）でくも膜下腔に達した。高比重0.5％ブピバカイン2.2mlを注入した。仰臥位に戻し，血圧（130/76mmHg），脈拍数（76回/分），経皮的酸素飽和度（98％），局所麻酔薬投与約10分後の痛覚遮断域は両側Th11以下で適正域にあり，手術可能と判断した。麻酔レベルをpin-prick法で確認していたときも，患者の訴えは，「へその上は痛い，本当に大丈夫なの！」と繰り返し述べていた。そのとき，80回/分の脈拍数が徐々に低下し，心電図の波形は変化せずに洞性徐脈（50回/分）となった。そのときの血圧は140/80mmHgであったので，硫酸アトロピン0.5mgの投与を開始したが，脈拍数はさらに低下し10回/分となり，意識を消失した。ただちに，執刀医とともに心臓マッサージと100％酸素によるマスク換気を開始した。さらに，硫酸アトロピンの追加投与，アドレナリンの投与を準備し，気管挿管操作に入ろうとした。このとき，最初に投与した硫酸アトロピンの効果が現れ脈拍数は増加し血圧も保たれ，意識レベルはすぐに回復した。麻酔レベル（痛覚遮断域は両側Th9以下）であり，高位交感神経ブロックによる心拍数への影響は小さいと考えた。脳神経学的な所見に異常を認めなかったので，手術を開始し無事に終了した。経過中に徐脈の再発はなく，蕁麻疹などの皮膚症状や喘息などは出現しなかった。したがって，即時型の局所麻酔薬アレルギー反応ではなく，血管迷走神経性失神と診断

した。また，遅延型アレルギー反応は見られなかった。

5 症例5

患者：45歳，男性。身長175cm，体重90kg
主訴：両側前腕尺骨側部の切創および部分断裂腱修復に対する両側腕神経叢ブロック（腋窩アプローチ法）
既往歴：特記事項なし
現病歴：喧嘩中に刃物で受傷し救急搬送された。受傷部位は両側前腕部のみで，血液検査，心電図，各種X線写真で異常を認めなかった。しかし，最終摂食から1時間程度しか経過しておらず，full stomach状態であると想定された。手術は両側の修復術を同時進行で施行し2時間以内に終わらせるとの申し出であった。そこで，両側腕神経叢ブロック（腋窩アプローチ法）を麻酔法として選択した。
麻酔経過：右側より，放散通を指標に1.0％リドカイン（1/20万含有アドレナリン）30mlを用い腕神経叢ブロックした。左側でも同様に施行し，合計1.0％リドカイン（1/20万含有アドレナリン）60mlを使用した。両側ブロック施行後5分頃より，患者は「喉が冷たい感じがする」と訴えた。そのとき，脈拍数は80回/分から120回/分に増加していた。局所麻酔薬によるアレルギー反応による声門，気管の浮腫や痙攣が生じたのかと思った。しかし，皮膚症状などは見られず，全身の痙攣が始まった。そこで，局所麻酔薬の過量投与による中毒症状と判断し，100％酸素によるマスク換気とジアゼパム10mgを静脈内投与した。痙攣が沈静化し患者の全身状態が安全であることを確認した後に，手術を開始して無事に終了した。

以上の症例が，局所麻酔薬の使用に関連した当教室と著者の経験した事例である。しかしながら，関連施設を含めても局所麻酔薬に対する真のアレルギー反応（特に即時型）の症例は報告されていない。その他に，周術期に使用するアレルギー反応誘発物質として抗生物質は頻度が高いものとして知られている。しかし，メチレンブルーなどの色素も重篤な即時型アレルギーを引き起こす可能性があるので鑑別が必要である[2]。麻酔チャートには，使用された薬剤とその時間を正確に記載することが重要であり，麻酔研修で習慣づけられるべき業務であると信じている。

局所麻酔薬アレルギー反応の頻度とその正体は？

局所麻酔薬自身が真に全身性のアレルギー反応をもたらす頻度は，生じた有害反応の1％にも満たない。しかし，接触性の皮膚炎はまれではないと，Mooreはその著書で述べている[3]。元来，アナフィラキシー症状とは，蕁麻疹，気管痙攣，血管浮腫（顔面浮腫，喉頭浮腫），全身紅潮，嘔気，下痢などの症状の複合体である。それに，循環不全が加わるとアナフィラキシーショックと呼ばれる。その発症の機序には特異抗原，特異的IgE抗

体の存在が関与しており，これらが肥満細胞や好塩基球に作用してヒスタミンの遊離をもたらし，即時的に前記の症状を引き起こすとされている．したがって，真のアナフィラキシー症状であることを示すためには特異的IgE抗体の存在や補体の消費などを証明する必要があり，非常に困難な作業である．また，特異的IgE抗体が存在せず（証明されず）薬剤が直接肥満細胞や好塩基球に作用してヒスタミンを遊離し，前記の症状を呈する病態をアナフィラキシー様症状とされており，病態の把握をより困難にしている．

アナフィラキシー反応との鑑別を要する症状

1 不安や痛みに対する神経由来の反応

先に提示した症例3，4などのような症例が典型的なものだと思われる．歯科治療時などの局所麻酔が主な麻酔法であるとき，患者は極度に緊張していることが通例である．その状況下の神経質な患者では，局所麻酔薬の注射行為の痛み刺激だけでも血管迷走神経性失神を誘発する可能性は十分にあると思われる．さらに，過換気症候群などを合併している可能性があり症状はさらに多彩になると思われる．

2 局所麻酔薬の添加物による反応

歯科領域で主に使用される局所麻酔薬は，2％リドカインカートリッジ（添加物としてアドレナリン，パラオキシ安息香酸メチル，亜硫酸ナトリウム）である．アドレナリンは使用局所の血管収縮薬として出血量の低減とリドカインの作用時間延長を目的に配合されている．しかし，アドレナリンは，少量の投与でも動悸や息苦しさ，不安，興奮，震顫，顔面蒼白などを患者にもたらす直接的な要因となる可能性がある．さらに，甲状腺機能亢進症，高血圧症を有する患者はアドレナリンへの感受性が高いので，血管迷走神経性失神や過換気症候群の発症頻度を増加させると思われる．

バイアル入りの局所麻酔薬には防腐剤としてパラベンが添加されている．パラベンとはパラオキシ安息香酸エステルの総称で，パラオキシ安息香酸メチル，パラオキシ安息香酸エチル，パラオキシ安息香酸プロピル，パラオキシ安息香酸ブチルなどがある．これらのパラベンは局所麻酔薬だけではなく日常製品にも広く添加されている．例えば，細菌繁殖を防ぎ品質低下を防止するために化粧品に添加されている．食品添加物として，醤油などの調味料やシロップなどにも混合されている．このように，日常製品から知らず知らずのうちにパラベンに感作されている可能性がある[4]．したがって，パラベンへのアレルギー反応が生じる傾向は，パラベン添加の局所麻酔薬の頻回使用による感作ではなく，前述の日常生活品から感作の割合の方が高いと思われる．

また，アドレナリン含有の局所麻酔薬にはアドレナリンの効果を保持するために抗酸化剤として亜硫酸ナトリウムが添加されている場合が多い．これらの添加物が相加的，

相乗的にアレルギー反応に影響している可能性がある。

3 局所麻酔薬過量や血管内誤投与などによる中毒症状

　症例5に挙げた症例であり，反省を要した症例である。身長175cm，体重90kgの男性で，full stomach状態であることを考慮して，両側腕神経叢ブロック（腋窩アプローチ法）を選択し合計1.0％リドカイン（1/20万含有アドレナリン）60mlを使用した。アドレナリンの添加により，中毒域までリドカイン濃度が上昇しないことを期待したが，過量使用であったことは否めない。この症例では，痙攣が出現する前に多弁や呂律の変化ではなく喉の違和感（冷感）を最初に訴えたので，局所麻酔薬アレルギー反応による声門や気管などの浮腫や痙攣を考えた症例であった。

局所麻酔薬による遅延型アレルギー反応の興味深い症例報告

　症例1に示したような局所麻酔薬（リドカイン，メピバカインなど）による遅延型アレルギー反応を生じた症例の報告は歯科治療時に発症した例が多い。その中で，Evansら[5]の報告も歯科治療時のリドカイン使用による遅延型アレルギー反応の発症である。顔面部の腫脹が主で，即時型アレルギー反応で見られる蕁麻疹，気管痙攣などは見られていない。血液検査で，C3，C4，C-1-エステラーゼ・インヒビターの値は正常域であること，総IgEレベルの値も正常域であること，ラテックス特異IgEの存在のないことを証明している。さらに，後のリドカインによる皮内反応で生じた部位にリンパ球の浸潤を観察し，免疫染色法を用い，そのリンパ球の表面にCD3抗原に濃染することまで証明している。なぜなら，CD3抗原陽性のリンパ球が遅延型アレルギー反応に大きく関与しているからである。

　もう1つ興味深い症例報告がある。それは，われわれもよく使用する0.2％ロピバカインで生じた遅延型アレルギー反応である。Banら[6]が報告している症例で，ヘルペス後神経痛に対する持続硬膜外麻酔（0.2％ロピバカイン）で治療中に発症している。また，投与開始から2週間後から症状が発現している。治療はロピバカイン中止で症状が消失していること，さらに，皮内反応テストと局所生検（リンパ球と好酸球の浸潤を認める）によりロピバカインが原因であることを証明している。ロピバカインはアミド型局所麻酔薬で本来はアレルギー反応を起こしにくいとされている。日本でも硬膜外投与に用いる局所麻酔薬の代表格といえる。そのような薬剤でもある種のアレルギー反応の原因となりうる。ヘルペス後神経痛に対する治療には硬膜外鎮痛以外にも抗うつ薬や消炎鎮痛薬を併用投与することが多いことが通例である。したがって，症状の発現時間に2週間もかかるのでは，使用したどの薬剤が関与しているのかを解明することはさらに困難となるであろう。

局所麻酔薬アレルギーの既往があるとされる症例にアレルギー検査を実施しその真否を追試した報告

Fisherら[7]の報告は，過去に局所麻酔薬アレルギーがあるという27人の症例を対象に検討している。その方法は添加物の含有されていない局所麻酔薬を用いて皮内反応テストを施行しアレルギー反応の有無を調べている。そのテストの結果は皮内反応で陽性を呈した症例は1例のみであったと報告している。また，Berkunら[8]の報告では，過去に局所麻酔薬アレルギー反応を経験したという236例を対象にしている。ここでも，アレルギーテストの診断方法は皮内反応テストである。しかし，テストに使用する局所麻酔薬は添加物（アドレナリン，パラベン，亜硫酸ナトリウム）を含有しているものとしていないものの両方を用いている。その結果であるが，興味深いことに陽性反応を示した症例は皆無であった。その他にも同様な症例検討が報告されている。そこでは，過去の局所麻酔薬アレルギー歴と各種局所麻酔薬を使用した皮内反応との結果に有意な相関関係が認められず，局所麻酔薬アレルギーテスト（皮内反応テスト）は有意義であると主張する意見は少ない。さらに，過去のアレルギー反応が局所麻酔薬自身によるものか，添加物（アドレナリン，防腐剤，抗酸化剤）によるものか，さらにはこれらの薬剤の相加，相乗作用であるかは判別が不可能であるといわざるを得ない。

局所麻酔薬自身による即時型アレルギー反応の症例報告

純粋に局所麻酔薬による劇症型の即時型アレルギーの報告は散見されるに過ぎない。そのような報告の中で常に争点となることがある。それは，生じたアレルギー反応が免疫学的検査を施行して免疫学的機序の関与を裏づけることである。ここでは，Brownら[9]の報告を紹介したい。患者は過去にリドカインによるアレルギー反応の既往があるとされていた。詳細は不明であるため，0.5％プリロカイン0.2mlと0.5％ブピバカイン0.2mlを用いて皮内反応テストを施行した。しかし，プリロカインでは無症状であったが，ブピバカインでは皮内反応テスト施行2分後に，即時型のアレルギー反応（上肢，前胸部の蕁麻疹，喉の絞扼感，視力低下など）を発症している。抗ヒスタミン薬（クロルフェニラミン）だけの静脈内投与で治療に成功している。血液検査では，リドカインやブピバカインに対する特異的抗体は検出できなかった。しかしながら，補体成分のC4を証明している。この低下は即時型アレルギー反応が発症したために消費されたことによる低下と解釈している。この報告で教訓となることは，皮内反応テストですら重篤な即時型アレルギー反応を生じる可能性がある事実，また，局所麻酔薬に対する特異的抗体は証明し難い事実である。

このような混沌とした状況の中で，麻酔科医として患者を管理するために不可欠なことは何であろうかと自問している。それは，モニターの数値の変動だけでなく臨床家としての五感で患者を観察することも重要な要素であると思われる。

■参考文献

1) 飯室慎祐, 浅田　章. 三叉神経痛に対する高濃度局所麻酔薬の効果―どのくらいの濃度を用いればよいか―. ペインクリニック 2000 ; 21 : 1127-31.
2) Dewachter P, Mouton-Faivre C, Tréchot P, et al. Severe anaphylactic shock with methylene blue instillation. Anesth Analg 2005 ; 101 : 149-50.
3) Moore DC. Regional block (Fourth Edition, Tenth Printing). USA : Charles C Thomas Publisher ; 1981. p.32-5.
4) Finucane BT. Allergies to local anesthetics―the real truth. Can J Anesth 2003 ; 50 : 869-74.
5) Evans LA, Pointing J, Wills EJ, et al. Recurrent facial swelling following dental procedures. Med J Aust 2002 ; 177 : 522.
6) Ban M, Hattori M. Delayed hypersensitibity due to epidural block with ropivacaine. BMJ 2005 ; 330 : 229.
7) Fisher MM, Graham R. Advrese responses to local anaesthetics. Anaesth Intens Care 1984 ; 12 : 325-7.
8) Berkun Y, Ben-Zvi A, Levy Y, et al. Evaluation of adverse reactions to local anesthetics : experience with 236 patients. Ann Allerg Asthma Immunol 2003 ; 91 : 342-5.
9) Brown DT, Beamish D, Wildsmith JAW. Allergic reaction to an amid local anaesthetic. Br J Anaesth 1981 ; 53 : 435-7.

（豊山　広勝）

臨床編 3 局所麻酔時のアレルギーの臨床

C アナフィラキシーの治療と心肺蘇生法

局所麻酔薬によるアレルギー反応の頻度は少なく[1]，緊急治療を必要とするアナフィラキシーが発生することはまれである。しかし，アナフィラキシーは少しでも対処を誤ると致命的になる病態であり，臨床医は常に頭の片隅に置いておく必要がある。

診断

アナフィラキシーが発生すると迅速な処置が必要となるため，短時間に的確な診断を行わなければならない。局所麻酔薬の投与から症状発現までの時間が短いほど重症化する可能性が高く，症状が10分以内に発現して分単位で悪化する場合には特に注意が必要である。皮膚，呼吸，循環，消化器に複数の症状や徴候が発現する場合にはアナフィラキシーを疑う。

全身の皮膚は蕁麻疹様の発疹で潮紅することが多いが，重症例では末梢循環不全のためにむしろ蒼白となる。上気道あるいは下気道の浮腫により喘鳴が発生する。呼吸器の初期症状として鼻汁が見られることが多い。

循環虚脱は心停止の前兆である。急激な血管拡張により静脈還流量が低下し，激しい血管透過性の亢進がそれを助長する。ショック状態により意識障害が発生し，時には不穏状態となる。合併する心疾患やアドレナリン投与による心筋虚血によっては他にもさまざまな循環器症状が発生する[2,3]。

その他，腹痛，嘔吐，下痢といった消化器症状にも注意する。

アナフィラキシーの初期治療

最も重要なことは，気道，呼吸，循環のサポートを必要とする重篤な状態に陥る危険性を常に認識しながら治療にあたることである。アナフィラキシーにはさまざまな重症度や臨床経過があり，心肺停止を予防するための初期治療を標準化することは困難である。エビデンスに裏づけられたものはほとんどないが，以下に示す治療が推奨される。

1 原因薬剤の除去

原因と考えられる薬剤の投与を中止し，ゼリーなどの外用剤はすべて除去する。

2 酸　素

高流量の酸素を投与する。

3 アドレナリン

皮下投与はショック状態で十分な血漿濃度が得られないため避けるべきである[4]。比較的軽症な状態では筋肉内投与が行われる。アドレナリン0.3～0.5mgを筋注し，症状の改善がみられなければ15～20分ごとにくり返す。

ショック状態に陥った場合は静脈内投与が望ましい。アドレナリンを希釈して0.1mgを緩徐に静注し，状態の改善がみられなければそれをくり返す。初回の投与に続いて1～4μg/minで持続静注してもよい[5]。アドレナリンの過量投与で致死的となることがあるため[2]，厳重なバイタルサインの監視が必要である。

β遮断薬を内服している患者では，アナフィラキシーが重症化しやすくアドレナリンの効果が得られにくいとされている[6]。このような症例では，後述するグルカゴンやイプラトロピウムの投与を考慮する。

4 輸　液

低血圧がアドレナリンに反応しにくい場合は細胞外液補充液を大量に投与する。初期の段階でも2～4lの輸液が必要である。

5 抗ヒスタミン薬

ジフェンヒドラミンやクロルフェニナミンなどの抗ヒスタミン薬を筋注あるいは静注する。

6 H_2ブロッカー

シメチジンなどのH_2ブロッカーを投与する[7]。

7 吸入気管支拡張薬

気管支攣縮に対しては吸入β刺激薬を投与する。β遮断薬を投与されている患者には

抗コリン薬である吸入イプラトロピウムの投与を考慮する。

8 副腎皮質ステロイド

大量の副腎皮質ステロイドを投与するが,効果の発現には少なくとも4〜6時間を要する。

9 その他

a. バソプレシン

バソプレシンがアナフィラキシーの低血圧に有効であったとの報告がある[8]。

b. アトロピン

徐脈がみられる場合はアトロピンの投与を推奨する報告がある[9]。

c. グルカゴン

グルカゴンはアデニル酸シクラーゼを刺激して強心作用を発現するとされる。β遮断薬を投与されている患者のアナフィラキシーでは,アドレナリンの効果が十分に得られない場合があるためグルカゴンの投与を考慮する。グルカゴンの作用は短時間であり,1〜2mgを5分ごとに筋注あるいは静注する。

気道閉塞

上気道の浮腫で気道が狭窄したら気道確保が必要となる。時期を逸すると咽頭および喉頭の浮腫で気管挿管は不可能となる。嗄声,喘鳴,舌や口唇の浮腫などがみられたら気管挿管の決断を躊躇してはならない。

気管挿管が不可能な場合は外科的気道確保が必要であるが,判断が遅れると,頸部の浮腫のために外科的気道確保さえも難しくなる。外科的気道確保のキットが市販されているが,ここでは輪状甲状靱帯穿刺および輪状甲状靱帯切開について述べる。

1 輪状甲状靱帯穿刺

14G程度の静脈留置針を輪状甲状靱帯に穿刺・留置する(図1-A)。注射器とスリップジョイントを利用すれば麻酔回路やバッグバルブに接続できる(図1-B)。

この方法により短時間であれば最低限の酸素化を維持できる。しかし,静脈留置針を通じての呼気には限界があるため,喉頭や咽頭が完全閉塞した場合は胸腔内圧が上昇しすぎないように注意が必要である。

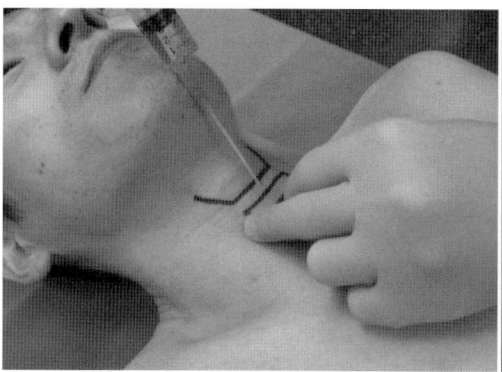

臨床編

(A) 輪状甲状靱帯を同定して尾側の手で輪状軟骨と甲状軟骨を固定し，14G程度の静脈留置針に5〜10mlの注射器をつけて吸引しながら穿刺する。

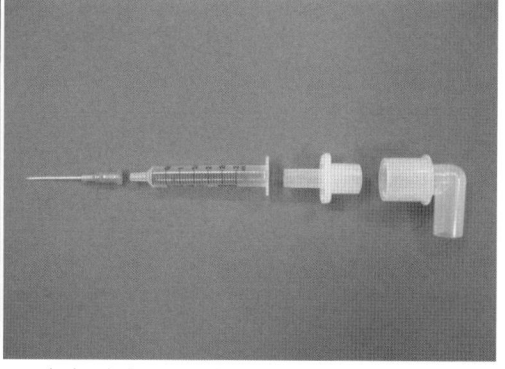

(B) 空気が吸引されたら外套を留置し，3mlの注射器と7〜8mmの気管チューブのスリップジョイントを利用して，麻酔器やバッグバルブのLコネクションに接続する。

図1　輪状甲状靱帯穿刺

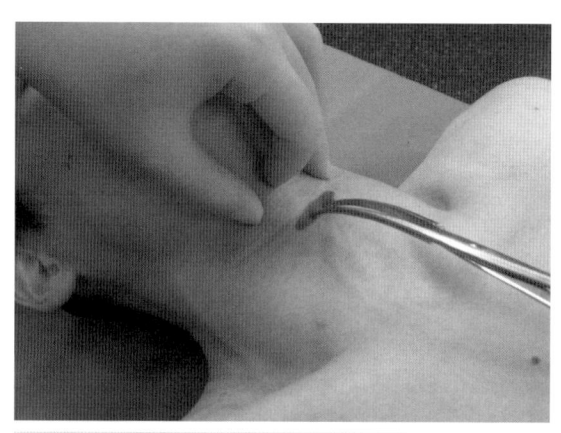

図2　輪状甲状靱帯切開

輪状甲状靱帯を同定して頭側の手で甲状軟骨を固定し，輪状甲状靱帯上の皮膚を2〜3cm横切開する。輪状甲状靱帯にメスで1.5cmの横切開を加えて曲ペアン鉗子で広げ，カフ付きの気管切開チューブまたは気管チューブを挿入する。

2 輪状甲状靱帯切開

輪状甲状靱帯を切開して気管切開チューブまたは気管チューブを留置することにより十分な換気が可能となる（図2）。

心停止

心停止に陥ったら心肺蘇生を施行するが，アナフィラキシーによる心停止では特別な

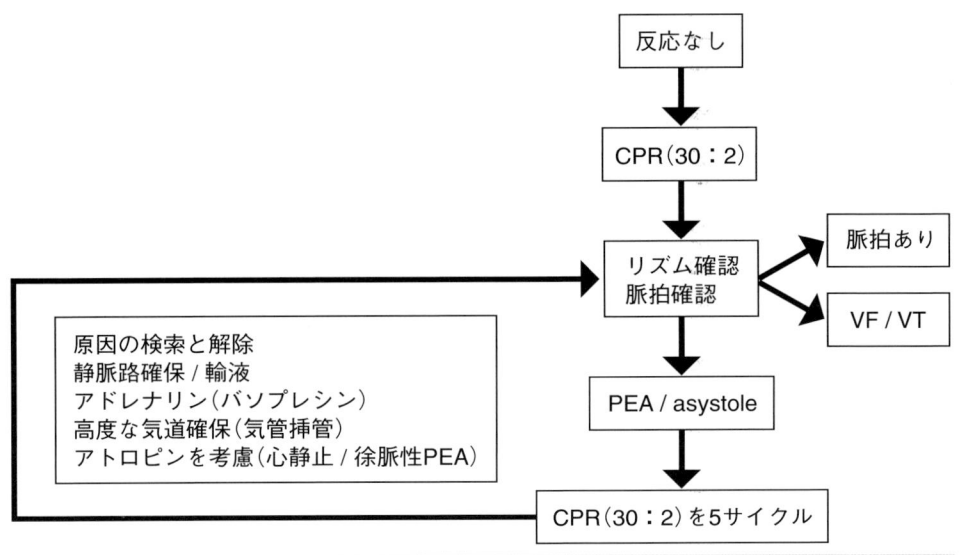

図3 PEA/asystole のアルゴリズム
(日本救急医療財団心肺蘇生法委員会策定「わが国の新しい救急蘇生ガイドライン」の「成人ALSのアルゴリズム」より改変引用)

配慮が必要である。

1 無脈性電気活動 (pulseless electrical activity : PEA) /心静止 (asystole) のアルゴリズム

アナフィラキシーによる心停止はPEAあるいは心静止のことが多く, 心肺蘇生はPEA/asystoleのアルゴリズム(図3)に従う。

2 大量輸液

致死的なアナフィラキシーでは高度の血管拡張が生じるため, 大量の輸液を急速に投与する必要がある。4〜5lの細胞外液補充液を複数本の静脈路から加圧バッグなどを利用して投与する。

3 高用量のアドレナリン

アドレナリン1mgを急速静注し, 3分後に3mg, さらに3分後に5mgを追加する。その後は4〜10μg/minで持続静注する。

4 抗ヒスタミン薬

アナフィラキシーによる心停止において抗ヒスタミン薬の有効性を示す報告はないが,

少なくとも有害ではないと考えられる[7]。

5 副腎皮質ステロイド

心停止時に副腎皮質ステロイドの効果はほとんど期待できないが，蘇生後に有効となる可能性がある。

■参考文献

1) Baluga JC, Casamayou R, Carozzi E, et al. Allergy to local anaesthetics in dentistry. Myth or reality? Allergol Immunopathol 2002 ; 30 : 14-9.
2) Pumphery RS. Lessons for management of anaphylaxis from a study of fatal reactions. Clin Exp Allergy 2000 ; 30 : 1144-50.
3) Pumphery RS, Roberts IS. Postmortem findings after fatal anaphylactic reactions. J Clin Pathol 2000 ; 53 : 273-6.
4) Simons FE, Gu X, Simons KJ. Epinephrine absorption in adults : intramuscular versus subcutaneous injection. J Allergy Clin Immunol 2001 ; 108 : 871-3.
5) Barach EM, Nowak RM, Lee TG, et al. Epinephrine for treatment of anaphylactic shock. JAMA 1984 ; 251 : 2118-22.
6) Ellis AK, Day JH. Diagnosis and management of anaphylaxis. CMAJ 2003 ; 169 : 307-11.
7) Winbery SL, Lieberman PL. Histamine and antihistamines in anaphylaxis. Clin Allergy Immunol 2002 ; 17 : 287-317.
8) Kill C, Wranze E, Wulf H. Successful treatment of severe anaphylactic shock with vasopressin : two case reports. Int Arch Allergy Immunol 2004 ; 51 : 169-72.
9) Brown AFT. Anaphylaxis gets the adrenaline going. Emerg Med J 2004 ; 21 : 128-9.

（鳥山　澄子，池下　和敏）

索 引

和 文

あ

アシドーシス 36
アスピリン不耐症 141
アセチルコリン 50
アデニルサイクラーゼ 21
アデニレートシクレース 34
アデノシン三リン酸 21
アトピー体質 127, 202
アドレナリン 64, 149, 169, 177, 208, 213
アナフィラキシー 132, 156, 163, 212
　　──症状 207
　　──反応との鑑別 208
　　──様症状 208
　　──様反応 132
アポトーシス 62
アミオダロン 22
アミド型 35, 82, 145
　　──局所麻酔薬 71, 165
アミド結合 71
アミン 74
亜硫酸ナトリウム 64, 65, 150, 208
アレルギー起因薬剤同定検査 196
アレルギー性接触皮膚炎 155, 201
アレルゲン 127, 200

い

イオン化型 100

イオン型 14
イオン選択性 3
イオン選択フィルター 3, 9, 11
イオンチャネル 3
イオン透過孔 6, 11, 14
イオントラッピング 101
閾値 4
　　──電位 25
イソフルラン 114
イソプロテレノール 180
痛みの可塑性 20
一過性神経症状 58
一酸化窒素ドナー 36
一般用薬 145
イノシトール3リン酸 33
医療訴訟 57
イントラリピッド 193

え

衛生仮説 143
腋窩アプローチ 169, 171
エステル型 82, 145
　　──局所麻酔薬 71
エステル結合 71
塩基性の薬物 106
延髄吻側腹外側野 49

お

オピオイド 122

か

界面活性作用 62
解離恒数 75
解離定数 100
過換気症候群 206, 208

褐色細胞腫 133
活動電位 4, 25
　　──持続時間 94
荷電型 36
過分極 4
カリウムチャネル 3
過量使用 209
カルシウムチャネル 3
カルモジュリン 33
肝血流量 88
肝代謝率 89

き

偽コリンエステラーゼ 83
基質 121
気道閉塞 214
吸引試験 190
球後麻酔 192
急性相蛋白 105
競合 108
胸骨圧迫心臓マッサージ 98
鏡像異性体 92
共鳴効果 73
局所麻酔薬 14, 24
　　──アレルギー 204
　　──アレルギー反応の頻度 207
　　──中毒 148, 163
　　──中毒症状 124
　　──による痙攣 18
　　──の添加物 208
筋小胞体 26
キンドリング 43

219

索引

く

グアノシン三リン酸	21
グアノシン二リン酸	21
空気	180
偶発的血管内留置	167, 168
クリアランス	83
グルカゴン	3
グルタメート	62
クロニジン	193
クロロプロカイン	64

け

経口的吸収	193
経皮的吸収	193
痙攣	17, 43
——閾値	113
——誘発量	101
ゲート	3, 6, 11, 14
ケタミン	117
血液脳関門	121, 123
血管内誤投与	209
血管内注入	175
血管平滑筋	24
血管迷走神経性失神	206, 208
血管迷走神経反射	149
血漿蛋白	106
血漿中遊離型濃度	106
血漿中AAG濃度	105
血流依存性	107

こ

高閾値活性化型Ca^{2+}チャネル	12
高位脊髄くも膜下麻酔	148
光学異性体	63, 70, 76, 92
抗癌剤	120
交感神経	47, 48
交差反応	144
抗生物質	207
高炭酸ガス	36
抗ヒスタミン薬	151, 202, 216
抗不整脈作用	17

さ行（興奮〜）

興奮収縮連関	27
硬膜外カテーテル	167, 176
硬膜外テストドーズ	176
硬膜外麻酔	25, 166
コーンスターチパウダー	155
コカイン	20, 46, 70
——誘発性キンドリング	46
孤束核	22, 50
5量体	18

さ

サイクリックGMP	34
サイクリックアデノシン3',5'-一リン酸	21
臍帯血	35
臍動脈	35
催不整脈作用	97
再分極	4
細胞性免疫を証明する方法	199
細胞接着因子	110
細胞内カルシウムイオン	62
サブユニット	18
3型過敏反応	129
産科麻酔	35
3量体	21

し

ジアゼパム	115
シアリルルイスX	109
シアル酸	109
歯科治療	205, 208, 209
子宮動脈	35
刺激性接触皮膚炎	155, 200
試験投与	190
脂肪乳剤	98
手術侵襲	105
10％リドカイン	191
受容体興奮系伝達	19
循環虚脱	20, 114
消失能依存性	107
脂溶性	74
静注用脂肪乳剤投与	98
症例提示	204
初回肺通過効果	97
食物依存性運動誘発性アナフィラキシー	141
自律神経	47
心因性反応	149
心筋	24
神経原性ショック	163
神経毒性	57, 60
心血管系	20
心室細動	28
心室頻拍	28
人種差と性差	79
診断方法	210
心停止	215
浸透圧	60, 61
心毒性	20, 28, 29, 94, 166
心肺蘇生法	151

す

スパイク電位	26

せ

静止状態	4
静止膜電位	4, 32
星状神経ブロック	193
生体外	196
生体内	196
——利用率	83
成長円錐	59, 63
脊髄くも膜下麻酔	57, 58, 65, 148
セグメント	6, 10
接触皮膚炎	144
絶対配置表示法	92
絶対不応期	26
セボフルラン	114
セレクチン	110
セロトニン	46
旋光性	93
全身麻酔薬	113
選択的COX-2阻害剤	141

そ

瘙痒感	147
阻害薬	125
即時型	146, 185, 200
——アレルギー	148, 207
——アレルギー反応	210
——過敏症	156
速発型	185

た

体液免疫を証明する試験	199
大腿神経ブロック	172
大脳辺縁系	88
胎盤	35
脱感作療法	129
脱分極	4
脱抑制	18
蛋白結合	102, 124
——率	2, 24, 75
蛋白非結合分画	88
蛋白分解酵素	128

ち

チアミラール	115
遅延型	146, 185, 200
——アレルギー反応	205, 209
——過敏症	156
——過敏反応	130
遅延整流Kチャネル	94
チオペンタール	115
蓄積型	185
チトクローム P450	78, 83
チャネルの不活性化	9, 11
中間鎖	73
中間質外側細胞核	49
中枢神経系	17, 125
中枢神経毒性	88, 96, 166
中毒症状	40
超音波ガイド下末梢神経ブロック	170
超音波解剖学	170
チロシンキナーゼ	35
鎮静症状	17
鎮静薬	113
鎮痛薬	113

つ

ツベルクリン反応	130

て

低閾値活性化型 Ca^{2+} チャネル	13
低血糖	36
低酸素	36
デキストロブピバカイン	64
デクスメデトミジン	115
テストドーズ	168
——の意義	176
——の種類	176
テトラカイン	31
テトロドトキシン	62
電位依存性イオンチャネル	4
電位依存性 Ca^{2+} チャネル	12, 14
電位依存性 K^+ チャネル	4, 5, 14
電位依存性 Na^+ チャネル	4, 10, 14, 17
電位依存性 Na チャネル	95
電位センサー	3
——領域	6
電子伝達系	28, 32
天然ゴム	154

と

糖鎖構造	105, 108
洞性徐脈	206
糖蛋白質	104
動脈圧受容器反射	50
ドーナッツサイン	173
特異的IgE抗体	208
ドパミン	46
——作動性ニューロン	20
ドブタミン	193
ドプラーテスト	180
ドメイン	10, 14
トリプターゼ	150
ドロペリドール	116

な

ナトリウムチャネル	3

に

2型過敏反応	129
二酸化硫黄	65
ニトロプルシド	36
二分画モデル	190
2,6-ピペコロキシリダイド	87
妊婦	180

ね

年齢	79

の

脳血管内皮	123
脳波	41
脳保護	46
ノルアドレナリン	46, 50
——作動性ニューロン	20
ノンコンパートメントモデル	84

は

排泄半減期	84
パウダーフリー	158
バソプレシン	214
パッチテスト	131, 156, 198
——の判定基準	199
パニック発作	133
馬尾症候群	57
パラオキシ安息香酸メチル	208
パラベン	150
バルビツレート	18
半減期	83

ひ

非イオン化型	100
非イオン型	14
非荷電型	36
ヒスタミン	142

索引

非ステロイド性抗炎症薬 117
非線形混合効果モデル 84
ヒト内胸動脈および橈骨動脈 35
皮内試験 198
皮内反応テスト 210
皮内反応の判定基準 198
皮膚試験 197
鼻閉 147
頻脈 147

ふ

フェンタニル 116, 181
不応期 29
不穏症状 17
負荷試験 197, 202
複合活動電位 59
副交感神経 48
複合体I 32
複合体III 32
副腎皮質ステロイド 214, 217
フコース 109
不斉炭素原子 70, 90
ブドウ糖 64
ブピバカイン 17, 20, 22, 24, 87, 164, 166, 176, 190
プラトー電位 26
プリックテスト 157, 197
プリロカイン 64
プルキンエ線維 28, 29
プレコンディショニング 30
プレチスモグラフィ 179
プロカインアミド 85
プロスタグランジン 142
プロテインキナーゼA 34
プロテインキナーゼC 33
プロテインキナーゼG 34
プロポフォール 18, 115
分子量 25, 74
分配係数 20
分布半減期 84
分布容量 82, 83

へ

ベンゾジアゼピン 18
扁桃核 19
変力作用 27

ほ

ポア 3, 6, 11, 14
　──領域 6
芳香環 73
膀胱直腸障害 57
放散痛 167
房室ブロック 28
発作性脱分極性偏位 43
翻訳後修飾 109

ま

膜貫通部位 6, 10
膜電位 4
膜輸送蛋白 121
末梢神経ブロック 66, 166

み

ミオシン軽鎖キナーゼ 33
ミオシン軽鎖フォスファターゼ 33
ミダゾラム 115
耳鳴り 42

む

無痛分娩 180

め

迷走神経反射 133
メタボリックセンサー 37
メチルパラベン 165
メチレンブルー 207
メピバカイン 30, 87, 164, 190
免疫グロブリンE 127

も

モノアミントランスポーター 46

モノエチルグリシンキシリダイド 85
モルヒネ 116

や

薬物代謝 124
薬力学 82

ゆ

誘起効果 73

よ

抑制系神経伝達の脱抑制 17
抑制系神経伝達の抑制 17
4型過敏反応 130
4量体 19

ら

ラセミ型 24
ラセミ体 92
ラテックス 150
　──アレルギー 154
　──アレルギー安全対策ガイドライン 159
　──・フルーツ症候群 158
ランゲルハンス細胞 130

り

立体選択性 93
リドカイン 30, 40, 82, 164, 166, 176
　──アレルギー 205
リピッド 20
　──相 20
輪状甲状靱帯切開 215
輪状甲状靱帯穿刺 214

れ

レーザードプラー血流計 179
レボブピバカイン 29, 64
レミフェンタニル 116

ろ

ロイコトリエン 142
ローリング 109

ロピバカイン ... 20, 29, 87, 164, 173, 176, 192, 209
ロペラミド 123

わ

腕神経叢ブロック 170

英　文

A

action potential 4
adenosine triphosphate 21, 120
AID 14
α1-acid glycoprotein 104, 173
α1 subunit interaction domain ... 14
apothesin 144
ATP 21, 27, 46, 51, 120
　　──感受性Kチャネル 95

B

βアドレナリン受容体 21
$β_1$受容体 21
$β_2$受容体 21
$β_2$リガンド 21
binding sensitive 107

C

C1エステラーゼインヒビター 151
Ca^{2+} 19
　　──チャネル 45
　　──誘発性Ca^{2+}放出機構 ... 33
cAMP 21, 32
cAMP依存性蛋白リン酸化酵素 ... 21
cAMP-dependent protein kinase 21
CD3抗原陽性 209
Cl^-チャネル 18
context-sensitive half-time 84
conventional model 6

cyclic adenosine 3',5'-monophosphate 21
CYP1A2 173
cytochrome P450 121

D

delayed rectifier K channel 94
depolarization 4

E

enantiomers 92

F

FcεRI 128

G

G蛋白質共役型受容体 21
GABA 18
GABA性抑制性シナプス伝達 ... 18
$GABA_A$受容体 17, 44
　　──抑制系電流 18
γ-アミノ酪酸 18
　　── A 17
gamma-amimobutyric acid 18
　　── type A 17
GDP 21
glycinexylidide 78
glycosylation 109
Goldman - Hodgkin - Katsの平衡式 25
GTP 21
guanosine disphosphate 21
guanosine triphosphate 21
GX 78

H

HERGチャネル 30
human ether-a-go-goチャネル 30

I

in vitro 196
in vivo 196
IP_3酸 33

K

K^+チャネル 34, 45
K^+リーク・チャネル 4

L

L型 12

M

MAPキナーゼ 35
MEGX 78
microdialysis法 108
microheterogeniety 105
MK-801 20
molecular mechanics 18
monoethylglycinexylidide 78

N

N型 12
N結合型糖鎖 104
N-メチル-D-アスパラギン酸 ... 19
Na^+チャネル 26, 44
Na^+/Ca^{2+} exchanger 25
Na^+-K^+-ATPase 4, 25
neuropeptide Y 51
NMDA 19

索引

――受容体 45
N-methyl-D-aspartate 19
NO 45
NPY 51

O
optimal isomers 92
OTC 146

P
PABA 201
paddle model 6
PAR1 128
PAR2 128
PEA 216
P-glycoprotein 83, 120
P-gp 120
　　――阻害薬 122
　　――ノックアウトマウス 122
　　――の賦活薬 125
pipecoloxylidide 78
pKa 75, 100
PKA 21

PNB 166, 169
pore domain 6
PPX 78
P/Q型 12

Q
QT間隔 116

R
R型 12
racemic mixture 92
repolarization 4
resting state 4
Rho キナーゼ 33

S
selectivity filter 9, 11
sLe^x 109
stereoselectivity 93
SUR2A/Kir6.2 95

T
T1領域 6

T1 domain 6
T型 13
T波の減高 178
T波の増高 178
TCA回路 27
Th2細胞 142
time-dependent block 94
TNS 58, 59
transient neurologic symptoms ... 58, 59

U
under shoot 4
use-dependent block 94
US-PNB 170

V
variant 104
voltage-sensing domain 6
VSD 6

W
wind-up現象 20

For Professional Anesthesiologists
局所麻酔薬中毒・アレルギー　　　　　　　　＜検印省略＞

2008年6月2日　第1版第1刷発行

定価（本体6,400円＋税）

編集者　浅　田　　　章
　　　　西　川　精　宣
発行者　今　井　　　良
発行所　克誠堂出版株式会社
　　　　〒113-0033　東京都文京区本郷3-23-5-202
　　　　電話（03）3811-0995　振替00180-0-196804
　　　　URL　http://www.kokuseido.co.jp

ISBN 978-4-7719-0335-7 C3047 ￥6400E　　印刷　三報社印刷株式会社
Printed in Japan ©Akira Asada, Kiyonobu Nishikawa, 2008

・本書の複製権・翻訳権・上映権・譲渡権・公衆送信権（送信可能化権を含む）は克誠堂出版株式会社が保有します。
・JCLS ＜(株)日本著作出版権管理システム委託出版物＞
本書の無断複写は著作権法上での例外を除き禁じられています。複写される場合は，そのつど事前に(株)日本著作出版権管理システム（電話03-3817-5670，FAX 03-3815-8199）の許諾を得て下さい。